老中医施

施仁潮 ◎ 著

祛湿防治200题

无湿一身轻

中国健康传媒集团
中国医药科技出版社

图书在版编目（CIP）数据

老中医施祛湿防治200题 / 施仁潮著. —北京：中国医药科技出版社，2022.11

ISBN 978-7-5214-3462-0

Ⅰ.①老… Ⅱ.①施… Ⅲ.①祛湿（中医）—问题解答 Ⅳ.①R256-44

中国版本图书馆CIP数据核字（2021）第202434号

美术编辑　陈君杞

版式设计　南博文化

出版　**中国健康传媒集团** | 中国医药科技出版社

地址　北京市海淀区文慧园北路甲22号

邮编　100082

电话　发行：010-62227427　邮购：010-62236938

网址　www.cmstp.com

规格　710×1000mm $\frac{1}{16}$

印张　17 $\frac{1}{4}$

字数　319千字

版次　2022年11月第1版

印次　2022年11月第1次印刷

印刷　三河市万龙印装有限公司

经销　全国各地新华书店

书号　ISBN 978-7-5214-3462-0

定价　**59.00元**

获取新书信息、投稿、为图书纠错，请扫码联系我们。

认识施仁潮主任，是在1997年的春天。当时寿仙谷刚刚研制成功一款灵芝孢子粉类产品，药理、药效试验已经完成，我去浙江省中医药研究院联系临床研究，恰逢施主任在，我们就聊了起来。

这一聊就是20多年。

1997年，施主任组织《中国中医药报》浙江站记者、通讯员到寿仙谷参观考察，用他自己快人快语的话说就是"您说了不算，看过了才放心"。

随后，施主任就成为寿仙谷的常客和家人：参与寿仙谷牌破壁灵芝孢子粉的临床案例研究；投身公司承担的国家"慢病防治健康行"大型公益活动；开设"老中医施"微信公众号，围绕中医养生祛病保健，对铁皮石斛、西红花、破壁灵芝孢子粉等进行科普宣讲；极力推介公司全产业链质量保证体系和安全、稳定、高效、可控的产品质量，促进大众对寿仙谷产品的了解和应用。2007年，我们还共同编写出版了《膏方宝典》一书。

施仁潮主任常年从事中医临床、科研、成果推广工作，浸淫岐黄之术四十余年。朱丹溪、王肯堂、王孟英、张山雷医学研究，《医方类聚》整理校点，功在千秋；《药食同源》《补品经典》《补药吃对才健康》等书的编写，造福百姓；做学术，搞科普，传播中医知识，让大众感悟中医，享受中医，功德无量。学术成果、医学著作、科普文集彰显大才。

改革开放成就寿仙谷。从1979年开始，40年间，寿仙谷致力于名贵珍稀中药材新品种选育、仿野生有机栽培和炮制工艺研究、新产品开发，先后完成了"灵芝孢子破壁新工艺研究与开发""铁皮石斛新品种选育及有机栽培技术研究"等70多项国家、省部级重点科研项目，20多项科研成果填补国内外空白，成为中华灵芝、铁皮石斛第一股，领衔"中医药–灵芝"及"中医药–铁皮石斛"ISO 国际标准制订。在企业成长的过程中，我们得到了国内外中医药领域专家们的大力支持和帮助，施仁潮主任充分见证了寿仙谷的科技创新与发展。

施主任率真为人，倾心做事，敏于言又捷于行，学于古而不泥于古，诊治示术精，著作吐精髓，为人真性情。"施仁潮说"系列不断推出，先后出版了《施仁潮说经典名方100首》《膏方200首》《扶正祛病药膳380首》《养生食材300种》。今天又读到了《老中医施祛湿防治200题》。他正在实现承诺，要在有生之年不断推出，丰富"施仁潮说"话题，让"施仁潮说"成为中医人心中的精品，大众心中的服务品牌，为健康中国建设服务。

医家说江浙多湿，确是言之有理。我生活的武义，山川秀美，物华天宝，温泉资源属华东第一、全国一流。灵芝、铁皮石斛列入国家原产地标志和道地药材，武义宣莲是中国三大名莲之一，有机茶颁证面积和产量居全国之冠，这些都与湿润的气候特点分不开。武义境内峰峦连绵，括苍山脉与仙霞岭余脉东西横贯县境中部，把县境内的水流分成钱塘江、瓯江两大水系，全县千米以上的山峰有102座，最高的牛头山海拔1560.2米，为金华市的第一高峰。武义四季分明，温和湿润，雨量丰沛，年平均相对湿度80%，春播育秧期的低温阴雨，梅汛期的暴雨洪涝，夏季台风带来的大面积降雨，春、夏、秋季的冰雹和雷雨大风，冬季的寒潮、冰冻，造就了气候多湿的特点。

科普祛湿保健知识，做好湿病防治意义重大。从这点来说，《老中医施祛湿防治200题》是值得赞许的！

兹为之序。

李明焱

2020 年 2 月 22 日

潘序

　　吾拜读了《老中医施祛湿防治200题》的清稿。书中论述深入浅出，内容非常全面，方法可取，是易懂易学的中医药科普好作品。

　　如本书论述的四诊乃中医诊断病症的独特技能，望、问、闻、切是医生依靠自己的感觉器官，获得病人的病变信息，判断属于何种病症。通俗地说，四诊是诊断的方式，通过综合分析，得出患者的病症属性，概括地称之为辨证。辨证之后，医师才能确定施治方案，然后选取方药，为病人辨证施治，确定理、法、方、药。所以，书稿先讲湿的辨证，接着讲药食祛湿、祛湿良方、穴位按摩，还收录了医家论湿的重要篇章，并辑集许多验案，很有参考价值。本书是一部既全面讲述中医祛湿理论，又系统介绍湿证治疗的著作。全书内容丰富，说理清楚，是一本极全面的"祛湿"好书，值得阅读。

　　吾与施主任共事多年，当年一起跟父亲潘澄濂抄方、出诊、整理资料，参加了《潘澄濂医论集》《中医临床家潘澄濂》等书的编写。施主任勤奋好学，日间抄方学习，夜间整理资料。那时没有电脑，父亲都是援笔写作，而许多论文的誊抄就是由施主任完成的。他还整理发表了"考究《伤寒》刻意求新——潘澄濂研究员谈《伤寒论》的整理研究""潘澄濂对《伤寒论》的研究与传承"等论文。父亲曾经为施主任编写的《温病贯珠集》写序，写道："施仁潮沉潜好学，深究医理，将散在的孟英温病医论、医案勾沉索隐，系统整理，全面地反映了孟英的温病学术思想和诊治特色，有助于温病学的发展，深得我心。"父亲说施主任"能吃苦，肯钻研，专心于医，是真正的中医传人"。那时吾和施主任都没有正式拜师，但父亲真正看好的是施主任。

今天翻阅施主任的书稿，读到了父亲的相关医案，深信父亲没有看错人。

特为之序。

89岁老翁　潘智仁

壬寅二月初一于杭州

农历壬寅正月十五，我完成了《老中医施祛湿防治200题》的清稿。深夜时分，搁下笔，一身轻松。我转向窗外，眺望远处，灯光闪烁，感慨不已。

这本书是"施仁潮说"系列的第5本。去年3月，完成丛书第4本——《施仁潮说养生食材300种》后，目标就锁定在"祛湿"上。这一选题得到了出版社领导和编辑的认可、朋友的鼓励，许多患者也表示了热切期待。这促使我诊治之余，搜集资料、发掘方药、整理医案，特别是利用这次春节假期专心编写、倾心倾力，才有了今日的完稿。

"湿与祛湿"是我心中酝酿已久的选题。叶天士说"吾吴湿邪害病最多"；朱丹溪说"百病多有兼痰"。而我临床所见，湿之为病更多于痰饮，可以说"百病多兼湿"。

在我的科普讲座上，许多人都会问：我有湿吗？吃什么能祛湿？

我在诊治过程中，遇到许多病人，一坐下来，还未及伸手让我把脉，马上就会说："医生，我肯定是湿气重，给我开点除湿的药吧。"

到底有没有湿？怎么祛湿？需要研究，需要科普。

在我发表的研究论文中，"严用和论治痰饮述评""湿阻耳鸣治例"就是围绕这个话题进行探讨的。我曾整理医家王孟英关于温病的内容，编写出版了《温病贯珠集》一书，书中列"湿温论治经验"专篇，介绍王氏对湿温发病、论治、用药的特色见解。

我还接受盛增秀老师的邀请，为《温病学说传承与创新》一书撰写了研究娄杰《温病指南》和胡安邦《湿温大论》的文章，参加了名医潘澄濂医论医话的整理，以及《潘澄濂医论集》《中医临床家潘澄濂》等书的编写。凡此种种，皆使我获益良多，而这些研究成果正是完成这本书的重要基础。

书名《老中医施祛湿防治200题》，更多的是着力于对古今关于"湿"的资料的发掘整理，向读者展示古今医家关于湿的实践经验结晶。《中国中医药报》《都市快报》《浙江医学通讯》曾刊发了我撰写的相关文章，《生活与健康》记者采访我，编发了关于湿的话题，都一并收录书中。

很高兴李明焱研究员和潘毓仁先生为本书作序。李明焱带领团队长期不懈地坚持铁皮石斛、灵芝、西红花等珍稀名贵中药材的优良品种选育、生态有机栽培、中药炮制技艺和新产品研发，取得了巨大的成功。他十分重视中医学术的弘扬与发展，关心"施仁潮说"系列书的编写、出版，给了我极大的鼓励。潘毓仁是我的学长，他很谦虚地说我们俩是同学，因为都是他父亲潘澄濂的学生。他得潘老真传，对肝病及多种疑难杂症颇有研究，参与了《潘澄濂医论集》《中医现代内科学》等书的编写。他说父亲治湿热病，他自己治疑难病，都非常重视祛湿，出版湿病防治的专书非常有意义。

我曾经说，"施仁潮说"是一种责任。说医理、传医术、弘扬国医精粹，让中医发扬光大；传播中医知识，让大众感悟中医、享受中医，用中医来养生保健，希望我的努力向这一责任目标又靠近了一步。

施仁潮

2022年2月于杭州

懒动的背后常常是因为它

身体困倦，吃饭没胃口，有的人会以为是身体太虚了，需要进补，其实并不尽然，很可能是体内湿气太重。省中医药学会营养食疗分会主任委员施仁潮主任中医师接受本报记者采访时说，这时候不应该盲目进补，应该祛祛湿气，湿气祛除了，人也轻松精神了。

身体疲倦、没胃口，可能是湿气"惹祸"

在浙江省中医药学会中医门诊部，60岁的孙阿姨诉说身体疲倦，吃饭没味道，施仁潮主任察看了她的舌象："舌苔白腻，舌体胖大，说明湿气阻滞在体内，这是一种湿气重的表现。"

施主任发现，很多人都有湿气重的表现，脸色暗黄，身体困重，吃东西没胃口，经常便溏，皮肤瘙痒，女性还会有白带增多、有异味。

"西医检查没有问题，但患者症状确实存在。中医观察会发现，这类病人舌苔又厚又腻。舌苔厚，味觉就会受到影响，吃饭就会没味道。进一步推断，这类病人的大便往往也是不成形的。或者饮食稍微油腻一些就很容易发生腹泻。这些都是脾胃虚弱、湿气重的表现。"

"湿气有一个特点，它往往还会伴随其他邪气，合并风、寒、热等。"比如，常见的风湿性疾病，中医称为风湿痹病，是由于风、寒、湿、热等外邪入侵，闭阻经络关节，气血运行不畅所致。动不动就拉肚子的人，往往同时存在寒气；有的人觉得嘴巴苦，人烦热、烦躁，看舌苔黄腻厚浊，这是湿兼热的表现。所以，治疗上并不是单纯地祛除湿气就够了。如果兼风，就要增加治疗风湿的药物；如果兼寒气，就要加温化寒湿的药；如果兼热，还要祛除体内热毒。

懒于运动、重口味，更易被湿气缠上

俗话说"十人九湿"，说的是现代人普遍湿气重。那么，是哪些原因导致的呢？

施主任指出，现代人湿气重，一方面是缺乏运动，另一方面是饮食因素造成的。

"很多湿气重的人认为自己很困倦，就懒于运动，实际上，这种情况更需要去运动。在中医看来，适当运动可升阳气，人体运动后微微出汗可以祛除湿气。湿去水汽消，身体就轻松了。所以很多人运动后感到浑身轻松，就是这个道理。我们主张在安全的情况下适当运动，可以在晚饭后快步走半小时左右。"

为什么现在年轻人痛风越来越多见了？西医看来是高嘌呤饮食引起的，中医认为与饮食肥甘有很大关系。年轻人热衷美食，喜好海鲜等高嘌呤食物，吃得过于油腻，会使脂肪聚集，出现肥胖，得痛风。而肥人往往多湿，痛风多湿热。

施主任早在20年前就开始了对痛风的研究。"痛风也是一种湿热的表现，痛风病人舌苔往往比较厚腻，舌质红，发作时局部肿痛，中医治疗就要用清利湿热的方法。"

"湿气产生的原因有内因和外因。"施主任介绍说，内因主要来自脏腑功能失调。中医认为，脾主运化水湿，肺主肃降，肾主气化。很多人往往因饮食对脾造成损害，因外感对肺造成损害，因劳损导致肾损害，会影响到脾、肺、肾的功能，脏腑的功能减弱了，导致水湿停聚，从而形成多种疾病。

外因是指外部环境的因素。中医强调，居住环境会影响人体健康，如果久居海边、湖边、河边，湿气就很容易侵袭人体。遇到雨水多的时候，他建议室内开空调除湿气。

食疗祛湿：薏苡仁冬瓜煲汤

祛湿方法有很多种，对于食疗祛湿，施主任推荐吃薏苡仁和冬瓜。

"薏苡仁性平，有良好的祛湿功效，还有防治肿瘤的作用，对女性来说，还能养颜美白。"

不过有经验的人都知道，薏苡仁较难煮熟。对此，施主任教给大家一个方法：煮之前先用冷水浸泡两三个小时，然后将薏苡仁煮至半熟，储存在冰箱里。每天根据需要取出适量，加红枣或莲子炖煮食用。这样减少了每次炖煮的时间，同时搭配其他食物，口感、功效更佳。"莲子可以助眠，红枣可以健脾、补气、养胃。"

秋季果蔬大量上市，冬瓜是秋季的当季菜，冬瓜煲汤是一道很好的祛湿药膳。施主任建议煲汤时保留皮、籽，切块一起炖煮。"从中医的角度来说，冬瓜皮能利水消肿。湿气往往和痰混在一起，对于兼有咳嗽的病人，需要化痰，而冬瓜籽就有化痰的作用。所以，连皮带籽一起炖煮，既能去水湿，又能祛痰湿。食用时，再吐掉皮和籽。"

养生心得：脾胃健康身体才会健康

尽管日常工作繁忙，施主任在工作之余还要做大量的科普工作，每年坚持出一本书，著有《施仁潮说中医经典名方100首》《施仁潮说中医膏方200首》《施仁潮说扶正祛病药膳380首》《施仁潮说养生食材300种》《胃肠病中医保健》《家庭食疗600问》等著作。67岁的他，看起来50岁出头儿，神采奕奕，气色很好，记者向他取经保持精力旺盛的秘诀。

施主任提到，心态一定要好，生活会不如意，保持良好的心态很重要。另外，要重视脾胃健康。中医认为，脾胃是后天之本，是生成气血的根源。只有脾胃健康，身体才会健康。不要大吃大喝，不吃寒凉食物。很多人在夏季喜欢喝绿豆汤，吃冰西瓜、冰饮料，在暑气重、肠胃功能正常的情况下，可以适当吃一些，但对于脾胃本身不好的人，建议少吃或不要食用。"从祛湿保健来说，做到这点也是非常重要的"，施主任强调。

提到该不该吃保健品、如何选择保健品的问题，施主任建议，还是根据个体情况具体应对。灵芝孢子粉性平和，特别是破壁去壁的，易吸收，更有助于改善精神状态、助眠，还有抗肿瘤的作用。而且，它的适用人群广泛，一般人都可以食用，尤其适宜肿瘤术后，以及平时睡眠不好、白天精力不足、容易感冒、免疫力低下的人群。如果容易上火，服用时可以搭配铁皮石斛吃。

（陈小卿《生活与健康》2021年10月15日）

按摩穴位可祛湿 …… 132

老中医施祛湿防治200题

我有湿吗

是否有湿，中医有望、闻、问、切的手段来辨别。望神，望形态，望舌望苔；问饮食习惯，问生活居处；闻声音，闻气味；切脉，按腹，都可发现湿的端倪。

湿是病邪，可单独致病，也可合他邪致病，有痰湿，有湿热，有湿温，有暑湿，有风湿，有寒湿。

湿有内生，也有外侵。涉水淋雨，居处潮湿，是外伤湿邪；脏腑功能失常，脾虚失运，致生水湿是内生湿邪。

地域有东南西北，土质、水质大有差异，人们的生理活动与病理变化也各有特点。东南地势低洼，温热多雨，居民多有湿的病症。

湿的发病受到时令的影响。谷雨，雨生百谷，降雨量增多，空气的湿度也逐渐加大；入夏后，降水增多，湿气最重，人更易伤于湿，而出现湿证。

在我接诊过程中，在我的科普讲座上，许多人都会问同样的问题——我有湿吗？

湿在人体的表现太多了，以至于找我看病的患者都能"说出个一二三"。这里先列一组症状，读者不妨先对照一下：

面色晦垢；头昏头重，甚则昏沉如裹；四肢酸懒，甚则嗜睡；身体困重，肢体、关节、肌肉酸痛；胸中郁闷，脘腹胀满；恶心欲吐，食欲不振；大便溏泻、黏腻；小便清长或浑浊；妇女带下；皮肤湿疹；舌苔厚腻；脉濡缓或细。

也可以看下面罗列的几条，假如符合其中的一两条，就要提防体内的湿气了。

识湿心得

◎头发爱出油，面部油亮。

◎睡觉流口水，口臭，身体有异味。

◎浑身无力，常感到疲倦，精力不集中。

◎睡觉打呼噜，痰多，咳嗽。

◎大便稀黏腥臭，黏稠（不易冲掉）。

◎感到累，连话都懒得说，没力气。

◎眼袋下垂，肥胖，减肥后反弹。

◎脸色苍白，原本红润的脸颊不见了。

◎小腹胀气，身体浮肿。

◎耳内湿，毛发粗糙，易脱落。

◎舌头边缘有齿状痕，俗称"裙边舌"。

◎女性阴部潮湿，瘙痒，有异味；男性阴囊潮湿。

湿的表现可以从湿的特点找出规律。

湿为阴邪，易阻遏气机，损伤阳气——常可出现胸闷脘痞，小便短涩，大便不爽，并有腹泻、尿少、水肿、腹水等。

湿性重浊——有湿的人，多头重如裹，周身困重，四肢酸懒沉重，面垢眵多，大便溏泻，下利黏液脓血，小便浑浊，妇女白带过多，湿疹浸淫流水等。

湿性黏滞——致病后排出物及分泌物多滞涩而不畅，病多缠绵难愈，病程较长或反复发作。

湿性趋下，易伤阴位——出现下肢水肿，淋浊、带下、泄痢等。

起床后感到特别疲劳，头发昏，打不起精神，懒得动弹，可能是有湿了。舌苔白厚，滑而湿润，说明体内有寒湿；舌苔粗糙或厚腻，是湿中带热了。

先哲说，望而知之谓之神。是否有湿，望形体，看舌苔，可以知之。当然，还有问诊、闻诊和切诊。问饮食习惯，问病史；闻气味，闻语声；切脉，按腹。望闻问切，四诊合参，这是中医的基本功。你肯钻研的话，请你往下看，跟我来了解"湿"的知识，学习防治湿病的技巧。

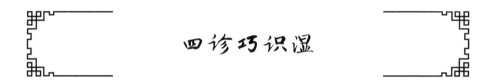

四诊巧识湿

望而知有湿

扁鹊为蔡桓公诊病，远远一望就知道他已病入膏肓，无药可救。这一望能看到的，必然是形体和面色。

中医四诊，将"望"放在了第一位。一望就能看出来的湿，必然也是程度最严重的。

第一眼看到患者，便能看到其整体的形态。比如大腹便便的形体，显然是聚湿生痰；又比如姿态看上去软弱无力、行动不灵，却又没有具体的疼痛，属于"痿证"的一种，也可能是有湿。

再细看患者的面相。第一眼看面色，最能反映湿的是黄色。中医认为，人的五脏分别对应了五色，其中黄色对应脾，而脾主水湿运化，故黄色能反映脾虚湿蕴的病证。最常见的就是黄疸，身黄、目黄，肉眼可见，中医多从湿考虑。另有黑色对应肾，如果眼眶发黑，就有可能是肾阳虚衰，寒湿下注，可能表现为带下、遗精等，也属于湿的范畴。

再细细看五官，眼、耳、口、鼻、舌。看眼，除了上面说到的目黄和眶下发黑，还有常见的翳膜、胬肉，都有可能是湿热导致的。看耳，尤其是耳轮，如果呈现红肿，甚至耳内流脓，就有可能是湿热火毒上蒸。看口，流口水，口角或口内糜烂，都可能是脾虚湿盛，或是湿热内郁。口中咬牙龂齿，或夜间磨牙，则可能是湿热动风。再往里看咽喉，肿而不红，也多为痰湿凝聚所致。看鼻，和眼睛一样，色黄为湿热；鼻内息肉，也可能是风湿郁滞导致的。看舌，这是中医望诊中的精华所在，细节最多最复杂，简单点说，就是"腻苔即有湿"。细细说来，则有很多种情况。

"舌为心之苗，又为脾之外候"，日常我们也可以做个有心人，经常看一看自己的舌苔，来判断一下当前的身体情况。黄厚腻苔，则为湿热；白厚腻苔，则为寒湿。但要注意，夏季湿热时节，尤其是黄梅季节，大部分人的舌苔都会表现为厚腻偏黄。舌体胖大，多为水湿痰饮，如加上舌红苔腻，则为脾胃湿热；如加上舌白湿润，则为寒湿壅盛。如舌边上还有牙齿印，则为脾虚湿浸。苔面灰色也可见于痰湿。

> **识湿心得**
>
> 叶天士说：舌苔白厚而干燥者，此胃燥气伤也；舌白而薄者，外感风寒也；薄白而干者，肺液伤也；苔白而底绛者，湿遏热伏也。初病舌即干，神不昏者，宜急养正，若神已昏，此内匮，不可救药矣。再有不拘何色舌生芒刺者，皆是上焦热极也。舌苔不燥，自觉闷极者，属脾湿盛也。再有神情清爽，舌胀大不能退场门者，此脾湿胃热，郁极化风，而毒延于口也。又有舌上白苔黏腻，吐出浊浓涎沫者，其口必甜，此为脾瘅，乃湿热气聚，与谷气相抟，土有余也，盈满则上泛。若舌上苔如碱者，胃中宿滞挟浊秽郁伏。若舌白如粉而滑，四边色紫绛者，温疫病初入募原，未归胃腑。再黄苔不甚厚而滑者，热未伤津，若虽薄而干者，邪虽去而津受伤也。再论其热传营，舌色必绛。

望诊还可以望全身的皮肤，皮肤发黄，可作为湿的参考。皮肤上如果发出斑疹，也有可能是湿所致。尤其在春夏之间，湿病多发斑疹。再有一种白疹，小粒如水晶色，是湿热伤肺，发于肌肤所致。

还可以望排泄物，如吐出来的痰，白滑而量多的，属湿痰。又如呕吐物，如为黄绿苦水，多为肝胆湿热。还有大便的形状是不是正常的香蕉形，颜色是否发青，会不会粘在马桶上冲不干净，这些都可以作为湿的佐证。当然，一般来说，我们在门诊是望不到这些的，这就要通过询问患者来诊断。

根据病情需要，还可以望前阴和后阴。如男性睾丸肿痛也可能为湿热所致，痔疮则可能是肠内湿热风燥。

还有人问，小儿会不会有湿呢？其实也能通过望诊看出来。比如囟门高高凸起，就有可能是湿热所侵，以致脑髓有病。另外面色、舌苔等，都和大人的情况一样，可以作为判断依据。

识湿心得

杨继荪：凡临床所见腻苔，多属湿浊之邪内聚。如湿邪蕴结体内，亦常见腻苔满布。湿温初起，苔白薄主在卫表，以湿轻热亦轻；苔厚主里，白厚主湿在气分，以湿邪偏重，湿重于热。白厚而黏腻主湿阻气分，则湿热相兼。苔白腻见舌质红绛，为湿遏热伏，在气营之间，此热邪传营而湿邪未化。苔白滑腻、厚如积粉且舌质紫绛，乃是湿热秽浊郁闭，邪伏募原。湿温病在湿从热化的过程中，舌苔往往亦由白腻逐渐转化为黄腻，甚至黄糙腻或黄糙。苔黄厚腻或黄浊，为湿热内蕴，是湿热病湿热流连气分不解之典型舌苔。苔若黄厚燥腻，是为气分热盛，热重于湿。苔黄厚焦燥，则为湿热久羁，化火伤津。

闻而知有湿

中国文字，博大精深，一个"闻"字，既是说嗅觉，也是说听觉。

患者一开口，对于医生来说，闻诊就已经开始了。比如最常见的感冒患者，能听出鼻塞或声音重浊就可以考虑是湿邪所致。咳嗽也很多见，如咳声低沉也有可能是湿咳。另有一种咳嗽无力，咳声低微，且多发于凌晨，便有可能是寒湿在大肠。严重如哮喘者，也有可能是因为湿。

还有看病时未必能够听到的肠鸣音，往往来自患者自述，如伴有腹胀、便溏等症状，也可以诊断为湿。

通过嗅觉来诊断的情况比较少，除非气味非常明显，比如身上的汗味，就是湿热久蕴于皮肤。另有小便的气味、女性白带的气味等，也是需要患者自己去判断的。如果臭味明显，多半也是湿热。

识湿心得

《证治汇补》：湿气伤人，在上则头重目黄，鼻塞声重；在中则痞闷不舒；在下则足胫跗肿。在经络则日晡发热，在肌肉则肿满如泥，在肢节则屈伸强硬，在隧道则重着不移，在皮肤则顽麻，在气血则倦怠。在肺为喘满咳嗽，在脾为痰涎肿胀，在肝为胁满癥疝，在肾为腰疼阴汗。入腑则泄泻肠鸣，呕吐淋浊；入脏则昏迷不醒，直视郑声。

我的学生曾整理我的一个祛湿医案，说的是一个口臭经久不愈的案例。

何老太太70多岁了，体态样貌都还很迷人，到底是住在"天堂"杭州，当过行业协会领导的，风度气韵都远超同龄人。遗憾的是，一开口一股子异味就冲了出来。

老太太不仅有口臭，舌头上还有一层厚厚的黄苔。每天洗脸刷牙的时候，她往镜子前面一站，整个人都烦躁了：这舌苔咋还没退下去啊！这口臭，这黄苔，跟随她整整10年了，一直都没有明显改善，这让老太太感觉十分难受。

老太太的毛病是怎么来的呢？还是嘴巴没管住的缘故。

10年前，有一次肚子饿了，老太太打开冰箱，把前一天剩下的一盘肉吃了。就这么凉着吃下去，马上就拉肚子。这一拉还很严重。西医让她住院，一住就是一个星期，抗生素加止泻药，总算是扛过去了。

但从那以后，老太太就患上了拉肚子的毛病，吃得稍不当心就要肚子痛，大便稀溏，西瓜、梨、香蕉之类，吃了没过多久就要上厕所。只是拉肚子倒也爽快，一次拉完就解决。但是，不久后出现了一个奇怪的现象，舌苔变得又黄又腻，厚厚的一层覆盖在舌面上，既难受，又难看。

当时老太太还带着一个小孙女。小女孩童言无忌，有时候忍不住来一句：奶奶，你的嘴巴好臭啊！老太太的玻璃心当下就掉在了地上，"吧唧"碎成了片片。

老太太不是没有努力过。

8年前，老太太开始看医生，而且每看一个医生，她都寄予百分之百的信任，坚持吃药几个月。几年下来，看医生，换医生，老太太看过的医生不少于10个。这么长的时间，这么多的医生，竟然还是没能解决她的口臭和黄腻苔。

这一次，老太太将信任的目光投向了胡庆余堂老中医施仁潮，希望可以拯救她。

张开嘴，一股臭味就冲出来了。看舌，体胖大，苔黄腻，边上一圈齿痕。施医生说，体内湿气太重了，而这个湿停滞久了，又转化成热，所以舌苔白底上又罩了一层黄色苔。腻是湿重，白上罩黄是湿从热化，湿热内蕴，胃气上逆，所以口臭明显。

那这个湿气又是哪里来的呢？

施医生分析说，老太太当年饭局应酬多，再加上吃坏东西折腾，肠胃功能自然打折扣了。脾胃运化功能变弱，水谷不化，湿从内生，虽然口臭、黄苔，本质还是脾虚湿阻，需要温胃理中，祛湿化瘀，不能一味清热泻火。

老太太声明，她也曾吃过好几种补品，比如西洋参、铁皮石斛。很遗憾，这些虽然是好东西，但是养阴的，老太太的病证脾虚有湿，完全不合拍，结果只能是越吃越腹泻。

老太太也吃过膏方，用药不清楚。她说吃过一年，实际上是吃了一料，显然也不对证。不对证不能愈疾，情况只会变得更糟糕。

挑来选去，只有灵芝孢子粉是合适的，选用破壁过的，吃了有效，坚持到现在一年多了，对睡眠和精神都有帮助。

施医生给她治疗，着眼于祛湿，主方用二陈汤，先是加用黄连、黄芩，仿半夏泻心汤意，苦寒泄热；再是重用人参、白术，取六君子汤意，健脾补气。老太太吃了三个星期，口臭没有了，舌头清爽起来了。

那天，又是一个星期日，是老太太复诊的日子。天下着大雨，好多患者都懒得出门了。老太太还是准时到来，她说，她的就医习惯非常好，看一个医生就信一个医生，何况吃了药已经见到效果了。

老太太笑盈盈地张开嘴，没有了口臭，舌头已经变得清爽了，不黄不腻，恢复到了正常人的淡红舌、薄白苔，只是略带腻腐。

再问大便情况，也好了许多，有时候一天一次，有时候一天两次，都成形。

再问睡眠，也很好。问精神，头脑清醒多了，本来一到下午就很瞌睡，现在一整天神清气爽，颇有回到当年的架势。

这口臭消除了，舌苔完全好了，是否可以停药了？施医生说，湿性黏滞，湿病缠绵，应该再吃几剂巩固疗效，重在健脾温阳，只有脾气健旺，阳气温化，肠胃功能发挥正常，才是固本之道。

问而知有湿

问诊是目前在看病过程中使用最多的方式，前辈留下的一首"十问歌"，其中涵盖内容可谓面面俱到，涉及的都是患者自身的感受，只有通过细致的沟通交流才能发掘。

问寒热，如果自己感觉身上发热，并且多发生在下午的时候，伴有身体困重的情况，这就属于湿温病。

问出汗，这个部分可能很多人都有误解，因为经常会遇到自认为"湿气很重"的患者，自我诊断的根据就是"爱出汗"。其实出汗异常的原因很多，真正和湿有关的只有一小部分。比如头面部的出汗，就有可能是中焦湿热上蒸所致。

问头身，主要是指疼痛方面。头痛的部位不同，痛感不同，原因不同，中医粗粗一分都能分出9个不同的类型来，其中有一种头痛感觉像是整个脑袋都被厚厚的布包裹住了，就像戴着一顶很不舒服的帽子，可以考虑是外感风湿所致。另外身体上四肢、关节、腰背部等地方的酸痛也是一样，其中会有一种类型与湿相关，那就是疼痛的感觉相对固定，痛处感觉沉重。胸腹部则多见痰湿所致的胸闷以及胁肋部的胀痛。此外，即使没有疼痛，但是人体感觉困重，只想躺着，不想动，吃不下饭，大便又偏烂，也是有湿。

问耳目，往往是指耳鸣、目眩这一类患者自己才能感受到的症状。湿气过盛是会导致耳鸣的，这样的耳鸣一般声音比较大，如果自己用手去捂住耳朵，非但不能减轻，反而会更响。头晕目眩的情况要相对复杂些，如果同时伴有胸闷、体倦、恶心、苔腻这些症状，可以考虑是痰湿内蕴。

问饮食，包括了饮与食。喝水也分多种情况，喝得多、喝得少，还有想喝却喝不多。第3种情况就可能与湿有关。因为体内有湿，所以水分不能输送上去了，就会觉得口渴，但是喝了一点点水以后，又被体内的湿阻滞了，喝不下了。吃饭也是一样，体内有湿，所以吃不下去，没胃口，最明显的就是在长夏时节感受了暑湿以后，食之无味，不能简单地认为是"中暑了"。还有一种情况是口中感觉到异常的味道，比如甜味，就能反映出脾胃的湿热。

问睡眠，湿重的人，往往嗜睡，湿困脾阳或外感暑湿，都会致病。

问二便，主要是指排便时候的感受。先说大便，如果感觉肛门灼热，可能是大肠湿热。如果感觉大便稀溏而且拉不干净，则是湿热蕴结于大肠。如果经常突如其来地有便意，但是真的拉又拉不出来，也有可能是湿热内阻。再说小便，尿量少，看起来好像是水分不够，其实很有可能是水湿停留在体内了，形成了水肿。再有我们常说的尿频、尿急、尿不尽，都有可能是湿热所致。

女性还要问一下月经和白带，之前在问诊中也提到过，湿主要和带下有关，白色量多无味考虑寒湿，黄色量多味臭考虑湿热。如果是生育过的女性，还可以问问生育的情况，产后风湿十分常见，也属于湿的一种。

识湿心得

起床时感觉：如果每天早晨起床的时候觉得特别疲劳，头发昏，打不起精神来，或像穿了一件湿衣服一样，浑身不清爽，人也懒得动弹，那么可以肯定你体内有湿了。

刷牙恶心：早上起来刷牙的时候恶心。有些人一刷牙就呕吐、恶心，嗓子里边总是有丝丝拉拉的、不干不净的感觉，即使有吐痰，也只是体内有湿气的表现。

小腿酸胀沉重：早晨起来感觉小腿肚子酸胀、沉重。小腿肚子发酸也是体内有湿气的典型特征。

生活居住环境：来自舟山、温岭一带的渔民，居住在河湖岸畔者，长期水中作业者，均可能受到湿邪侵袭而湿偏胜。

产后受寒湿伤害：产后体虚，易被邪侵，特别是寒湿痹阻，会留下头痛身重、关节肿痛等顽疾，遇阴雨天旧疾就会发作或加重。

切脉知有湿

中医脉诊一直被大家视为最神奇的部分，不少患者觉得，真正的老中医就应该"不用你开口，就知有没有"，仅凭着三根手指一搭、一摸，便可洞悉一切。

其实中医把切放在四诊的最后一位，可想而知，脉诊远没有传说中的那样重要。四诊合参，才是完整的诊断依据。

中医诊脉，对于湿证，可诊出濡脉，主要表现为脉象细软无力，轻轻一碰就能感知，重重按下去反而感受不到。小儿脉象也是一样，诊其缓急，缓主湿。

识湿心得

《证治汇补》：脉浮而缓，濡而小者，皆外湿；沉而缓，细而微者，皆内湿。又，迟缓为寒湿，洪缓为湿热，弦缓为风湿。

内湿与外湿

湿，是指水气的浸淫、弥漫，有内湿与外湿之分。

房间的墙壁、家具、冰箱上挂水，就是环境湿重。由于时令湿重、涉水淋雨及居处潮湿，侵犯人体的，叫湿邪。外在湿邪致病，即外感湿病。

时令湿重：四时配五脏，湿为长夏主气，夏秋之交，湿热熏蒸，水气上腾，湿气最盛，一年之中长夏多湿病。有患者诉说，一年中这个时节最难受，体困重，头发胀，关节不灵活，就是因为此时多湿。

涉水淋雨：水中作业，经常下水；淋雨后湿衣裹身，不能及时更换，久而久之，水湿风侵，会对人体造成伤害。绍兴上虞陈先生，因湿疹久治不愈，只见他身上湿疮严重，搔之流水，湿毒重，是外湿侵入，邪毒流注。他说自己曾经是一个工程兵，架桥的，一年中有10个月大半个身子浸在水里，结果落得了这病，长年搔痒，痛苦难忍。

居处潮湿：近朱者赤，近墨者黑，可以加一句——近水者湿。一次与一个朋友说买房，他劝说，千万不要买贴近江边的。为什么？就是因为湿气重，家里湿答答的，家具都发霉。还有一个患者说家是依河塘而建的，共三间，贴近河塘的一间湿气很明显，整天潮湿，让人十分难受。

内湿，是内生之湿，系脏腑功能失常所致，而与脾虚失运密切相关，又称为脾虚生湿。脾的运化水谷、运化水湿，以及输布津液功能障碍，就会导致机体水谷津液代谢失调，引起水湿痰浊等蓄积停滞，产生内湿。

湿为阴邪，易阻遏气机，损伤阳气；湿性重浊，有沉重的特性，如头重身困、四肢酸楚沉重；湿性黏滞，多见黏腻停滞，病程缠绵；湿性趋下，多见带下、小便浑浊，泄泻，下痢等下注表现。

尽管有内外因之不同，但脾虚是根本，对此陈无择有评论：脾虚多病湿，内因酒面积多，过饮汤液，停滞腻物，烧炙膏粱过度，气热熏蒸，浊液不行，涌溢于中，此湿从内作。外因坐卧湿地，雾露阴雨所客，澡浴为风所闭，涉水为湿所郁，郁于表腠则发黄。

《证治汇补》论湿：天之湿，雨雾是也。天本乎气，故先中肌表荣卫。地之湿，水泥是也。地本乎形，故先伤皮肉筋骨血脉。食之湿，酒饮奶酪是也，胃为水谷之海，故伤乎脾胃。有汗液之湿，汗液亦气化也，止感乎外；人气之湿，太阴湿土所化也，乃动于中。大抵居湿涉水，汗雨沾衣，皆湿从外受者也；若嗜饮酒面，多食瓜果，皆湿从内伤者也。

湿症表现，诸痉强直。积饮痞满，霍乱吐下，体重跗肿，肉如泥，按之不起，皆属湿土之气，地之湿气，感则害人皮肉筋脉。因于湿，首如裹，湿热不攘，大筋缜短，小筋弛长，缜短为拘，弛长为痿。

湿气伤人，在上则头重目黄，鼻塞声重；在中则痞闷不舒；在下则足胫跗肿。在经络则日晡发热，在肌肉则肿满如泥，在肢节则屈伸强硬，在隧道则重着不移，在皮肤则顽麻，在气血则倦怠。在肺为喘满咳嗽，在脾为痰涎肿胀，在肝为胁满痛，在肾为腰疼阴汗。入腑则泄泻肠鸣，呕吐淋浊；入脏则昏迷不醒，直视郑声。又，湿家为病，一身尽痛，身如熏黄，身重如板夹。

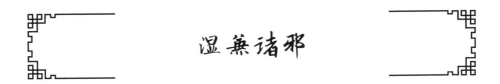

湿兼诸邪

湿与痰兼——痰湿

2009年4月9日，我国第一部指导和规范中医体质研究及应用的文件《中医体质分类与判定》标准正式对外发布。王琦教授介绍了中医体质的9种类型：平和质、气虚质、阴虚质、阳虚质、痰湿质、湿热质、血瘀质、气郁质、特禀质。其中与湿相关的有痰湿质和湿热质。

痰湿体质是人体既有湿，又有痰。痰，指有形之痰，也指无形之痰，是人体津液的异常积留。

当人体脏腑、阴阳失调，气血津液运化失调，易形成痰湿时，便可以认为这种体质状态为痰湿体质。

痰湿体质总体特征是痰湿凝聚，形体肥胖，腹部肥满，口黏苔腻。

【形体特征】 形体肥胖，腹部肥满松软。

【常见表现】 皮肤油脂较多，多汗且黏，胸闷，痰多，口黏或甜，舌苔白腻，脉滑。

【心理特征】 性格偏温和，稳重，多善于忍耐。

【发病倾向】 易患消渴、中风、胸痹等病。要提防高血压、糖尿病、高脂血症、痛风、冠心病、肥胖症、代谢综合征、脑血管病等。

【对外界环境适应能力】 对梅雨季节及湿重环境适应能力差。

【养生要求】 饮食宜清淡，多吃葱、蒜、海藻、海带、海蜇、胖头鱼、萝卜、金橘、芥末等食物，少吃海参、肥肉及甜、黏、油腻食物。平时多进行户外活动，衣着应透气散湿，经常晒太阳或进行日光浴，坚持运动锻炼，可酌情服用化痰祛湿方药。

凡疾病过程中出现痰湿病症表现的，如体形肥胖，身重不爽，多困倦，腹部肥满松软，面部皮肤多油脂，多汗且黏，胸闷，痰多，面色淡黄而暗，眼胞微浮，喜食肥甘甜黏，大便不实，小便不多或微混，舌体胖大，舌苔白腻或甜，即可根据痰湿防治的要求来保健与治疗。

判定痰湿的基本方法

◎你感到胸闷或腹部胀满吗？（是）

◎你感觉身体沉重不轻松或不爽快吗？（是）

◎你腹部肥满松软吗？（是）

◎你有面额部油脂分泌多的现象吗？（是）

◎你的头发特别容易出油吗？（是）

◎你眼睑比别人肿吗？（是）

◎你嘴里有黏黏的感觉吗？（是）

◎你平时痰多，特别是感到咽喉部总有痰堵着吗？（是）

◎你舌苔厚腻或有舌苔厚的感觉吗？（是）

如果大多数项目答案与标准答案相同或非常接近，则可判定为痰湿体质。

有谓"痰为百病之源"，而痰与湿兼，更是许多疾病的病因所在。笔者曾以"祛痰湿通胞宫，助减肥资受孕"为题，讲述痰湿引起的肥胖导致不孕，刊登于2017年5月12日的《中国中医药报》。

有一天，关女士陪同丈夫来看中医，想要生宝宝。望着她肥胖的体型，黄暗色的脸，我说，生孩子是两个人的事，妻子你也要好好调治了。

关女士问，我有病吗？我说，看你的体型、脸色，再看你的白腻厚浊苔，痰湿很重，应该还会有头重、手足困重、体倦怠、胸闷泛恶、大便溏、白带多、带下水样稀等症状。关女士连连点头，惊叹确有这些症状，让我帮助开中药。

痰湿壅滞，脂膜闭塞，可致不孕。金元医家朱丹溪就将痰湿作为女子不孕的病因病机来阐述，认为肥人多痰，痰湿壅滞，脂膜闭塞子宫，可致不孕。《丹溪心法·子嗣》载：若是肥盛妇人，禀受甚厚，恣于酒食之人，经水不调，不能成胎，谓之躯脂满溢，闭塞子宫，宜行湿燥痰。

识湿心得　陈士铎《石室秘录》子嗣论指出，女子不孕有十病：胎胞冷、脾胃寒、带脉急、肝气郁、痰气盛、相火旺、肾水衰、任督病、膀胱气化不行、气血虚而不能摄。而痰气盛者，必肥妇也，毋论身肥则下体过胖，子宫缩入，难以受精，即或男子甚健，鼓勇而战，射精直入，而湿由膀胱，必有泛滥之虞。

明末清初，《傅青主女科》对肥胖不孕有深入阐述："湿盛者多肥胖，肥胖者多气虚，气虚者多痰涎，外似健壮，而内实虚损也。内虚则气必衰，气衰则不能行水，而湿停于肠胃之间，不能化精而化涎矣。夫脾本湿土，又因痰多，愈加其湿，脾不能受，必浸润于胞胎，日积月累，则胞胎竟变为汪洋之水窟矣。且肥胖之妇，内肉必满，遮隔子宫，不能受精，此必然之势也。况又加以水湿之盛，即男子甚健，阳精直达子宫，而其水势滔滔，泛滥可畏，亦遂化精成水矣，又何能成妊哉？"

肥胖不孕，实即痰湿过盛，壅塞胞宫。肥胖者多恣食膏粱厚味，阻碍脾胃，导致脾气虚弱，运化失司，水精不能四布，反化为饮，聚而成痰。痰饮黏滞缠绵，属于阴邪，损伤阳气，以致痰湿流注于下焦，阻滞冲任二脉，壅塞胞宫，以致月事不行，不能摄精成孕。

祛痰除湿，行壅导滞，受孕有期。痰湿不孕，治法在于祛痰除湿。朱丹溪说得直接，用南星、半夏、苍术、川芎、防风、羌活、滑石之类。

痰湿之成，由于脾胃运化功能虚馁，所以祛痰湿还需补益脾土。傅青主说，治法必须以泄水化痰为主，但徒用泄水化痰，而不急补脾胃之气，则阳气不旺，湿痰不去，人先病矣，主张用加味补中益气汤。用药：人参9g，生黄芪9g，柴胡3g，酒洗当归9g，土炒白术30g，升麻1.2g，陈皮1.5g，茯苓15g，甘草3g，制半夏9g，水煎服。连服8剂而痰气尽消，再服10剂而水湿利，子宫涸出，易于受精而成孕。

陈士铎论不孕，分别列出10种不同治法方药，方药虽各不同，但白术始终用之，其中的宽带汤、升带汤，白术列在方首，用作主药。白术味甘、微苦，入足阳明胃、足太阴脾经，降浊阴而进饮食，升清阳而消水谷，功在补中燥湿，益脾精，养胃气。白术在10种不孕情况下的应用，说明医家对健脾、祛湿的高度重视。

痰湿不孕还与形体肥胖、月经延后或闭阻相关。《叶氏女科证治》论形肥月经延后，认为是"湿痰壅滞，躯脂逼迫"，主张以六君子汤合芎归汤，前者用药为人参、白术、茯苓、炙甘草、陈皮、半夏，后者则用当归、川芎、香附、枳壳和滑石；论形肥痰滞闭经，谓湿涎壅盛，血滞而经不行，治宜行气导痰，宜服苍附导痰丸，兼加减开郁二陈汤。苍附导痰丸用药有苍术、香附、枳壳、陈皮、茯苓、胆南星、甘草等，加减开郁二陈汤用的是苍术、香附、川芎、青皮、枳壳、槟榔和木香，其着眼点都在于痰与湿。

现代名医裘笑梅认为，痰湿壅滞胞宫是不孕症的常见原因。此类病症，多见形体肥胖，白带多，经色淡红如水，心悸，头晕，苔白微腻，脉滑，图治之法，化痰祛湿治其标，运脾温肾固其本，宜用启宫丸和苍附导痰汤。

> **识湿心得**　启宫丸方出《医方集解》，主治妇人体肥痰盛，子宫脂满，不能孕育者。方用陈皮、半夏、白术燥湿以除其痰，香附、神曲理气以消其滞，川芎散郁以活其血，使壅者通，塞者启矣；同时用茯苓、甘草去湿和中，助其生气。

裘老还常同时用苍术、平地木、赤小豆、荷包草之类以燥湿利水。如治倪某，37岁，继发性不孕，形体肥胖，经汛不规，时有闭经，曾用绒毛膜促性腺激素及西药人工周期治疗，开始经行，以后无效。患者晨起多痰，食欲不振，闭经8个月，脉沉细，舌质微胖。辨证脾肾阳虚，痰湿阻宫，治法温肾运脾，化痰祛湿，兼以理血调经。用药：制苍术9g，仙茅9g，仙灵脾9g，大豆黄卷12g，平地木15g，赤小豆30g，马料豆30g，荷包草15g，酒当归15g，川芎4.5g。随证加减，连服20余剂，月经如常后受孕。裘老传人盛玉凤受此启发，临床治疗痰湿型不孕症，多用启宫丸、苍附导痰汤两方，并根据痰瘀相关理论，随证加以活血化瘀之品，同时嘱咐少食油腻、酒酪之品，以防积湿生痰，使病难愈。

笔者治何男，37岁。体胖，多痰湿，喉间多痰，腹胀，晨起腹痛腹泻，腰椎间盘突出，视疲劳，多烦躁，牙龈出血，苔薄腻中有深纹，舌红，脉弦实。欲生二胎，必祛痰湿，务使精纯。膏方用药：生晒参、炒白术、茯苓、炒陈皮、炒薏苡仁、姜半夏、熟地、炒山药、炒芡实、益智仁、肉豆蔻、炒芥子、肉桂、石菖蒲、砂仁、制狗脊、牛膝、炒防风、炒黄柏、鳖甲胶、鹿角胶等。

再举陈景河从痰湿治疗眩晕案。郭女，34岁，头晕，目眩，伴恶心、呕吐2天，前来就诊。诉平时即有轻微头晕，2天前因劳累后吹风突然眩晕加重，眼不能睁，视物旋转，不能食，食即吐，舌苔白浊，脉弦滑。痰湿性眩晕兼夹风热，治以化痰除湿，理血清热。用药：半夏15g，茯苓20g，橘红20g，甘草15g，竹茹20g，枳实20g，天麻10g，白术30g，砂仁10g，藿香30g，川芎15g，蝉蜕10g。7剂。二诊：服药后已不呕吐，眼能睁，视物不旋转，仍有轻微头晕、头痛、恶心，大便干，神疲乏力，舌苔薄白，脉弦缓。前方加大黄5g，菊花20g，石菖蒲30g，骨碎补20g，钩藤30g，再服7剂。症状明显减轻，仅有轻微头晕，乏力，时有耳鸣，苔根部白浊，脉沉缓。以清眩汤为基础，加用太子参、黄芪、柴胡、生牡蛎、磁石、神曲、金樱子等，连服半月，病告痊愈。

湿与热兼——湿热

湿热是既有湿，又有热。湿与热同时存在，或因夏秋季节天热湿重，湿与热合并入侵；或因湿邪久留，蕴郁化热；或因阳热体质，湿从阳化热，形成湿热。

湿热体质总体特征是湿热内蕴，以面垢油光、口苦、苔黄腻等湿热表现为主。

【形体特征】 形体中等或偏瘦。

【常见表现】 面垢油光，易生痤疮，口苦口干，身重困倦，大便黏滞不畅或燥结，小便短黄，男性易阴囊潮湿，女性易带下增多。舌质偏红，苔黄腻，脉滑数。

【心理特征】 容易心烦急躁。

【发病倾向】 易患疮疖、黄疸、热淋等病。

【对外界环境适应能力】 对夏末秋初湿热气候，湿重或气温偏高环境较难适应。

【养生要求】 饮食清淡，不暴饮暴食。不嗜烟酒，不吃辛辣油炸食物，少吃大热大补的食物，多吃富含膳食纤维的果蔬，保持大小便通畅，避免湿热郁积。居住环境宜干燥、通风，避免居住低洼潮湿的地方。盛夏暑湿较重，要减少户外活动时间。

判定湿热的基本方法

◎你面部或鼻部有油腻感或油亮发光吗？（是）

◎你脸上容易生痤疮或皮肤容易生疮疖吗？（是）

◎你感到口苦或嘴里有苦味吗？（是）

◎你大便有黏滞不爽，解不尽的感觉吗？（是）

◎你小便时尿道有发热感、尿色浓（深）吗？（是）

◎你白带颜色发黄、有异味吗？（限女性回答）（是）

◎你的阴囊潮湿吗？（限男性回答）（是）

如果大多数项目答案与标准答案相同或非常接近，则可判定为湿热体质。

湿热病的病因在于湿，病机特点是湿阻于脾，热蕴于胃，湿热互蕴，病在脾胃。湿热病的发病一般无明显季节性，但仍易受外界气候、环境、饮食等因素的影响。如在长夏梅雨时期为多发，在潮湿地理环境中，像江南地势低、雨水多的地方较常见，恣食生冷、甘肥和嗜酒无度者易诱发等。而外湿发病，多是通过侵犯脾胃，使湿困于脾，脾失健运；内湿发病则多由于素体脾胃功能减退或失调，致内生水湿，即所谓的脾虚生湿，而脾虚者又易于感受外湿。

朱丹溪说："六气之中，湿热为病，十居八九。"现代的胃炎、胆囊炎、肠炎、慢性肝病等某些证型，以及由于湿热中阻、脾胃积热所致的部分口疮、口糜病症和因此而出现的口臭、口甘、口黏等症状，皆可归属于湿热病，从湿热论治。

章真如谈内生湿热病机及证治，分心经湿热、肺经湿热、肝胆湿热、脾胃湿热、肾与膀胱（小肠）经湿热、大肠经湿热、下焦肝经湿热等。

心经湿（痰）热：由情志不适，思虑过度，气机失畅，郁而化热，灼津成痰，痰与火结，内扰心神所致。表现为痫证的突然发作，口吐涎沫，抽搐昏倒；表现为癫狂的狂躁不宁，默默不语，或语无伦次，不避亲疏，不知秽洁等；或中风昏倒，不省人事，半身不遂，喉间痰鸣。这些皆由于湿热生痰，痰火交结，迷阻心窍，神明失主，常见于癫痫、精神分裂症、脑血管意外等。治宜清热、化痰、开窍，方用导痰汤、礞石滚痰丸、牛黄清心丸、至宝丹、安宫牛黄丸等。

肺经湿（痰）热：由于外感风热，或风寒入里，郁而化热所致。邪热蕴肺，煎熬津液成痰，痰热胶结，阻于气道，使肺气失降。脾虚生湿，湿生痰，痰湿贮于肺脏，久而化热，湿热内蕴。表现为咳嗽痰多黄稠，哮喘，胸膺胀满，呼吸急促，咳痰黏腻不爽，或兼寒热胸痛，或唾脓血腥臭，口干而渴，便结尿赤，舌红，苔黄腻，脉滑数。常见于老年慢性支气管炎、肺炎、支气管哮喘、肺结核、肺脓疡等。治宜清肺化痰，方用清气化痰丸；宣肺化痰，方用射干麻黄汤；清热化痰，方用麻杏石甘汤；肃肺化痰，方用桑杏汤；清燥化痰，方用清燥救肺汤；化痰排脓，方用千金苇茎汤；燥湿化痰，方用二陈汤。

肝胆湿热：多因感受湿热之邪，或外感疫疠邪毒，或嗜酒、多食肥腻，湿热蕴结肝胆，以致疏泄功能失常；或肝气郁结，气机不调；或肝胆郁热，克伐脾土，土虚生湿，湿热蕴结。表现为肝胆疾患，如两胁疼痛，脘腹胀满，或身目发黄，食欲不振，甚则寒战高热、厌油、恶心呕吐、口苦纳呆、便秘、尿赤、胁下痞块、腹胀、脉弦数或滑数、舌赤、苔黄腻。常见于各种肝病、胆石症、胆囊炎、肝脓疡等。治宜疏肝利胆，清热化湿。热重于湿者，可用茵陈蒿汤；湿重于热者，可用茵陈五苓散；胁痛较甚，腹胀便结者，可用疏肝利胆汤。

脾胃湿热：多由于感受湿热外邪，或饮食不节，湿郁化热而成。脾为生湿之源，胃为水谷之海，脾胃虚弱，水湿失于运化，蕴久化热，湿热重困脾胃。表现为食欲不振，呕吐酸苦水，痰涎上壅，胸闷恶心，胃脘疼痛，腹部胀满，恶油腻，口黏而甜，身重困倦，大便不畅或溏薄，黏腻臭秽，甚则身热不扬，皮肤发黄，妇女带下色黄量多，舌苔黄腻、脉濡数或虚数。多见于急慢性胃炎、胃与十二指肠溃疡等。治宜健脾化湿，和胃泄热，方用半夏泻心汤；清热化湿，方用甘露消毒丹。

肾与膀胱（小肠）经湿热：多由湿热下注，膀胱气化受阻。属于下焦湿热范畴，多见于泌尿系疾患，如尿频、尿急、尿痛、尿血、尿下沙石、小便淋浊等，反复发作，甚至寒热恶心，腰痛，少腹下坠，苔黄腻，脉沉弦而数。治法清利膀胱湿热，方用八正散。如尿中有沙石，排尿困难，或急迫涩痛难忍，牵引少腹，或一侧腰痛，治宜清热利湿，通淋排石，可用三金排石汤。如由于肾虚而致湿热下注膀胱，用章氏的尿道排石汤；如属于心经湿热下注小肠，舌鲜红或赤者，用导赤散。

肝经湿热：表现为男子睾丸肿大疼痛，或称疝痛，妇女带下黄臭，外阴瘙痒，破溃流水，或小便淋痛，尿赤带血，脉弦数，苔黄腻。患者素有肝经火旺，克伐脾土，脾湿不运，湿热内蕴，流注下焦所致。多见于睾丸炎、阴道炎、宫颈糜烂、外阴炎、泌尿系感染等。治宜清利肝经湿热，方用龙胆泻肝汤。

大肠经湿热：属下焦湿热，多发生于夏秋季节，暑湿热毒之邪，侵犯肠胃，或饮食不节，过食生冷，肠胃受损，湿热内蕴所致。表现为大便泄泻，腹痛，或下痢赤白，里急后重，甚则寒热，或暴注下迫，肛门灼热，小便短赤，舌红，苔黄腻，脉滑数或沉数。夏秋季感受寒湿暑热之邪，泄泻以寒湿为多见，寒湿可以化热，湿热内蕴，传导失常，而成痢疾。可见于急慢性肠炎、细菌性痢疾，或溃疡性结肠炎等。治宜清利湿热，调气行血。湿重热轻以泄泻为主者，方用葛根芩连汤加藿香、厚朴等；热重湿轻以痢疾为主者，方用白头翁汤；热重湿轻，里急后重，气滞明显者，方宜芍药汤。

湿兼温邪——湿温

湿温是热病中的一个独立病种。在温病学中，按病症性质归类，属于湿热性质。其为病，以中焦脾胃病变为中心，但有卫气营血的传变过程，一般病情较重，且具传染性。浙江地处卑湿，春温夏热特点显著，湿温是常见病，王孟英、雷少逸、叶熙春、史沛棠、潘澄濂、何任、杨继荪等医家多有研究。

潘澄濂：湿温以西医学"病"的概念来衡量，它是多种急性传染病发生和发展过程中的一种证。譬如流行性感冒，一般是依照风温的方法治疗，但也有恶寒发热，头痛身疼，甚至肌肉挛急，运动不利的风湿型流感。还有突发寒热、胸痞、恶心呕吐，或大便溏泄的胃肠型流感。这两种类型均可在湿温的范畴来辨证和治疗。其他如疟疾、钩端螺旋体病、急性血吸虫病，甚至如风湿热等，在其病程中表现为湿温证的，根据病情，亦有部分病例可以采用治疗湿温的方法，屡有所效。

杨继荪指出，湿温是感受时令湿热病邪而发生的外感热病，既有里湿内蕴，又夹外感时邪。湿属阴邪，重浊黏滞，与热之阳邪相合而蕴酿成温。故湿温乃为内外阴阳合邪所致。其发病的特点：一是与时令气候密切相关，有明显的季节性，多发生在夏末秋初，大暑至白露湿土主气时节。夏秋之季，雨多湿重，气候炎热，易酿湿热而发湿温。二是以脾胃病变为中心。在湿胜之季，脾胃功能多较呆滞，外界湿热之邪便乘虚而入。

湿温病机是湿热浊邪逗留三焦，热为湿遏，气机失于宣畅。病之初起，邪从外受，困遏卫阳，但为时其短，经卫气之间而入气分。由湿热郁遏清阳，阻滞气机逐渐转盛，湿遏热伏，蕴蒸难解。湿温病程以湿热留恋气分阶段时间最长，见证亦复杂。病邪可弥漫三焦，波及其他脏腑而有不同临床表现。湿热郁蒸肌肤可外发白痦，内熏肝胆可形成黄疸，上蒙清窍可见神识昏昧，下蕴膀胱可致小便不利。湿热若蕴久不解常化燥化火，热炽津伤，此则渐由气分经气营之间入营分，亦可深入营血之间入血分。

湿温病的辨证在前期阶段主要是辨别湿重于热、热重于湿或湿热并重的证型，辨别卫气营血的传变。

识湿心得 何任：湿温初起，邪困卫阳，故有卫分见证，但为时甚短，且多同时伴有湿邪蕴脾的气分见证，而呈卫气同病。随着表证消失，则气分湿热逐渐转盛。但是就湿温病的一般演变过程而言，初起阶段湿中蕴热，多表现为湿重于热；病程渐进，湿热逐渐化燥，出现湿热并重现象，甚则转化为热重于湿。湿热郁蒸气分，病变虽以太阴脾、阳明胃为主，但其病邪亦可弥漫三焦，波及其他脏腑，而出现多种证象。

望舌、辨苔能直接反映湿与热的轻重程度及在卫气营血各阶段的传变过程。湿温在卫气阶段，湿未尽化之时，可见厚腻之苔。由于湿温有传变过程，且病程较长，舌苔舌质的变化亦较复杂。临床可根据苔之厚薄、苔之颜色、苔之润泽滑腻或干燥焦裂的辨识，以及舌质之红、绛、紫与舌体之硬、软、缩、颤或胀大等色泽形态的观察，区别其病之初久、湿热偏异、化热程度，以及传营入血、神昏动风证候的轻重缓急。除了舌象舌苔辨证，对斑疹、白㾦的观察可判断病邪之深浅轻重、津气盛衰及邪正消长的情况。

杨继荪论湿温的辨治，湿温病邪在卫分，湿重于热的，用药：带叶苏梗12g，大豆卷12g，牛蒡子9g，杏仁9g，姜半夏12g，白蔻仁（杵，后下）9g，厚朴12g，炒枳壳12g，藿香9g，佩兰9g，炒黄芩9g，连翘9g，淡竹叶9g，薏苡仁30g，炒陈皮9g。

如湿浊偏甚，郁遏阳气，证见寒甚热微，身痛肢重，脘腹胀满，恶心呕逆，舌苔白厚滑腻而秽浊，脉象濡缓，为湿热病邪入募原，予疏邪化浊、宣透募原法。用药：上方去牛蒡子、连翘、淡竹叶、杏仁，加槟榔、草果、莱菔子、石菖蒲。

若邪渐向气分发展，于卫气之间，湿从热化，湿热并重，出现舌苔黄腻、舌质偏红、口苦干等，此时津伤征象初露端倪，当以辛凉宣化为主，酌佐清热生津之品，慎防伤津耗液。上方去苏梗、杏仁、半夏、厚朴，易入薄荷、天花粉、鲜石斛、鲜芦根。

至邪入气分，舌苔转为黄燥或黄糙，口苦口干喜饮，此为气分热盛，湿邪已化燥之热重于湿。然其虽属热郁化火，津液受损，但舌苔仍燥糙不净，故认为湿邪尚存，湿未尽化。治疗在清热生津之中佐化湿之品，使湿无逗留之弊。

湿温病邪在气分，热重于湿的，用药：炒黄芩15g，大豆黄卷12g，金银花30g，连翘15g，知母12g，天花粉15g，鲜石斛30g，鲜芦根30g，炒莱菔子15g，佩兰12g，郁金12g，淡竹叶15g，炒陈皮9g。

或邪入营分，湿已尽从热化，见舌质红绛光剥而干，无苔，渴饮无度，甚而出现昏睡、四肢蠕动等热极肝风内动之症，此当予辛凉宣窍、养阴息风为主。用药：连翘、金银花、青蒿、郁金、羚羊角、淡竹叶、川贝、生石决明、制白僵蚕、玄参、麦冬、鲜生地、鲜石斛、鲜芦根、西洋参。另予安宫牛黄丸，早、晚各1粒化服；或紫雪丹3~4g，1日2次化服。

《医林绳墨》：如湿胜者，当清其湿；热胜者，当清其热。湿胜其热，不可以热治，使湿愈重；热胜其湿，不可以湿治，使热愈大也。然则初谓其湿，当以利水清湿为要，使其湿不得以成其热也；久而湿化为热，亦不得再利其湿，使热反助其胜也。

湿与风兼——风湿

风湿，是伤湿又兼风。风湿因汗出当风，久坐湿地所致。其症头汗面黄，遍身重着，骨节烦疼发热，至日晡转剧，不呕不渴，恶风不欲近衣，身有微汗，小便不利，大便亦难，脉浮虚而涩，症与伤寒相似，但脉不同耳。宜微解之，不可大汗，当用羌活胜湿汤。若解表后，自汗多而身仍疼重者，防己黄芪汤。风湿表现为周身疼痛，轻微恶寒，发热午后加重，治疗以麻黄杏仁薏苡甘草汤为主。风湿的治疗，讲究微微发汗，不可发大汗、猛汗，否则风湿不除。

防己黄芪汤出自《金匮要略》，原书谓"风湿，脉浮身重，汗出恶风者，防己黄芪汤主之。"

张秉成《成方便读》：防己黄芪汤治卫阳不足，风湿乘虚客于表也。风湿在表，本当以风药胜之，从汗出而愈，此为表虚有汗，即有风去湿不去之意，故不可更用麻黄、桂枝等药再发其汗，使表益虚。防风、防己二物，皆走表行散之药，但一主风而一主湿，用各不同，方中不用防风之散风，而以防己之行湿。然病因表虚而来，若不振其卫阳，则虽用防己，亦不能使邪径去而病愈，故用黄芪助卫气于外，白术、甘草补土德于中，佐以姜、枣通行营卫，使防己大彰厥效。

姜春华治陆某，男，49岁。患类风湿关节炎，小关节变形、疼痛，手足均见凹陷性浮肿，舌淡、苔薄白，脉滑，以防己茯苓汤加活血药。用药：防己9g，黄芪15g，桂枝9g，丹参15g，当归9g，生地90g，蚕沙15g。7剂。本例湿痹为主，若单用防己茯苓汤益气利水，浮肿改变不大；若辅以丹参、当归等活血药物，则浮肿显著减轻。蚕沙治疗痹证，无论风重、湿重均可用之。《本经》云生地有除痹作用，大剂量用至90g，有类似可的松样的作用，而无激素的副作用。

羌活胜湿汤是治疗风湿在表的方剂，出自李东垣的《内外伤辨惑论》，用药有羌活、独活、藁本、防风、炙甘草、川芎、蔓荆子等。功能祛风胜湿，主治风湿在表，头痛项强，腰背重痛，一身尽痛，难以转侧，恶寒发热，苔白脉浮。

刘渡舟治杨男，55岁。面色晦暗，周身胀痛，肩膀手臂尤甚，头重，身疲，略浮肿，舌淡苔白，脉浮缓。时逢春季多雨，外感风湿，没有发汗祛湿解表，且又连续输液，湿气更甚，体内阳气不能升发，经络、肌表被风湿阻闭，导致周身胀痛；湿为阴邪，阴盛则阳衰，故头面晦暗，头重身疲。治法发汗升阳，祛风祛湿，处方羌活胜湿汤。用药：羌活10g，独活10g，蔓荆子10g，藁本10g，防风12g，川芎10g，甘草3g。4剂，水煎，日服一剂。4月8日复诊：症状消除，为巩固疗效，拟法益气扶正，祛除余邪，以补中益气汤加减。

麻黄杏仁薏苡仁甘草汤，《金匮要略》方，由麻黄、杏仁、薏苡仁、炙甘草组成，功能发汗解表，祛风除湿。主治风湿在表，湿郁化热证，一身尽疼，发热，日晡所剧者。本方为麻黄汤以薏苡仁易桂枝而成，变辛温解表为辛平解表，发汗力较弱，以有微汗出为宜。汗出当风，或久居潮湿之地所致风湿在表之证，宜于采用。

笔者治张女，70岁，幼时居井边，家里潮湿，有时卧地下，患有风湿热，曾用激素治疗。今年入夏后，因电风扇下取凉发热，从5月下半月开始，持续到9月底，中午时分开始发热，最高至37.8℃，晚间退去。最近一个月，受凉后发热两天，吃退热药后仍有低热，维持在37.5℃，苔白腻，舌胖大，脉濡细。神疲体乏，常感困重，到处如感冒般酸痛不适，口干，喉间有痰，睡眠差，有时彻夜难眠，日间则睡意连连，大便溏质黏。用药：麻黄6g，杏仁9g，生薏苡仁30g，赤小豆20g，藿香9g，厚朴9g，防己12g，连翘12g，灯心草2g，木通3g，石菖蒲9g，郁金9g，滑石15g。

风湿用发汗法要注意，尽管风湿相搏，一身尽痛，法当汗出而解，但要谨防汗大出风气去、湿气在而不愈。应当微微似欲出汗者，使风湿俱去。既要祛风除湿，又不能大汗出，这个度需要把握。

识湿心得

《伤寒六书》：风湿，脉浮，先伤湿而后伤风也。其证肢体肿痛，不能转侧，额上微汗，恶寒不欲去衣，大便难，小便利，热至日晡而剧，治法但微解肌。若正发汗，则风去湿在，非徒无益，而又害之。解肌用麻黄杏子薏苡甘草汤、白术防己黄芪汤。不呕不渴，脉浮虚者，桂枝附子汤。湿多身痛，小便自利，甘草附子汤。烦渴，小便不利，五苓散。外不热，内不渴，小便自利，术附汤。

湿与寒兼——寒湿

寒和湿都是致病因子。《黄帝内经》：诸痉项强，皆属于湿；诸病水液，澄彻清冷，皆属于寒。《伤寒杂病论》：伤寒八九日，风湿相搏，身体疼烦；

风湿相搏，骨节疼烦。

寒湿在外的主要表现：身痛发热，头痛，鼻塞而烦，身疼烦。需要辛温散寒除湿，以麻黄加术汤为主。

寒湿在内的表现：主要伤及脾胃，如谷食难以消化，烦闷，头眩，小便难，黄疸（阴黄），大便完谷不化等。需要温中散寒除湿，以茵陈五苓散、茵陈术附汤为主。

《金匮要略》：伤寒八九日，风湿相搏，身体疼烦，不能自转侧，不呕不渴，脉浮虚而涩者，桂枝附子汤主之。若其人大便硬，小便自利者，去桂枝加白术汤主之。

先是说表有风湿相搏。"伤寒八九日，身体疼烦，不能自转侧，不呕不渴，脉浮虚而涩者"，伤寒会有几天的发烧，然后身体开始疼烦。其"不呕不渴"，是病气未入里，没有转化为里热；因其"脉浮虚而涩"，则知寒从太阳直接伤到了少阴，"不能自转侧"知寒气凝结在表，所以用桂枝附子汤来治疗。后面提到寒湿在里，"若其人大便硬，小便自利者，去桂枝加白术汤主之"，如浑身疼，还伴有大便硬、小便利的症状，说明寒湿在里不在表。脾为湿土，同气相感，湿邪自然入脾，寒湿之邪凝结在脾，治法以桂枝附子汤去桂枝加白术。白术入脾祛寒湿。

寒湿在脾会影响到大便，出现腹泻或便秘。脾与胃相表里，脾为太阴，太阴之上，湿气治之；胃为阳明，阳明之上，燥气治之。湿与燥相互制约，唯有平衡，才是正常。食物进入胃中，需要脾的湿气来濡润并运化，脾湿被寒凝结，就没有能力帮助胃里的食物运化，自然会影响到大便。所以，寒湿不仅表现为大便不成形，还可以表现为大便硬而不顺畅。如果便秘伴有浑身疼痛，就说明便秘是因为湿，而不是燥，非泻下法所能解决。

笔者接待了一位患者，李男，28岁。湿气重，长期大便不成形，近期开始腹泻。病情描述：本人湿气一直较重，口气重，大便不成形2年左右，曾暴饮暴食，胃受过伤，吃团子、汤圆会难受。4月25日上午10点多和下午4点多未进食，胃有些难受，也没当回事儿，后面几天发现胸骨中间下面的位置按上去有些刺痛。4月28日去医院配药，拿了泮托拉唑钠和替普瑞酮，服用两三天疼痛好了。4月30日去日本旅游，5月6日归来，期间肠胃一直没好，但也无明显疼痛，肚脐眼右上方2cm左右处按之疼痛明显，在日本期间正常饮食，刺身、烤肉均有吃。5月14日做胃镜，报告示胃窦糜烂性胃炎。每天肠道时不时有酸胀，肚子咕噜咕噜地叫。暴饮暴食受伤的是胃，胸骨中间下面的位置痛也是胃痛，脾与胃相表里，胃伤即脾损，脾胃虚弱，而有饮食减少、食后脘闷不舒、稍进油腻食物则大便次数增多、大便溏诸症，治法重在健脾祛湿，方选参苓白术散化裁。

《丛桂草堂医案》：三侄德谦生母安氏，今年六月初十日，陡患发热恶寒，手麻胸闷，身困，舌苔白腻，脉息沉缓，盖乘凉贪食西瓜过度，冷滞伤胃，而又感冒风寒也。初用藿香正气散煎服，无大效，手足俱麻，胸闷作痛，乃于原方加桂枝、丁香、当归各4.5g，安睡一夜。明日午后，手复麻，胸闷作痛，嗳气作恶，舌苔白腻，口不渴，脉沉小缓，手微凉，不发热，盖寒湿之气与痰水阻遏中焦，胃中阳气受其压抑，不能运化如常。其手足麻者，中焦受病，则应于四末，脾胃主四肢也。病势殊重，前药尚不免嫌轻，易方以桂枝6g，厚朴3g，苍术6g，吴茱萸1.8g，母丁香4.5g，半夏4.5g，木香3g，茯苓9g，当归6g，加生姜煎服。先服头煎，服后旋即呕出清水涎沫约碗许，胸腹窜痛，上下不停，手仍麻，复以二煎与服。服后出汗矢气，而痛遂止，能安寐，诸病悉除，但不思饮食，乃以桂枝汤合平胃散，减轻其剂，接服两剂而痊。

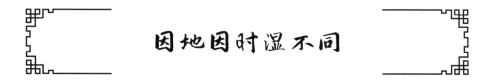

寒湿，是伤湿又兼寒。因先受湿气，又伤生冷，其症头汗身痛，遍身拘急，不能转侧，近之则痛剧，遍身无汗，小便不利。症与风湿相似，但大便转泄，宜渗湿汤主之。带表，五积交加散（羌活、苍术、防风、枳壳、陈皮、柴胡、当归、川芎、独活、白芷、半夏、麻黄、桔梗、茯苓、厚朴、桂枝、甘草）；里寒，附子理中汤（附子、干姜、党参、白术、炙甘草）；寒多浮肿者，术附汤（白术、附子、甘草）。

因地因时湿不同

地域环境影响

中医强调"三因"制宜，因人、因时、因地。其中，因地制宜是因为不同的地域地势有高低，土质、气候、水质有差异，而人们的生理活动与病理变化也各有特点，所以在治疗疾病时需要因地制宜。就是根据不同的地域环境、气候条件以及人们的生活习惯来制订适宜的治法和方药。

《黄帝内经》专设"异法方宜论"篇，论述因地制宜。在西北高原地区，气候寒冷，干燥少雨，当地人们依山陵而居，常处在寒风凛冽之中，多吃牛羊乳汁和动物骨肉，故体格健壮，不易感受外邪，其病多内伤；感受风邪而致感冒，则以风寒居多。而东南地区，草原、沼泽较多，地势低洼，温热多雨，人们的皮肤色黑，腠理疏松，多易致痈疡，或易致外感，且多有湿的表现，治疗用药又当注意到这一点。叶天士《温热论》说：且吾吴湿邪害人最多。即是肯定了湿病的地域因素。

《证治汇补》强调不同地域的不同治疗方法：东南卑下，山泽蒸气，湿从外入，自下而上，初宜汗散，久宜渗泄；西北地高，外燥内湿，不得宣越，从内发外，初宜利便，久宜健脾。

> 《问斋医案》：鱼盐之地，海滨傍水，湿热潜侵，内伤于脾。胸腹时满，大便时泻，饮食减少，脉来沉涩少神。通调水道为主：赤茯苓、猪苓、福泽泻、生木香、蟾蜍皮、冬白术、大腹皮、厚朴、砂仁、陈皮、车前子、生姜。

那天，来自北京的郑女士告诉我，到杭州3个月了，很不适应，想回北京的心都有了。她说，自从到了杭州，每天早上起来，人困重，手足不灵活，眼皮肿胀，好在坚持运动，每天跑步5公里，这肿这胀才消退下去，人才舒服起来。我说，这是湿重的缘故，是湿邪伤人引起的。看她的舌苔白而腻，我说你还会大便溏、白带多。她说，是呀，大便还发黏。这正是湿重的表现。郑女士问，为什么回到北京就没这种现象？我说，这湿是有地域性的。南方多雨湿，湿气也重，湿邪侵入会出现湿胜的症状，肿胀，困重，还会诱发风湿病。而北方天气干燥，湿不重，就不会有这些不适。郑女士湿重的表现已经持续3个月了，最主要的是地域因素，居住环境改变。对于一个长期居住于干燥环境的人来说，不管什么时候来湿度高的杭州，都会有潮湿、湿润、湿冷的感觉，即使是夏天，热重湿也重，让人感到闷热，还是与湿有关。

> 《类证治裁》：予馆新洲，江水泛潮，地最卑湿。长夏晨泄，每阴雨前尤验。痰多不渴，或吐白沫，清晨左胁气响，必阵泻稀水，此湿多成五泄也。胃苓汤加神曲（炒）、半夏（制）、干姜（少许）。

一则劫阳明之停饮以燥湿，一则开太阳之里气以导湿，故一啜辄止。良由长夏湿淫，水谷停湿，脾阳少运故也。嗣后去桂，加砂仁、小茴香、二术生用，或苍术、姜、曲煎服，亦止。

《临证指南医案》：李，酒客中虚，粤地潮湿，长夏涉水，外受之湿下起，水谷不运，中焦之湿内聚，治法不以宣通经腑，致湿阻气分，郁而为热，自脾胃不主运通，水湿横渍于脉膜之间，二便不爽，湿热浊气交扭混乱。前辈治中满，必曰分消。此分字明明谓分解之义，但乱药既多，不能去病，就是脾胃受伤于药，蔓延腿肢，肿极且痛，病深路远。药必从喉入胃，然后四布，病所未得药益，清阳先已受伤，此汤药难以进商也。议用丹溪小温中丸9g，专以疏利肠中，取其不致流散诸经，亦一理也。

某年的6月8日下午，47岁的俞先生将自己的病症写了满满一张纸，向我诉述：去年8月，持续40℃高温天，因工作需要，在小房子里值班，无空调，实在难受。于是赤膊露天睡觉，让电风扇吹着，持续了10天，接下来3天，在睡觉前用凉水将竹席打湿后睡。早上醒来发现，身体僵硬，不能动弹，这才意识到问题的严重。但是一切都晚了，渐渐地出现消瘦，头晕乏力，手足痛，脊背经常抽筋。有一天，突然感到腰背骨间筋在移动，咯咯作响，肩颈、腰背有说不出的难受，两肩一高一低，身体左右不对称。先后服用舒筋活络、活血补血中药两个月，小针刀治疗3个月，颈、腰症状缓解，身体不对称状况得以纠正。最近，又见腰背疼痛，全身关节疼痛，晨起双腿僵硬，俯身穿裤都有不便。俞先生说，病情多反复，没有彻底治好过，自己已经失去了信心。前些日子儿子的病在我的治疗下很快好起来，所以想再让我试试。

有研究，潮湿能使热的传导增快，坐卧潮湿之地，身体热量向外发散就会加快，同时也为寒湿对身体的入侵创造了条件，使人更容易受凉得病。《黄帝内经》说：风气胜者为行痹，寒气胜者为痛痹，湿气胜者为湿痹。夏季毛孔开泄，腠理不密，卫阳不固，从而易受风、寒、湿邪侵袭，病邪流注经络、关节，阻碍气血运行，使经脉闭阻不通，出现诸多病症，有以游走不定的疼痛为主的风痹，有以疼痛为主、痛有定处的痛痹，有以酸胀为主、关节肌肉重着的湿痹。寒湿入侵，治法在于温化，用麻黄、附子、苍术等。

识湿心得

　　俞男，47岁。2014年6月8日初诊。去年夏天因天气炎热卧冷贪凉（露天赤身夜卧凉席10余日），起身时自觉身体僵硬，不能动弹，后身体消瘦，头晕乏力，后背四肢抽筋，呈游走性疼痛，严重时身体移动时自觉筋络异响（"咯咯"响），后腰椎、颈椎酸、胀、疼痛。后去医院就诊，服舒筋活络、活血补血中药2个月，颈椎、腰椎经小针刀治疗3个月后，自觉乏力、消瘦及颈椎、腰椎的病症有所好转。现腰椎疾患再发，腰背疼痛，全身关节时疼痛，晨起双腿僵硬，穿裤不便，口腔溃疡易发，不易出汗，大便干，舌质暗淡苔薄腻，脉弦滑。寒湿入侵，治宜温通。用药：麻黄6g，附子（先煎）15g，细辛3g，苍术12g，羌活9g，独活12g，淫羊藿15g，牛膝12g，乌梢蛇10g，山药15g，海风藤15g。

时令节气因素

　　叶天士在《临证指南医案》中对治湿注意时令的观点作了透彻地阐述。如周案：因长夏湿热，食物失调，所谓湿多成五泄也，先用胃苓汤分利阴阳。暑湿热，胃苓汤去甘草。温案：长夏湿胜为泻，腹鸣溺少，腑阳不司分利，先宜导湿和中，胃苓汤。又，向年阴分伤及阳位，每有腹满便溏，长夏入秋，常有滞下。此中焦气分积弱，水谷之气易于聚湿，或口鼻触入秽邪，遂令脾胃不和，是夏秋调摄最宜加意，拟夏秋应用方备采。天暖气蒸，南方最有中痧痞胀诸恙，未受病前，心怀疑虑，即饮芳香正气之属，毋令邪入为第一义。藿香梗、白蔻仁、橘红、桔梗、杏仁、郁金、降香、厚朴。夏至后，热胜湿蒸，气伤神倦，用东垣益气汤。

　　湿病的重要发病因素，是时令的影响。入夏后，随着降水增多，进入黄梅天，正是一年中湿气最重之时，更易伤于湿，而出现湿证。我的一位老患者，强直性脊柱炎，诉说这几天腰骶部有明显的重滞感，也正是湿重的原因。

　　一年四季，24个节气，反映了天气的变化，影响着人们的生活。二十四节是以地球围绕太阳公转的一个周期作为一个轮回，基本概括了一年中不同时节太阳在黄道上的不同位置、寒来暑往的准确时间以及大自然中一些物候等自然现象的发生规律。春生夏长，秋收冬藏，春升夏浮，秋降冬沉。养生，既要顺应四季的大趋势，又要顺应节气的小变化。

四时的变化，也就是春夏秋冬的鲜明温度变化，是大自然影响人体健康中最重要的变化，也是人体致病的主要外因。所以养生就需要"顺四时而适寒暑"。

在一年春、夏、秋、冬四季中，谷雨是春天的最后一个节气。谷雨是"雨生百谷"的意思。这时寒潮天气基本结束，气温回升，天气变暖，这时候降雨也会增多，空气中的湿度逐渐加大。

春应于木，在脏为肝，谷雨养生需要顺其生发，需要养肝，需要除湿。养肝顺春时，除湿应节气。

湿气过重，人会提不起精神，肌肉酸胀，筋骨酸痛，困重疲乏。当此之时，脾虚者，脾的运化功能易被湿困，导致运化失常，表现为大便稀溏，腹满腹胀，不思饮食等。《黄帝内经》说"湿气通于脾"。所以，这一时节要加强对脾胃的养护，重视健脾祛湿。

2018年6月13日《都市快报》发过一篇采访笔者的文章——进入"毒五月"祛湿护肝解毒排毒很重要。其要旨在于祛湿的时令保健。

进入"毒五月"，如何安然度过？专家说，祛湿护肝解毒排毒很重要。

农历五月，天气变得炎热，雨量增多，蚊虫滋生，一些疾病也多了起来。所以农历五月被称之为"百毒之月"，又有"恶月""毒五月"之称。

"端午不吃蒜，邪从门前钻"。在不少地区，都有着端午吃大蒜的习惯，每家都会选用独头大蒜放在灶膛里烧熟了给孩子吃，据说可以夏天不拉肚子，腹内不生寄生虫。

在杭州，端午节前夕，大家都会去菜场买点菖蒲和艾叶挂在门前，用来防蚊驱虫。端午节那天，杭州人会吃五黄讨个吉利，大人们还会把做好的雄黄酒涂抹在小孩的额头，画一个"王"字，寓意驱毒辟邪。

全国中医药科普专家、中华中医药学会科普分会副主委、浙江省营养食疗分会主委、主任中医师施仁潮教授认为，在民间，不管是端午吃蒜，还是悬挂菖蒲和艾叶、制作雄黄酒，都有一定的科学依据。"像大蒜，确实具有一定的杀菌、消炎、解毒作用，在端午节前后，适当吃点类似这样的食物或药材，对身体有补益的作用"，施教授说。

夏天湿气重，影响身体运化功能，需要祛湿排毒解毒。

天气一热，施教授的门诊里患者多了很多，大多数人都是因为胃口不好，浑身乏力前来就诊。施教授说，进入芒种节气，天气变热，湿气也加重了，这个时候湿热尤为明显。很多人会感觉身体软绵绵没有力气，胃口也不好，做什么事情都没有兴趣。其实是他们身上湿气太重，脾肾亏虚影响体内正气运行导致的。

而肝与脾关系密切，存在着木与土的生克关系。一些有慢性肝病的人，到了夏天，如果不注意调理，还会出现肝区隐痛等相关的症状。

那么在端午节前后如何养生保健，度过这个"毒五月"？

施教授建议大家要适当运动，稍微出点汗，这样可以适当排出体内的湿气。注意通风除湿。夏天开空调时不要紧闭门窗，尽量把门留出一点空隙，保持通风。多吃祛湿的食物，比如薏苡仁、冬瓜、扁豆、赤豆、绿豆等。施教授说，从中医的角度来选择，如果有的人体内有湿气，表现为上火，可以选绿豆；当体内有湿气同时伴随虚症，可以对症食用赤豆；如果一个人表现出胃口不好，大便稀，则可以吃薏苡仁，用于健脾。适当吃点保健品。比如参苓白术丸以及灵芝孢子粉。施教授说，"人参、茯苓可以健脾祛湿，而灵芝孢子粉在提高人体免疫力、保肝解毒等方面有不错的表现。"

左氏《医缓》云：雨淫腹疾，脘腹胀恙。雨湿踞中也，用苍白二陈汤燥之。苍术9g，茯苓9g，陈皮3g，炙甘草0.9g，海金砂9g，焦冬术4.5g，川芎0.9g，石菖蒲4.5g，制半夏4.5g，防风1.2g，萹蓄9g，六神曲4.5g。

《临证指南医案》：莫，五十，今年夏四月，寒热不饥，是时令潮气蒸，内应脾胃。夫湿属阴晦，必伤阳气，吞酸形寒，乏阳营运，议鼓运转旋脾胃一法，苓姜术桂汤。

《一瓢老人医案》：春夏地气上升，身处山麓，亦有瘴气混于水土之中，饮食不觉，脾胃气困，频年长夏舌黄腹胀，便秘成泻，皆湿阻清浊不分。两年治效，多以分消，每交春深，山行蔬食，俾气清流畅，则无是病。生白术、薏苡仁、陈皮、茯苓皮、厚朴、益智仁、桔梗，金石斛汁法丸。又煎方：草果、陈皮、大腹皮、猪苓、厚朴、茯苓皮、莱菔子、泽泻。

《续名医类案》：施沛然治许户部赞勿患痛痹，不能步履者浃旬矣，遍治无效。诊之曰：病得之暮不收拒，数见风露，立而使内，扰其筋骨。许曰：然，然未有语其因者。畴昔之夏，祝融肆虐，竹筐几床，如焚如炙，移榻露处，凉风拂拂，越女挥扇，齐姬荐席，行女坐卧，匪朝伊夕，岂以斯故，乃撄厥疾。曰：无难也，当为起之。乃饮以丹参虎骨酒、草薢蠲痹汤，不一月而病若失，步履如常矣。

《慎柔五书》：一少年，忽不思食，恶心，偶逢文期，强作文一日，晚即头晕作呕。余脉之，二寸洪缓，以为劳碌而动心火，遂以加味逍遥散二剂，呕不受，病亦不减。其年正、二、三、四月淫雨，此湿胜而然也。以太无神术散一剂，即不呕恶，第头晕未除，二寸脉尤如故，其脉状有焰焰欲发之意。用前剂加紫苏、防风取微汗，头晕除，脉亦退，第不思食耳。六君子一剂，饮食如常。

《里中医案》：大宗伯董玄宰，夏初水泄，完谷不化，服胃苓汤、四君子汤。余曰：春伤于风，夏生飧泄，谓完谷也。用升麻除湿汤加人参6g，两剂顿止。

有趣的是，笔者查阅宫廷医案，农历四月，御医们为慈禧配制的膏方也重在祛湿。慈禧服用的膏方中，用了苍术、厚朴、藿香、陈皮等祛湿中药，正好应了时令湿重、祛湿却病的需要。

光绪某年四月初十日，调气化饮膏。沙参60g，白术（炒）45g，茯苓60g，槟榔60g，三棱60g，木香30g，砂仁30g，苍术（炒）45g，厚朴（制）45g，陈皮45g，鸡内金（焙）45g，枳实（炒）45g，甘草（生）24g，炼蜜适量。调气化饮膏是以香砂六君子汤与平胃散合方加减，祛湿的功效尤为显著。

光绪某年四月初十日，张仲元、姚宝生谨拟老佛爷理脾调中化湿膏。潞党参18g，生白术9g，炒白术9g，陈皮9g，姜汁黄连（研）6g，焦六曲12g，炒谷芽（研）12g，砂仁（研）9g，麦冬18g，茯苓18g，炙香附（研）12g，藿梗9g，炙甘草12g，炼蜜适量。理脾调中化湿膏是香砂六君子汤加藿梗、神曲、谷芽和姜制黄连，用来醒脾消导。

光绪某年四月十四日，老佛爷加减健脾阳和膏。组成：党参60g，白术（炒）45g，茯苓（研）60g，枇杷叶（制，去毛）60g，陈皮45g，厚朴（姜制）

45g，木香（研）30g，草豆蔻（研）45g，三仙（炒黄）120g，桔梗45g，苍术（炒）45g，紫苏叶45g，炼蜜适量。加减健脾阳和膏是以香砂六君子汤为底方，加用苍术、厚朴、草豆蔻等，重在芳香化湿。

识湿心得　　在临床诊治过程中，经常有人问我，都已经立夏了，天气变热，湿气加重，还能不能吃膏方？我总会不厌其烦地解释，只要医生审视服用者的具体情况，对症下药，同时能注意时令特点，顾及祛湿行阻滞，健脾助运化，就可以放心服用。御医为慈禧开出的膏方，正是注重这两个方面。如能顾及这些，四月天的膏方，皇太后可吃，你也可以吃！

　　下面是笔者和施文撰写的文章，刊登于《浙江医学科普通讯》2021年第3期。说的是因于湿，腹泻达10年之久。

　　早上8点，刚刚走进诊室，来自桐乡的陈女士就笑呵呵地进来了。她手里拿着报告单，是6月8日刚刚取到的肠镜病理报告单，显示"全结肠及直肠未见异常"。

　　而就在一年半前，她在嘉兴市第二医院做了体检，被查出"溃疡性直肠炎"。

　　直肠炎这病痛把陈女士折磨得十分难受，经常拉肚子，而且大便带血，人也瘦了一圈。如果不是那次体检，她还一直当作痔疮，没有重视。

　　她关注"老中医施"公众号已经有一段时间了，通过平时在微信中看到的医案，隐隐感觉到自己反复发作的腹泻并不是那么简单，大便带血更是有多种可能性，让她下定决心要检查吃药。

　　拉肚子不代表排毒，很可能是肠道疾病的先兆。

　　每天因为肠胃病找施医生的患者不在少数，慢性腹泻的患者占到了相当大的比例。

　　拉肚子最不容易让人重视，因为许多人会下意识地认为是吃坏了，过两天就没事了。有的人甚至认为偶尔腹泻还是好事，可以排毒减肥，这显然都是被减肥药给洗脑了。有的人腹泻次数多到不能出门，有的人一次大便就鲜血直流，此时才会考虑去医院。

　　腹泻困扰了她10年　半个月中药让大便成形了。

　　一位来自天台的季先生已经有长达10年的慢性腹泻病史，每天大便两三次，不成形，更要命的是说拉就要拉，根本来不及找厕所，以致都不敢出门，更别说旅游了。

疾病到了这样影响正常生活的地步，季先生自然是很着急了，他为了这个病到过不少医院，看过不少医生。后来，他经人介绍找到了我们，现在我们的电脑里还能找到季先生当时的脉案记录：

男，56岁。病史：患有甲状腺结节、高血压、慢性胃炎、直结肠炎，目前在服降压药。

主诉：大便日两三行，时有便血，进食不当即便意急迫，解而不爽，有时腹痛，既恶热又恶寒，神疲乏力，睡眠差。

苔脉：苔白厚腻，舌多红点，脉弦细数。

治法：健脾化湿，益肠泄浊。

处方：炒党参15g，炒白术12g，茯苓20g，炒枳壳15g，秦皮9g，炒黄柏9g，炒金银花12g，红曲1包，炒防风9g，败酱草20g，马齿苋20g，灵芝30g。

查季先生用药纪录：6月7日开药，9日开始服用，大便好转，14日大便成条形，软粗、量多。

短短一个星期的中药，就让季先生尝到了甜头，他怎么都没想到，这困扰了他10年的难言之隐，竟然能这么迅速见效。

> **识湿心得**
>
> 大便是很能反映一个人的身体状况的。正常人的排泄，最好是每天一次，成形，形状如香蕉，不软不硬，排便不困难，大便中不夹杂食物、黏液或血液。如果不能达到满分排便，那么可以看看及格线：大便次数多的人一天不超过3次，不能每天排便的人最长不超过3天，大便形状不成形但是也不便溏，大便中不能夹杂黏液或血液。

这付药既要考虑湿浊内阻肠道，已经热化，湿热下注，又要追溯湿的起因在于脾虚，所以从祛湿、清热、健脾考虑。而湿在发病中的作用不可小视，不少慢性腹泻的患者其实都可以从湿的角度去考虑，如果看舌苔厚腻、大便黏滞、皮肤及头发油腻，就更是湿的证据。

冻着了、气着了，都有可能"泻不停"。

一般来说，慢性腹泻往往需要较长时间的调理，即使短期用药能够让症状得到明显的缓解，后期仍然需要对于肠胃进行调理，恢复其功能，不可能一蹴而就。

比如十分多见的结肠炎，是由于过敏、感染及自身免疫方面的原因导致结肠、乙状结肠和直肠部位的慢性炎症，容易反复发作。发病则腹疼、腹泻、里急后重、脓血便或有黏液。这一类疾病往往便秘与腹泻交替发生，时好时坏，缠绵不断。

中医有特色优势，辨证论治，清热化湿、疏肝理脾、健脾祛湿、温补脾肾，依证采用，另有灌肠、艾灸、针刺、摩腹等，方法多样。

规范治疗，这种病的病情会得到缓解，但一旦受到冷的刺激、情绪影响，都会复发。腹泻反复发病后，会有脾虚阳弱的表现，出现面色不华、精神不振、少气懒言、四肢乏力、喜温怕冷等。此时中医的温补脾肾能起到固本治疗的效果。

对于这一类病症来说，患者的自我保健十分重要，尤其是对饮食的管理。我们经常强调，不要吃变质的食物，隔夜菜也不行。可以多喝水，但必须是温水。要少吃豆类及豆制品、麦类及面制品，还有薯类、花生、瓜子等容易产气的食物，避免胃肠道内气体增多，加重病症。此外，瓜果的选择也需要审慎，有时一片西瓜也会导致病情加重。日常最好选食温性的苹果。另外，如柿子、石榴有鞣酸及果胶成分，有收敛止泻作用，也可以适量食用。

识湿心得

　　慢性腹泻发病的因素还有受凉和情绪。夏季人人都离不开空调，但是在空调房里，肠胃功能虚弱者要提防寒的侵入，做好腹部及双脚的保暖，避免胃肠型感冒。同时要注意日常人际交往中控制好情绪，切忌心烦气躁，否则，气到腹泻也是完全有可能的。

药食助祛湿

　　药能治病，食能保健，药食同源之品既可作药治病，又可作食果腹。而这些药物、食物中就有许多有着祛湿的作用。

　　厚朴燥湿消痰，下气除满，治疗湿滞伤中，胸腹痞满胀痛，反胃，呕吐，食积气滞，腹胀便秘，寒湿泻痢，痰饮喘咳；苍术燥湿健脾，能祛除困阻的湿浊，使脾胃发挥正常的健运功能，并能祛风胜湿，治疗风湿痹痛；石菖蒲辟秽祛浊，除湿化痰，益心志，开心窍，治耳鸣耳聋。此皆是药物用于祛湿治病。

　　冬瓜淡渗利水，凉泄消痰，"欲得体瘦轻健者，则可长食之"；白扁豆健脾养胃，化湿和中，用于脾虚泄泻，食欲不振，大便溏泻，白带过多；丝瓜清热化痰，利水消肿。此皆是食物用于祛湿保健。

　　更多的是药食两用之品。白术健脾益胃，散湿除痹，消食除痞；茯苓渗湿利水，健脾和胃，宁心安神；薏苡仁利水渗湿，健脾止泻；化橘红散寒燥湿，利气消痰；芡实健脾益胃，止泻止带，等等。

　　这些药食之品经过合理组方，就有了祛湿效验方，如香薷散、回生散、太无神术散、不换金正气散、白术除湿汤、茯苓燥湿汤、薏苡仁汤、清震汤、易黄汤、马齿苋绿豆薏仁汤、鱼腥草大枣茶，等等。

　　用好药物，吃对食物，就能帮助你祛湿！

白术健脾祛湿

白术原生于山区丘陵地带，现广为栽培，安徽、江苏、浙江、福建、江西、湖南、湖北、四川、贵州等地均有。以浙江於潜所产品质最佳，特称为"於术"。

《本草汇言》讲解白术，强调它扶植脾胃、散湿除痹、消食除痞的功用，指出脾虚不健，术能补之；胃虚不纳，术能助之。劳力内伤，四肢困倦，饮食不纳，是中气不足之症；痼冷虚寒，泄泻下利，滑脱不禁，是脾阳乘陷之症；疟疾经年不愈，久痢累月不除，是胃虚失治，脾虚下脱之症；痰涎呕吐，眩晕昏眩，或腹满肢肿，面色萎黄，是胃虚不运，脾虚蕴湿之症。凡此诸疾，用白术总能治之。

纪录片《本草中国》第二季中介绍了孙女士的眩晕症。她是太湖渔民出身，长期的打鱼生活让她长年累月受到湿邪的影响，以至于现在回到城市生活之后出现了眩晕症状。追本溯源，应是湿气作祟，健脾化湿是最佳的治疗方法。于是国医大师颜德馨的传人开出了五苓散和半夏白术天麻汤这两张对症处方，其中都用到了白术。当然，根据他们的经验，在方中又加入苍术同用，一个月左右就治愈了孙女士的顽疾。

笔者临床经常碰到因痰湿内停而出现水肿、眩晕、心悸等症状的患者，也很喜欢用这两张方子，效果都不错。

临床常见到脾虚导致的慢性腹泻，究其原因，素体脾虚，湿由内生，出现食少、腹胀、腹泻等症状。此时我常用的一张方子叫作参苓白术散，也是一张经典名方，光看名字就知道白术在其中发挥了举足轻重的作用。值得一提的是，这里用到的是炒制后的白术，用方中往往会写明"炒白术"。反之，如果用的是没有经过炒制的生白术，其所对应的病症恰恰是脾虚便秘，加大剂量用，往往有很好的效果。同样是因为脾虚，却能引发截然相反的两种症状，即使治疗用药相同，对于药品的炮制要求又是完全不同的，这才是中医最为玄妙之处。

识湿心得　白术除湿汤：白术30g，生地黄21g，地骨皮21g，泽泻21g，知母21g，赤茯苓15g，人参15g，炙甘草15g，柴胡15g。上药一并加工成粗末，每次取15g，加水煎煮温服。方出《兰室秘藏》，治午后发热，背恶风，四肢沉重，小便或多或少，色黄；又治汗后发热。方名"除湿"，而治在退热，欲使热从湿中而下降。

苍术燥湿防疫

宋代医学家许叔微，青年时代异常勤奋，每天攻读至深夜，学有所成，但也养成了睡前饮酒的坏习惯。饮酒伤脾胃，久而久之，得了胃病，肚子里经常咕咕叫，胃痛时时发作，胃口也差了，每隔一段时间还会吐出又苦又酸的酸水来。他分析病情是常年饮酒所致，湿阻脾胃。病属湿，需要用苍术，病情久从缓论治，采用丸剂。于是，选苍术为主药，用苍术粉500g，大枣15枚，生麻油15g，调合制成小丸，坚持每天服用。数月后，他的怪病逐渐减轻，最终痊愈。

治疗湿病，中药苍术的作用不可小觑。苍术味苦性温，能入脾胃，燥湿健脾，能祛除困阻的湿浊，使脾胃发挥正常的健运功能；其辛香之性主行散，能祛风胜湿，治疗风湿痹痛有奇效，且可明目愈雀目夜盲。我在临床中使用苍术的概率十分高，它也是我用于治疗痛风的一味要药，取的正是它燥湿健脾、祛风辟秽的功效。

颜德馨总结苍术的功用，强调运脾醒脾。他说，人体脏腑组织功能活动，皆依赖于脾胃之转输水谷精微，脾旺则四脏皆健，脾衰则四脏亦衰，故有脾为后天之本之说。苍术燥湿而不伤阴，湿去脾自健，脾健湿自化。所以在治疗多种慢性病中，以脾统四脏为宗旨，把苍术用为君药，振奋生化之源，起废振颓。如治疗内脏下垂、低血钾、肺气肿、冠心病，以及老年人的脾胃病，每多应手取效。他曾经治疗过一位再生障碍性贫血的患者，之前的医生都大补特补，患者的血象却始终不见好转，颜老只在原方中加用了苍术一味，就药到病除。

又如痰瘀病症，性质属于黏腻之阴邪，赖阳气之运化。祛痰须燥湿，化瘀须行气。颜老认为，苍术有化阴解凝之功，运脾醒脾，化湿祛痰逐饮有所长，对于瘀浊久凝病症，加用苍术以速其效。又如苍术入泽泻汤中治耳源性眩晕，与苓桂术甘汤同用防治哮喘，单味苍术治疗悬饮、消渴、夜盲等，都是其功效所在。

识湿心得

不换金正气散：出自《太平惠民和剂局方》，由苍术、厚朴、藿香、甘草、半夏、陈皮、生姜、大枣组成。做法是除生姜、大枣外，余药各等分，加工成粉末，煮生姜、大枣水冲服，每次3~5g。主治四时伤寒，瘴疫时气，头疼壮热，腰背拘急；五劳七伤，山岚瘴气，寒热往来，五膈气噎，腹痛胀满，吞酸噫气，噎塞干呕，恶心；内受寒湿，外感风邪，头痛头眩，鼻塞及一切霍乱时气，不伏水土。

茯苓渗湿利水

雨连绵，环境湿重，人们会感到浑身困重。来看病的朋友，多半会诉说没精神，手足不灵活，眼皮肿胀，大便发黏。看舌苔多是白腻厚浊。治疗中我会用到茯苓，以茯苓为主要原料，组方用于祛湿，有丸剂、茶剂、固体饮料等，很受欢迎。

茯苓是常用的中药，主要功能渗湿利水，健脾和胃，宁心安神，多用于小便不利、水肿胀满、痰饮咳逆、呕吐、脾虚食少、泄泻、心悸不安、失眠健忘、遗精白浊。

用于治疗水肿。《伤寒论》五苓散以茯苓配泽泻、猪苓、白术、桂枝等，治水湿内停所致之水肿、小便不利。另一个方子叫真武汤，茯苓配附子、生姜，治脾肾阳虚水肿。猪苓汤，茯苓配滑石、阿胶、泽泻治水热互结，阴虚小便不利水肿。

用于治疗痰饮。《金匮要略》苓桂术甘汤，配桂枝、白术、甘草，治痰饮之目眩心悸。小半夏加茯苓汤，配半夏、生姜治饮停于胃而呕吐者。

用于治疗脾虚泄泻。《太平惠民和剂局方》四君子汤，茯苓配人参、白术、甘草，治脾胃虚弱，倦怠乏力，食少便溏。参苓白术散，茯苓配山药、白术、薏苡仁，治脾虚湿盛泄泻。

用于治疗心悸，失眠。《济生方》归脾汤，茯苓配黄芪、当归、远志，治心脾两虚，气血不足之心悸，失眠，健忘。《医学心悟》安神定志丸，茯苓配人参、龙齿、远志，治心气虚，不能藏神，惊恐而不安卧。

茯苓味甘淡，药味并不重，所以常被用作烹制药膳的原料。茯苓酒、茯苓粥、茯苓包子都是医书载录的膳食配方。还有以茯苓为主要原料制成的各种风味独特的小吃、糕点，更是成为我国一些地方的特色膳食。

茯苓燥湿汤：出自《保婴撮要》，由茯苓、苍术、前胡、独活、川芎、羌活、柴胡、白术、人参、甘草、枳壳、蔓荆子、薄荷、泽泻组成，治疗小儿易饥而渴，腹胀生疮，目痛生翳不开，眵泪如脓。

薏苡仁渗湿止泻

许多人会问祛湿吃点什么，我会毫不犹豫地推荐薏苡仁。

病人王大姐体形偏胖，腹部肥满，面多痤疮。询问得知，还有身重困倦、皮肤油脂多、汗出发黏、胸闷、喉中多痰、口中黏腻、大便黏滞不畅、带下增多、舌苔厚腻等多种症状。我告诉她，这是湿重病象，要少吃肥腻食物，可以多吃薏苡仁。

薏苡仁性凉，味甘、淡，功能利水渗湿，健脾止泻。薏苡仁善祛湿，水湿阻滞，胃胀食少，大便溏泻者，首先考虑选用。各种慢性病胃口差者，吃薏苡仁可改善消化吸收功能。

薏苡仁还用于治疗脾虚泄泻水肿脚气、白带、关节疼痛、乳痈、肠痈、肺痿等。亦多用于胃癌、子宫颈癌、绒毛膜上皮癌等癌症。

癌症患者多吃薏苡仁，对祛癌毒，缓解放疗、化疗的毒副反应，升高白细胞，减少癌症胸、腹水，改善消化吸收功能等，均有帮助。薏苡仁善祛湿，水湿阻滞，胃胀食少，大便溏泻者，首先考虑选用。

治疗胃癌、宫颈癌：薏苡仁15~30g，野菱（带壳切开）60~90g，共煎浓汁，一日2次分服。连服1个月为一个疗程，有抑制癌细胞之效。

薏苡仁有生用、炒用的不同，欲健脾止泻，以炒过为好；如用于水肿、脚气、小便不利、湿痹拘挛、肺痈、肠痈、扁平疣等，取其利水湿、除湿痹、清热排脓之功，则以生薏苡仁为优。

薏苡仁一般难以煮熟，但其实也有妙法：先将薏苡仁加水浸泡半天，再放到高压锅中蒸，至鸣响3min，关火待凉后倒出，再与其他原料烹饪。另有一种简便方法：将薏苡仁放入热水瓶中，冲入沸水，闷过夜，于次日倒出后稍煮，即可食用。煮过的薏苡仁，可加米煮粥，也可加大枣、山药等炖煮食用。喜欢磨豆浆的朋友，可取生薏苡仁加到黄豆或杂粮中磨豆浆喝。薏苡仁作菜肴时，先经过浸洗，高压锅蒸，再与各种食物炖煮，可做成薏苡仁炖猪肘、薏苡仁炖排骨等。

识湿心得

薏苡仁汤：出自《重订严氏济生方》，由炒薏苡仁、防己、炒赤小豆、炙甘草组成。做法：上药各等分，研成粗末，每次取12g，加生姜3片，水煎温服。主治风肿在脾，唇口瞤动，或生结核，或为浮肿。

化橘红与陈皮燥湿化痰

化橘红最早记载于《本草纲目拾遗》，指的是柚子皮，而且特指产于化州的柚子的皮。成品大多被加工成五角或六角形，五角形的习称"大五爪"，六角形的习称"六爪红"，气微香，味苦。

《本草从新》说化橘红化痰至灵，《本草纲目拾遗》补充说"治痰症，消油腻、谷食积，醒酒，宽中，解蟹毒"。是说化橘红功在化痰理气，健脾消食。临床多用于胸中痰滞，咳嗽气喘，饮食积滞，呕吐呃逆等。

化橘红辛、苦，温，归肺、脾经，具散寒、燥湿、利气、消痰功能，用于风寒咳嗽、喉痒痰多、食积伤酒、呕恶痞闷。临床经验表明，化橘红对肺结核、支气管炎、慢性胃病等有独特疗效。

蒲辅周老先生曾治83岁高龄的何女士，头重身倦，咽干，目涩，间有干哕，胃纳不振，身微热而恶风，左侧大腿酸痛，动则乏力汗出，睡眠不佳，二便正常，舌质正常，舌后根苔白腻，脉寸浮迟、关沉迟、尺沉弱。辨证为高年气血两衰，卫气亦虚，疲劳汗出，风邪乘之，治法益气和卫，祛风化痰。先后二诊，组方虽然有所不同，但化橘红则一以贯之。

现在市面上的止咳类中成药，如橘红丸、止咳橘红口服液、止咳定喘丸等，着眼于化痰，也用到了化橘红。

陈皮为芸香科植物福橘或朱橘等多种橘类的果皮，橘皮放置愈久，药效愈著，中药处方名为陈皮。其性味、功能、作用与化橘红基本相同，因资源充足，价格优势明显，被广泛使用

橘子的果皮内层筋络即橘络，味苦、甘，性平。有通络、化痰止咳的作用，多用于咳嗽痰多，胸胁作痛。用量3~5g。《本草崇原》：橘瓤上筋膜，治口渴吐酒，煎汤饮甚效，以其能行胸中之饮，而行于皮肤也。《本草纲目拾遗》：橘丝专能宣通经络滞气，屡用以治卫气逆于肺之脉胀甚有效。《本草求原》：通经络，舒气，化痰，燥胃去秽，和血脉。

识湿心得

二陈汤：出自《太平惠民和剂局方》，由半夏、橘红、茯苓、炙甘草组成。用法：四味加工成粉末，取3～5g，加生姜7片，乌梅1个，水煎温服。功能燥湿化痰，理气和中。主治咳嗽痰多易咯，胸膈满闷，恶心呕吐，肢体困倦，头眩，心悸，舌苔白腻，脉沉滑。

石菖蒲辟秽祛湿

清代医家王孟英是笔者研究和推崇的医家之一。他的曾祖父写过一本叫《重庆堂随笔》的医书。早年，我曾与蔡定芳、谢恬一起对该书进行点校，由江苏科学技术出版社出版。我最欣赏的是书中的一段关于菖蒲的描写："石菖蒲舒心气，畅心神，怡心情，益心志，妙药也……故清解药用之，赖以祛痰秽之浊而卫宫城；滋养药用之，借以宣心思之结而通神明。"

在《中药学》教材中，石菖蒲被归入开窍药，是因为它有辛香流散之性，气薄芬芳，辟秽祛浊，利清阳，开心窍。《温病全书》菖蒲郁金汤一方，主药就是石菖蒲，与郁金、山栀、连翘等配伍，祛湿辟秽。治痰浊蒙阻的，则有《济生方》涤痰汤，石菖蒲与陈皮、半夏、制南星、枳实、竹茹配合使用。我治忧郁伤神，多以此二方作为基本方。对于湿热蕴结的，则用《温病条辨》甘露消毒丹，用石菖蒲、白豆蔻、藿香、茵陈、滑石等。热重，湿热亢盛，血热扰心，有神昏倾向的，则用《温热经纬》神犀丹，石菖蒲亦作主药使用。

在古方中，石菖蒲常常被当作益智健脑的灵丹妙药，益心志，开心窍，助读书，资强记。《备急千金要方》中记载的孔圣枕中丹，用菖蒲与龟甲、龙骨、远志同用，称服之可"日记千万言"，这可是一句令无数学子心动的广告词。另有记载：开心散，菖蒲与远志、人参、茯苓同用，用于益心气，强记忆。安神定志丸，以石菖蒲为主，配用远志、茯苓、龙齿、人参等，用于心悸、怔忡、恍惚。笔者综合各方，以益心气为主旨，组成长志（智）膏，用药有太子参、茯苓、白术、山药、益智仁、石菖蒲、远志、菟丝子、大枣、龟甲胶等，膏方剂型，颇受欢迎。

石菖蒲还用于治疗耳病。耳为清空之窍，以通为用。菖蒲辛温芳香，气味较浓，通窍作用较强，可用于耳鸣耳聋诸症。当年御医为光绪开出的治疗耳病多个处方都用到了菖蒲。治耳闷方：细辛、石菖蒲、木通各0.3g，麝香0.03g，共为细末，用绵裹塞入耳即通。治耳聋外用方：菖蒲3g，木通3g，全蝎1.5g，胭脂边1.5g，麝香0.3g。清肝聪耳代茶饮：菊花6g，石菖蒲4.5g，远志2.4g，生白芍9g，水煎代茶。治耳堵方：细辛、石菖蒲。治耳鸣耳聋方：椒目、石菖蒲、磁石。

石菖蒲还有燥湿泄浊止痒的作用，用于治疗皮肤湿疹。取石菖蒲30g，加水煎煮15min，然后加入50ml米醋，煮沸，晾至温后泡患处，每日2次，每次15min，洗后用干毛巾拭干或晾干，7天为1个疗程，轻者1个疗程即愈，重者2个疗程可愈。陈女士说小孩湿疹，难以喂药，我为她开了外洗方：石菖蒲15g，苍术12g。建议回家自行煎煮，凉透后用来浸洗。

开心散：方出《备急千金要方》。用药：菖蒲30g，茯苓60g，远志9g，人参9g。用法：上4味研成粉末，过筛，用开水送下3g，每日3次。主治遇事善忘。

荷叶清暑祛湿

　　荷叶，是夏日里大自然给予我们最应景的馈赠。六月荷叶生凉风，孩童们在荷塘边玩耍，摘取一片荷叶盖在头顶，遮挡住炎炎夏日；当乌云盖顶，一阵暴雨，那碧绿的叶片又成了挡雨的大伞，接得"大珠小珠落玉盘"。

　　名医岳美中曾用荷叶治愈睡觉磨牙顽疾。宋先生，25岁，入睡后磨牙不停。磨牙声就像杀猪前磨刀子的声音，路人从家门前走过都能听见，全家人被这声音搞得心惊肉跳，无法安睡。岳老搭脉，滑脉明显，见患者身形高大，脸上多油脂，认为是痰湿积聚于中焦，痰性黏稠阻碍了经络运行（足阳明胃经入上牙床），气机郁滞，导致磨牙。用药：法半夏9g，茯苓9g，化橘红9g，炙甘草6g，焦荷叶9g。水煎服，10剂。方中用二陈汤化痰除湿，理气和中，妙在荷叶炒焦用，清心肝胃之火，俾痰湿除、火气清，磨牙自止。服5剂，患者磨牙声减少，吃完10剂就消除了。

　　荷叶能入菜，能制茶，能治病，清爽可口、解暑生津，尤其对暑热天出现的头晕脑涨、胸闷烦渴、小便短赤等症状有很好的防治效果。

　　荷叶是入膳妙品，南方人的餐桌上，经常看到荷叶饭、荷叶粉蒸肉等。《广东新语》记曰："东莞以香粳杂鱼肉诸味包荷叶蒸之，表里透香，名曰荷包饭。"这里的荷叶饭又比单纯的白米饭多了不少佐料，家里做饭，可以在米饭中拌入冬菇、香肠、肉丝等菜料，捏成团，取新鲜洁净的荷叶包好，放锅中蒸透，别有一番滋味，还可用于防治夏季腹泻。

　　取荷叶加粳米煮粥，即荷叶粥，可用于防暑保健。做法：米加水煮至将熟，把原张鲜荷叶洗净覆盖在粥上，焖煮15min后去荷叶即成。荷叶粥清淡碧绿，融合着荷香与米香，祛烦热，清头目，消除暑热带来的头昏脑涨、心神浮躁。

湿重者，荷叶、薏苡仁、扁豆，加米煮粥食用。此时也可以搭配一道荷叶薏米冬瓜汤佐餐。夏季暑热多夹湿，除了发热、口渴的暑热症外，还会有四肢困倦、胸闷呕恶、大便溏泻而不爽等湿阻症状，本膳最为对证。取薏米、莲子、扁豆各适量，清水浸泡2h；排骨、鲜荷叶分别焯水；冬瓜切块。再将所有食材一并入锅炖煮即可。

> **识湿心得** 清震汤：出自《内经类编试效方》。用药：荷叶1枚，升麻15g，苍术15g，水煎温服。主治雷头风，头面疙瘩肿痛，憎寒发热，状如伤寒。

香薷解表祛湿

据传，一个暑热天，老药工家里进来一个农夫，喘着粗气，还咳嗽。说天气太热，干活出了一身汗，在树下阴凉处躲了下，结果睡着了。一觉醒来，又怕冷，又浑身酸痛难受，鼻子不通气。老药工忙说：夏月贪凉阴冷，坐卧当风，最容易着凉。你现在应该还头晕怕冷、浑身酸软呢。说着拿出一把香薷让他煎着喝。老药工吩咐说，香薷煎汤不要太久，久煎香气会跑掉，效果就不好了，喝的时候要放凉来喝。这农夫吃完一剂，微微出汗，胸就不闷，头也不晕了，身体酸楚感都消失了。第二剂下去，恢复了生龙活虎的样子，可以下田干活了。

香薷是药食同源之品，可以用作食物保健，也可作药物治病。它性微温，味辛，功能发汗解表，和中利湿。常用于暑湿感冒，恶寒发热，头痛无汗，腹痛吐泻，小便不利。

《本草纲目》说暑有乘凉饮冷，致阳气为阴邪所遏，遂病头痛发热恶寒，烦躁口渴，或吐或泻，或霍乱者，宜用香薷，以发越阳气，散水和脾。

《本草正义》说它气味清冽，质又轻扬，上之能开泄腠理，宣肺气，达皮毛，以解在表之寒；下之能通达三焦，疏膀胱，利小便，以导在里之水。

香薷功能发散风寒，发汗解表，用于治疗夏季贪凉，感冒风寒所引起的发热、恶寒、头痛、无汗等；香薷功擅祛除暑湿，用于治疗暑季恣食生冷，湿阻脾胃所引起的呕吐、泄泻；香薷有助于利小便，消水肿，配用白术，能健脾利水。

香薷散：出自《太平惠民和剂局方》。用药：香薷500g，白扁豆250g，厚朴250g。用法：一并加工成粉末，每日3次，每次取5g，加水煎煮服用。主治恶寒发热，头重身痛，无汗，腹痛吐泻，胸脘痞闷，舌苔白腻，脉浮。

藿香辟秽祛湿

藿香是国家发布的药食同源目录中的一种，既是良药，又可当食物吃。

藿香性微温，味辛，功能快气和中，辟秽祛湿。常用于感冒暑湿，寒热，头痛，胸脘痞闷，呕吐泄泻，疟疾，痢疾，口臭。外感寒湿所致的头疼、胃肠功能紊乱，与大腹皮、白芷、紫苏、茯苓、半夏曲、白术、陈皮、厚朴等同用。暑月吐泻、霍乱吐泻，与丁香等一并煎服。口臭，藿香30g，煎汤含漱。

藿香用作食用。藿香叶羹，香藿叶500g，洗净切碎，加葱白少许，以豆豉汁煮，调和作羹。有散热除烦的作用，用于辅助治疗气壅烦热口渴。

藿香佩兰茶，用茶叶6g，藿香9g，佩兰9g，开水冲泡，代茶饮用，解暑热，止吐泻，适宜于中暑头痛、头晕、口渴者采用。

藿香生姜汤，用鲜藿香50g，生姜15g，红糖15g。藿香洗净，切成短节，生姜洗净，切成薄片。将生姜片、藿香、红糖同放沸水中，煮3min，滤渣取汁温服。有解表和胃、止呕的作用，适用于发热恶寒、呕吐、周身不适者。

治暑月吐泻，滑石100g，藿香7.5g，丁香1.5g，为末，每服3g，用米泔水调服。治霍乱吐泻，陈皮、藿香叶各等份，每取15g，加水煎，温服。香口去臭，藿香洗净，加水煎，时时噙漱。治胎气不安，气不升降，呕吐酸水，香附、藿香、甘草各6g，加工成粉末，每服6g，入盐少许，开水调服。

回生散：出自《是斋百一选方》，由陈皮、藿香叶组成。做法：二药各等分，每次取15g，加水煎煮，取汁温服。主治：原方记载用于治疗霍乱吐泻，现代可于治疗急慢性胃肠病、胃肠功能紊乱等。

豆蔻化湿行气

李清照年轻时喜欢饮酒作诗，是一个豪放女子。但自从失去了丈夫后，她久病不起，体力不支，身体虚弱到不能饮茶，只能喝些烹茶用的豆蔻熟水将息调理。曾作词："病起萧萧两鬓华，卧看残月上窗纱。豆蔻连梢煎熟水，莫分茶。枕上诗书闲处好，门前风景雨来佳。终日向人多蕴藉，木犀花。"这首词里提到的"豆蔻熟水"，说是取白豆蔻壳洗净，投入沸汤瓶中，密封片刻后饮用。

豆蔻，色白又叫白豆蔻。它的功能是化湿行气，暖胃消滞，可以散胸中烦闷之气，理上中焦之寒湿，对于寒湿之邪引起的胸闷不适、胃脘胀痛、腹痛便溏等有治疗效果。

古方以白豆蔻命名的丸药，有《太平圣惠方》白豆蔻丸，由白豆蔻和肉桂、丁香、陈皮、诃子、木香、吴茱萸组成，治产后咳嗽，心胸噎闷；《鸡峰普济方》白豆蔻丸，由白豆蔻和丁香、木香、沉香、肉豆蔻、槟榔、甘草、青皮、白术、茯苓、诃子、人参、肉桂、干姜、麝香组成，功能理气和胃；《圣济总录》白豆蔻丸，由白豆蔻和枳壳、陈皮、诃子、木香、当归组成，治妊娠腹满，饮食迟化。

白豆蔻辛散入肺而宣化湿邪，还常用于湿温初起，胸闷不饥症。若湿邪偏重，常与薏苡仁、杏仁等同用，如《温病条辨》三仁汤；若热重于湿，常与黄芩、滑石等同用，如《温病条辨》黄芩滑石汤。

《圣济总录》载有白豆蔻汤，白豆蔻与诃子、陈皮、干姜、厚朴、生姜煎汁温服，主治肠胃受湿，濡泻无度，腹痛，饮食不化。

太仓丸：出自《魏氏家藏方》，用白豆蔻仁、砂仁各60g，陈米500g，丁香15g，共研细粉，枣肉和丸，以米饮汤送服。主治气膈脾胃，全不进食。

治胃腹胀满呕吐方：方出《全国中草药汇编》。用药：白豆蔻3g，藿香6g，半夏4.5g，陈皮4.5g，生姜6g。加水煎服。

以"豆蔻"命名的中药除了白豆蔻，还有草豆蔻、红豆蔻和肉豆蔻。4种药材名称相近，功能稍有差异。

白豆蔻，味辛性温，入肺、脾、胃三经，以温化见长，能温化寒湿。

草豆蔻，以温燥见长，既能健脾，又能燥湿，用于治疗湿郁所导致的胃脘作疼，常作调味料入食，用以防治瘴疠之气。

红豆蔻，味辛性热，以温里见长，能温中散寒，且能解酒。《药性论》说它善醒于醉，解酒毒。现常用于饮酒过多时调治服用。

肉豆蔻，又称肉果、玉果，其功用长于温脾止泻，《本草经疏》称其是消宿食、止泄泻之要药。临床上用于脾胃虚寒气滞或脾阳虚所致的久泻、五更泻、脘腹胀痛、食少呕吐等。

厚朴散湿除满

厚朴味苦、辛，性温，功能燥湿消痰，下气除满。多用于治疗湿滞伤中，胸腹痞满胀痛，反胃，呕吐，食积气滞，腹胀便秘，寒湿泻痢，痰饮喘咳。

《金匮要略》载有厚朴三物汤，用药厚朴、大黄、枳实三味，用于治疗腹满痛，大便秘结。

《金匮要略》半夏厚朴汤，厚朴与半夏、茯苓、苏叶配合，加生姜、大枣煎服，治疗因喜、怒、悲、思、忧、恐、惊之气，痰涎郁结，状如破絮，或如梅核，在咽喉之间，咯不出，咽不下；或中脘痞满，气不舒快；或痰涎壅盛，上气喘急；或因痰饮中结，呕逆恶心。现代梅核气多用之。

《简要济众方》平胃散，厚朴配合苍术、陈皮、炙甘草，加生姜、大枣，水煎服，用于治疗湿滞脾胃，脘腹胀满，不思饮食，口淡无味，恶心呕吐，嗳气吞酸，肢体沉重，怠惰嗜卧，常多自利。

明代医家吴又可，将厚朴用于治疫，配方达原饮，用的是厚朴、槟榔、草果、芍药、黄芩和甘草。

厚朴之用，取其燥湿除满之功。李杲说厚朴苦能下气，故泄实满；温能益气，故能散湿满。朱丹溪说厚朴气药也，温而能散，消胃中之实也。《本草汇言》强调厚朴祛湿作用，说厚朴是宽中化滞、平胃气之药，凡气滞于中，郁而不散，食积于胃，羁而不行，或湿郁积而不去，湿痰聚而不清，用之温可以燥湿，辛可以清痰，苦可以下气，所以能主中风，伤寒头痛寒热；呕逆泻利，虫积癖积；或肺气胀满，痰涎喘嗽；或胃气壅滞，水谷不行，用此消食化痰，去湿散胀，平土金二脏，以致中和也。

太无神术散：由厚朴、苍术、陈皮、藿香、石菖蒲、甘草组成。主治疟疾。因感山岚瘴气，发时乍寒乍热，一身沉重者，名曰瘴疟，此方主之。方中厚朴、苍术祛湿之壅，陈皮、甘草调脾之虚，藿香、石菖蒲更助醒脾行湿气之阻滞，与祛湿有异功。吴鹤皋评价此方：太无此方，但理脾胃，而解瘴之妙自在其中。

芡实祛湿止泻

芡实治疗慢性腹泻的使用率很高。《医学正宗》以芡实、山药、茯苓、白术、莲肉、薏苡仁、白扁豆、人参炒后研粉，用米汤调服之法，是我的临床常用方，用于治疗老人和小儿脾肾不足导致的慢性腹泻，重在健脾益胃。脾运健则水湿化，胃气旺则纳谷增，自有止泻之功。

《中国药典》介绍了芡实止泻止带的功效。芡实止带下之功可见于《傅青主女科》中的易黄汤。用炒山药、炒芡实、盐水炒黄柏、酒炒车前子和白果，治疗妇人任脉不足，湿热侵注，致患黄带，表现为带下黏稠量多，色如黄茶浓汁，其气腥秽，舌质红，苔黄腻等。方中芡实和山药同用为补脾益肾、固涩止带的主药，"盖山药、芡实专补任脉之虚，又能利水，加白果引入任脉之中，更为便捷，所以奏功之速也。至于用黄柏，清肾中之火也，肾与任脉相通以相济，解肾中之火，即解任脉之热矣"。黄带多从湿热论治，在用芡实的同时，加用清下焦湿热的黄柏，本人还会加用焦山栀、椿根皮；对于脾虚湿盛，寒湿重者，则用附子、干姜，温化以助芡实止带。

芡实，又叫鸡头米。它是一种生长在水里，美得让人惊艳的植物，主要产地是苏州。绿色的叶子要比荷叶大一些，像圆圆的大竹匾一般静静地漂浮在水面上，紫色的花从绿色的叶子底下钻来。金秋十月，桂花飘香了，鸡头米也就可以收摘了。如果你到过江南水乡，那么，在杭州塘西，在嘉兴乌镇，在湖州南浔，都能吃到一种软糯香甜的芡实糕，用的就是晒干后的鸡头米磨成的粉。江南的芡实糕，就像山东的煎饼、天津的麻花、北京的茯苓饼，早已深入人心，让人铭记。

易黄汤：出自《傅青主女科》。用药：炒山药30g，炒芡实30g，炒黄柏3g，炒车前子3g，白果10枚。用法：加水煎服。主治：湿热蕴阻下焦引起的妇女带下黏稠色黄之症。

冬瓜利水祛湿

冬瓜是常用食物，且有很高的药用价值。在食物书中，冬瓜性平味淡，有淡泄的作用；在中药书中，冬瓜皮、冬瓜子都是治疗用药，淡渗利水，凉泄消痰，可用于治疗水肿、胀满、脚气、痰吼、咳喘、暑热烦闷、消渴、泻痢、痈肿、痔漏等。

《御药院方》：冬瓜1个，去皮切片，加酒150ml，再加水适量，煮烂后滤取汁，加白蜜500g，熬成膏。每次洗脸后，先以此膏涂面，再做按摩，除面部黑斑及黄褐斑。

现代研究认为，冬瓜对动脉粥样硬化、冠心病、高血压、慢性肾炎、尿道感染等疾病均有较好的辅助治疗作用。冬瓜子含丰富的亚油酸、脲酶、腺碱、组氨酸及胡芦巴碱等，并含有可抗病毒、抗肿瘤的干扰素，在制服病毒、防治肿瘤方面很有前途。

最重要的是，冬瓜祛湿助减肥。冬瓜含有丙醇二酸，该物质是一种能抑制糖类转化为脂肪的化合物，可以防止人体内的脂肪堆积，有助于降脂美容。有医书载："欲得体瘦轻健者，则可长食之。"是对冬瓜减肥作用的肯定。又说"令人悦泽好颜色，益气不饥，久服轻身耐老"，是把冬瓜当成益寿美容的佳蔬来看待的。

冬瓜与荷叶、决明子同用，组成冬瓜荷叶茶，有通利大小便的作用，通过通利能达到一定的降脂降压效果。冬瓜味淡爽口，独具清香；荷叶能清暑湿，对于防治冠心病、高血压等有作用；决明子润肠通便，降脂明目，能治便秘、高血脂及高血压。

《食疗本草》：冬瓜子除心胸气满，消痰止烦。《中国药典》介绍，冬瓜子清肺化痰，消痈排脓，除湿利水，主治痰热咳嗽，肺痈肠痈，白浊带下，淋病，水肿，脚气。

冬瓜子性寒滑而疏利，能上清肺中热痰，下导大肠壅瘀，具有清肺化痰、消痈排脓之功，可用于痰热咳嗽、肺痈肠痈等证。它甘寒渗利，能清湿热，利水浊，可用于白浊、带下、淋病、水肿、脚气等。它甘润多脂，能润肠通便，又可用于治疗肠燥便秘。

宋代郑清芝曾写赞美冬瓜的咏叹诗："剪剪黄花秋后春，霜皮露夜护长身，生来笼统君休笑，腹里能容数百人。"这里的"人"指的是冬瓜子。食用冬瓜时，收集成熟种子，洗净，晒干，可作零食，又可入药。冬瓜皮味甘性凉，归脾、小肠经，有利尿消肿的作用，对于治疗水肿胀满、小便不利有帮助。冬瓜皮与西瓜翠衣熬水代茶饮，可用于治疗暑夹湿证。

> 冬瓜丸：出自《杨氏家藏方》，由冬瓜、赤小豆组成。做法：取大冬瓜1只，先于头边切一盖子，取出中间瓤不用；赤小豆水淘净，填满冬瓜中，再用盖子合好，用竹签签定，以麻线系，纸筋黄泥通身固济，窨干，埋糠谷堆内，以火着糠煨之，候火尽取出，去泥，刮冬瓜令净，薄切作片子，并豆一处焙干。粉碎成细末，用水煮面糊为丸，如梧桐子大。每次服50丸，煎冬瓜子汤送服。主治：水气浮肿喘满。

白扁豆健脾化湿

白扁豆为豆科扁豆属植物扁豆的干燥成熟种子。它甘温气香，归脾、胃经，甘温补脾而不滋腻，芳香化湿而不燥烈，有健脾养胃、化湿和中之功。炒白扁豆，取净白扁豆，炒至微黄色，功用健脾化湿，用于脾虚泄泻，白带过多。

白扁豆多用于脾胃虚弱，食欲不振，大便溏泻，白带过多，暑湿吐泻，胸闷腹胀。合粳米煮粥，味美可口，能辅助治疗脾胃虚弱泄泻、暑湿吐泻，并有助于治疗妇女赤白带下。用于脾胃虚弱所致的食欲不振，大便溏泄，与石榴皮、炒山药等同用。脾虚湿盛所致的白带过多，与党参、茯苓等同用。暑湿呕吐腹泻，与藿香、佩兰等同用。

扁豆可与山药、栗子等一并煮粥食用。扁豆山药粥，用白扁豆30g，新鲜铁棍山药30g，粳米100g，红枣3颗。做法：将白扁豆洗净后，加入适量的水浸泡，最好浸泡4h以上；将铁棍山药洗净、去皮，切丁备用。扁豆连水用武火烧开，再转文火煮30min，然后加入铁棍山药丁、粳米、红枣。先用武火煮沸，再转文火直至粥熟。本粥晶莹剔透，口感爽滑，具有补益脾胃、和中止泻功效，适用于脾胃虚弱，慢性腹泻者食用。

白扁豆栗子粥。用白扁豆12g，栗子10g，粳米24g，红糖适量。做法：扁豆、粳米同加水煮粥，待粥熟加入红糖。栗子长于治疗"腰脚软弱，并胃气不充而见肠鸣泄泻"，白扁豆与栗子同用，适于脾虚泄泻、气短神疲者食用。

七八月间采收未完全开放的扁豆花，晒干或阴干，入药用，名白扁豆花。它性平，味甘淡，功能消暑化湿，和中健脾，清热利尿。多用于痢疾、泄泻、赤白带下、暑热神昏及夏日腹泻。湿热型胃肠型感冒，与藿香、佩兰、香薷等同用。肠炎、痢疾等肠道疾病及赤白带下，与蒲公英等同用。胃炎、胃溃疡、慢性萎缩性胃炎，与党参、茯苓等同用。

扁豆干燥种皮晒干，呈不规则卷缩片状，大小不一，乳白色或淡黄白色，即扁豆衣，入药用。功能健脾化湿，主治痢疾、腹泻、脚气浮肿。《安徽药材》载：补脾化湿，止泻痢，治食物中毒性上吐下泻，解酒精中毒。

> **识湿心得**
>
> 参苓白术散：出自《太平惠民和剂局方》。用药：白扁豆450g，人参、白茯苓、白术、炒甘草、山药各600g，莲子肉、炒桔梗、薏苡仁、缩砂仁各300g。用法：上药加工成粉末，每次取6g，用大枣汤调下。主治脾胃虚弱，饮食不进而呕吐泄泻者。

 # 赤小豆化瘀利湿

《伤寒论》里载有麻黄连轺赤小豆汤。出现在方名里的中药，往往是主药，是肯定其药在方中的重要作用，由此可见赤小豆在方中的地位。全方用药：麻黄、连翘、赤小豆、生梓白皮、杏仁、炙甘草、生姜和大枣，主治伤寒瘀热在里身黄者。本方主要用于治疗急性黄疸型肝炎，还被广泛地用于消化、泌尿、神经、循环、呼吸等系统疾病。

麻黄连轺赤小豆汤功效是解表散邪，清热利湿，赤小豆在其中的作用是化瘀利湿，散瘀热，利小便。可用于水肿胀满，脚气肢肿，黄疸尿赤，风湿热痹，痈肿疮毒，肠痈腹痛。

王旭高曾治一人，伏暑湿热为黄，腹微满，小便不利，身无汗，用麻黄连轺赤小豆汤加减：麻黄、连翘、豆豉、茵陈、赤茯苓、川朴、枳壳、杏仁、神曲、赤小豆、通草。方中强调以赤小豆煎汤代水来熬药。

赤小豆可单味煎煮服食。用于湿热黄疸，与麻黄、连翘、桑白皮等同用；用于水肿胀满、脚气浮肿等，多与猪苓、泽泻、茯苓皮等药配伍同用；用于疮疡肿毒之症，可配赤芍、连翘等煎汁内服，亦可配芙蓉叶、陈小粉（小麦麸皮水浸后晒干，炒黑，醋熬膏，入药用），研末外敷。

《圣济总录》中，脚气气急，大小便涩，通身肿，两脚气胀，变成水者，是将赤小豆与桑白皮、紫苏茎叶配合使用。

《食性本草》说赤小豆久食瘦人，和鲤鱼烂煮食之，甚治脚气及大腹水肿；散气，去关节烦热。现代多用于利水湿，治肥胖。

现代治疗肝硬化腹水，用赤小豆500g，活鲤鱼1条（重500g以上），同放锅内，加水2000~3000ml清炖，至赤小豆烂透为止。将赤小豆、鱼和汤分数次食用。每日或隔日1剂，连续服用，以愈为止。

湿重多气虚，赤小豆需要与补脾益气类配合使用。即如《本草新编》所说，赤小豆可暂用以利水，而不可久用以渗湿。湿证多属气虚，气虚利水，转利转虚而湿愈不能去矣，况赤小豆专利下身之水而不能利上身之湿。盖下身之湿，真湿也，用之而有效；上身之湿，虚湿也，用之而益甚，不可不辨。

>
>
> 治水肿食疗方：方出《梅师集验方》。主治水肿坐卧不得，头面身体悉肿。用法：桑枝烧灰、淋汁，煮赤小豆，空腹食令饱，饥即食尽，不得吃饭。桑枝烧灰，是剪取桑枝，晒干后烧火取灰。淋汁，是沸水淋桑灰，成桑灰汤。

红茶温胃祛湿

有一次，笔者作为巡讲团专家前往嘉兴市天桥镇天香社区，为老年电视大学学员作"饮食与营养"专题讲座。

那次讲座，以喝茶作为切入点，结合湿气重的时令特点，讲述用食物来祛湿，数十名到会者感到十分有用。

主题一：喝茶助保健。绿茶、红茶，不同种类的茶，都有氨基酸、糖类、咖啡因、叶绿素、胡萝卜素和芳香性挥发物质等，适量饮用对身体是有好处的。但从药性上来说，绿茶性偏凉，长于去火气，清烦热，消暑热；红茶性偏温，暖胃，散寒，止痛，助开胃。两者的作用是有区别的。

主题二：红茶温胃助祛湿。绿茶性凉，在清火的同时，有助湿的可能，有湿者不宜多喝；红茶性温，香气浓烈，在温胃的同时，可祛湿，湿重者可饮用。另有乌龙茶，是经过采摘、萎凋、摇青、炒青、揉捻、烘焙等工序后制出的品质优异的茶类，为半发酵茶或全发酵茶。乌龙茶综合了绿茶和红茶的制法，其品质介于绿茶和红茶之间，既有红茶的浓鲜，又有绿茶的清芬，有"绿叶红镶边"的美誉，其性类似红茶，而较平和，有湿者也可饮用。

《评琴书屋医略》：酒肉连绵之会，适暑湿交蒸之时，稍不谨慎，最易犯此湿热疸症。拟方七味，连服数剂，便可全愈。余尝医故交谢司马侄，年少患此，初起即进原方二剂，病已减半，间数日再进二剂，渐愈，唯目尚黄，只多饮乌龙茶。此茶芳香，能辟暑湿秽浊之气，与薄味调养而痊。此症忌酒肉厚味。

识湿心得　生姜红茶蜜汤：原料用红茶3g，生姜5片，蜂蜜适量。做法：把红茶和生姜放杯中，冲入沸水，待稍温后放入蜂蜜，代茶饮用。作用：减肥，温胃。

 ## 丝瓜化痰利水

《本草纲目》："丝瓜，唐宋以前无闻，今南北皆有之，以为常蔬。嫩时去皮，可烹可曝，点茶充蔬。老则大如杵，筋络缠纽如织成，经霜乃枯，涤釜器，故村人呼为洗锅罗瓜。内有隔，子在隔中，状如瓜蒌子，黑色而扁。其花苞及嫩叶卷须，皆可食也。"

丝瓜性凉，味甘，有清热化痰、利水消肿、凉血解毒、通经活络的食疗作用。

祛病保健，用于肺热痰喘咳嗽，胃中灼热疼痛，口苦口臭，尿黄，痔疮出血，疔疮痈肿等。老丝瓜干枯后的丝瓜络善走经络而去经络间郁火，对于风湿痹证属于湿热阻滞者，有一定的治疗效果。

月经不调者，身体疲乏、痰喘咳嗽、产后乳汁不通的妇女适宜多吃丝瓜。

丝瓜食用，可凉拌、炒食、做汤。丝瓜洗净切片，经开水焯后，拌以芝麻油、酱油、醋等，可做成凉拌丝瓜。丝瓜烹制时，因汁水丰富，应现切现做，以免营养流失。此外，少用油，勾稀芡烹调，能保留丝瓜香嫩爽口的特点。

丝瓜根味甘性平，功能活血，通络，消肿，可用于鼻塞流涕。丝瓜藤味甘性平，功能通经络、止咳化痰，可用于腰痛、咳嗽、鼻塞流涕、咳嗽。丝瓜叶味苦、酸，性凉，功能止血、化痰止咳、清热解毒，可用于咳嗽、暑热口渴、创伤出血、疥癣、疮痒、痱子。丝瓜络味甘性平，功能清热解毒、活血通络、利尿消肿，可用于筋骨痛、胸胁痛、经闭、乳汁不通、乳痛、水肿。丝瓜子味微甘性平，有清热化痰、润燥、驱虫的作用，可用于咳嗽痰多、虫症、便秘等。

识湿心得

丝瓜瘦肉汤：原料：鲜丝瓜250g，猪瘦肉200g。做法：丝瓜洗净，刨去皮，切成小块；猪瘦肉切成细丝。锅中放猪瘦肉煸炒去水，冲入沸水，放入丝瓜块，加盖煮熟后，放盐调好味，佐餐食用。作用：清热利肠，解暑除湿，凡风痰湿热、痈疽疮疡、崩漏肠风、水肿等均可食用。

马齿苋清热祛湿

马齿苋在许多地方的荒地、田间、菜园、路旁随处可见，随着其食用价值被认可，现在被普遍栽种。

马齿苋性寒，味酸，功能清热祛湿，散血消肿，利尿通淋。可用于热毒血痢，痈肿疔疮，湿疹，丹毒，蛇虫咬伤，便血，痔血，崩漏下血等，对防治细菌性痢疾、急性胃肠炎、急性尿路感染、尿道炎、肾炎水肿、乳腺炎、妇科炎症、痈肿疮疖等有帮助，并能防治冠心病。

马齿苋能清热毒，对于肠道病属于热证的都适宜。痔疮出血、细菌性痢疾、肠道息肉、实热便秘等肠道病，可以当作首选良药。治疗湿热痢疾、肠炎，可单味煎水服用，或与黄芩、黄连、秦皮等配伍使用。

马齿苋入心经，可以清心火；入肺经，可以散肺热。而各种痈肿、溃疡、湿癣，都跟心火和肺热有关，马齿苋即是对症良药。治疗热毒内盛、丹毒、带状疱疹、疮疖肿痛、湿疹、肛周脓肿，可煎煮内服，同时用来外洗，还可以用鲜品捣烂外敷。

临床治疗妇女细菌性阴道炎、急性乳腺炎，泌尿系统感染、急性肾盂肾炎等属于湿热的，也多用之。

现代研究发现，马齿苋能增强心肌功能，降血压，防治心脏病，降血糖，保护胃黏膜，对防治心血脂管疾病、代谢障碍疾病，以及慢性胃炎、胃溃疡等有益。

经常食用马齿苋者，心脏病和癌症发病率低。科学家分析发现，马齿

苋富含 α–亚麻酸的 ω–三脂肪酸，能抑制人体内血清胆固醇和甘油三酯的生成，是保护心脏的有益物质。ω–三脂肪酸可使血管内细胞合成的前列腺素增多，血栓素 A2 减少，血液黏稠度下降，抗凝血成分增加。前列腺素是血小板聚集抑制剂，有较强的扩张血管活性，而血栓素 A2 是血小板聚集剂和收缩剂。因此，经常食用马齿苋，摄取 ω–三脂肪酸，可预防血小板聚集、冠状动脉痉挛和血栓形成，从而能有效防治冠心病。

> **识湿心得**　马齿苋绿豆薏仁汤：原料：马齿苋 50g，绿豆 20g，薏苡仁 30g，陈皮 6g，冰糖适量。做法：薏苡仁、绿豆分别洗净，用清水浸泡半天；把薏苡仁放锅中，加 3 杯水，用大火煮沸后，改用小火煮半小时；放入绿豆、陈皮，煮至熟烂后将马齿苋洗净放入，煮 3min 即可食用，可放少许糖调味。

木瓜舒筋化湿

　　木瓜产于安徽宣城，故也称宣木瓜。其性温味酸涩，有平肝、舒筋、活血、通络、化湿、和胃的功效，是治疗腿痛、转筋、湿痹、脚气的要药，治疗风湿性关节炎、腰膝酸痛、脚气肿胀、小腿肌肉痉挛等配方中多会用到。

　　《青岛中草药手册》：治脚气湿热，木瓜 15g，薏苡仁 15g，白术 9g，茯苓 9g，黄柏 6g。水煎服。

　　《孟洗方》治脐下绞痛：木瓜一二片，桑叶 7 片，大枣 3 枚。以水 2L，煮取半升，顿服之。

　　《天津中草药》治风湿麻木：木瓜泡酒服，每次一小盅，日服 2 次。

　　《鸡峰普济方》木瓜汤：治泻不止，赤小豆 60g，木瓜 30g，干姜 30g，甘草 30g。为细末，每服 6g，米饮汤调服。

　　木瓜还有健脾胃、助消化、润肺燥、通乳汁、利二便等功用，多用作食疗的原料。木瓜 1 枚，陈仓米 50g，加水炖煮，用于吐泻转筋。木瓜、干姜、甘草各等分，研成细粉，每次 6g，用米饮汤调服，用于脾胃寒湿腹泻。木瓜 18g，加水煎服，用于辅助治疗荨麻疹。

　　木瓜中的木瓜蛋白酶可将脂肪分解为脂肪酸。木瓜中含有一种酶，能消化蛋白质，有利于人体对食物的消化和吸收，故有健脾消食之功。木瓜中含有大量水分、碳水化合物、蛋白质、脂肪、维生素及多种人体必需的氨基酸，可有效补充人体的养分，增强抗病能力。木瓜果肉中含有的番木瓜碱具有缓解痉挛疼痛的作用，对腓肠肌痉挛有明显的治疗作用。此外，还有抗疫杀虫、通乳、抗癌的作用。

尽管木瓜药食两用，但要注意，宣木瓜与食品店里的木瓜种类完全不同，其性味、功效亦不相同，需要加以区别。

识湿心得　鸡鸣散：出自《证治准绳》。用药：槟榔12g，陈皮30g，木瓜30g，吴茱萸9g，紫苏叶9g，桔梗15g，生姜15g。用法：加水煎煮2次，合并煎汁，分3次服下。主治：风湿流注，脚足痛不可忍，筋脉浮肿。

 # 鱼腥草排湿消痈

鱼腥草生于溪沟边、田边和林下阴湿处。夏、秋季拔取全株，除去泥土，即可作蔬作药。

它性微寒，味辛，归肺经。功能清热解毒，消痈排脓，利尿通淋，多用于治疗肺脓疡、肺炎、痰热咳嗽、水肿、脚气、尿路感染、白带过多、痈肿疮毒、热痢等。

《岭南草药志》治痢疾，鱼腥草18g，山楂炭6g，水煎，加蜜服用。

《滇南本草》治肺痈吐脓、吐血，鱼腥草、天花粉、侧柏叶等分，水煎取汁服用。

《江西草药》治病毒性肺炎、支气管炎、感冒，鱼腥草9g，厚朴9g，连翘9g，研末。另取桑枝30g，水煎取汁，冲服药末。

《福建药物志》治扁桃体炎，鲜鱼腥草15g，鲜筋骨草15g，柚子适量，共捣烂绞汁，调蜜服用。

《陕西中草药》治食积腹胀，鲜鱼腥草30g，水煎服。

《中草药学》治荨麻疹，鲜鱼腥草捣烂，揉擦患处。

《青岛中草药手册》治疥癣，鲜鱼腥草捣烂，外敷患处。

笔者曾撰文介绍鱼腥草的祛湿清热保健作用，发表在《都市快报》，均录于下。

连日阴雨，折腾得大家心情烦躁。梅雨季节怎么平稳度过？老中医施接受《都市快报》记者专访，和你细细说。

夏天热气逼人，无论大人小孩都很容易受暑湿、暑热与细菌、病毒的侵袭，一不小心就会引发肺热咳喘、口腔溃疡、牙龈肿痛、咽喉红肿、水肿、湿疹、炎症肿等各种问题，这时候就要请出一个全能保健师，有它全家老小夏天几乎可以不用去医院了。它就是被网友们评为九大最难吃蔬菜之一的鱼腥草。

别小瞧鱼腥草，它可是"天然抗生素"，对于上呼吸道感染、支气管炎、肺炎、慢性宫颈炎、百日咳等都有奇效，被列入居家必备的养生菜单。最难得的是，上至咽炎、肺炎，下至尿道炎、阴道炎、肾炎，外至皮肤上的炎症和疱疹，鱼腥草都有治疗作用。

鱼腥草可以调理上呼吸道感染，能退烧，又能止咳；鱼腥草熬汤可以清利湿热，去痘，助排便，还能减肥。它能清肺热，解烟毒，能减轻吸烟造成的损害。

鱼腥草可凉拌吃。将鱼腥草洗净，切成2cm长的小段，入沸水中焯2min，捞出放凉，拌上盐、味精、醋、油辣椒、白糖即可。也可根据个人的口味选择调味品。其烹饪时间短，最好地保存了食物的营养。可用于防治流感，可用作腮腺炎、肺炎、尿路感染的辅助治疗。

鱼腥草可烧炒吃，也可煲汤喝。如鱼腥草猪肺汤，把预处理好的猪肺切块，沸水中焯2min，放热锅中翻炒至水干，盛起。鱼腥草漂洗干净，切成段。锅中放足量水，放入猪肺、鱼腥草，盖好锅盖，用武火煮沸，转小火煲90min，调好味，佐餐食用。

识湿心得

鱼腥草大枣茶：原料：鱼腥草50g，红枣15～20枚，桂圆4～5个。做法：鱼腥草、红枣洗净，桂圆去壳。砂锅中倒水，放入所有原料，大火煮开后转小火煮15min即可食用。主治：肥胖、慢性支气管炎、慢性咽炎。

祛湿有良方

　　药物合理配伍，就有了方剂。不同的方剂功用各不相同，有祛湿作用的不可胜数。

　　本章介绍的有化湿汤、藿朴夏苓汤主治湿证，三仁汤、连朴饮祛湿热，新加香薷饮、六一散、三石汤治疗暑湿，二陈汤、半夏白术天麻汤祛痰湿，平胃散治湿阻，辛苦香淡汤治湿温，蒿芩清胆汤治湿热痰浊，木防己汤治水湿停着，八正散治湿热淋证，羌活胜湿汤治风湿在表，薏苡淡竹叶散治湿郁经脉，杏仁滑石汤治湿热弥漫三焦，甘露消毒丹治湿温时疫，达原饮燥湿清热，除湿胃苓汤健脾祛湿，实脾散温化水湿，厚朴温中汤治脾胃寒湿，茵陈蒿汤治湿热黄疸，藿香正气散治外感风寒、内伤湿滞，参苓白术散治脾胃虚弱、呕吐泄泻，宣痹汤清化湿热、宣痹通络，草薢分清饮温肾利湿、分清化浊。

　　祛湿膏方也有不少，本篇收录的御医为慈禧、光绪开出的膏方中就有加减理脾清热除湿膏、加减清热除湿膏、养阴调中化饮膏、调中清热化湿膏、调气化饮膏、理脾和胃除湿膏、理脾和肝化湿膏、理脾养胃除湿膏、理脾调中化湿膏、清热理脾除湿膏、清嗽止渴抑火化饮膏。

二陈汤

二陈汤，方名为"二陈"，是因为方中陈皮和半夏选用陈久者。《续名医类案》载，陈洪章治沈沃田，年七十余，左臂及指拘挛不能伸舒，食减神愈，或谓老人虚弱用补剂，以致日甚。陈诊之，曰：此由风湿邪郁胸脾，波及四肢。用二陈汤加芒硝、砂仁，以薏苡仁30g煎汁煎药，连服4剂，病去大半。去硝，仍用二陈，又服6剂而痊愈。

处方介绍

二陈汤是治疗痰湿病的基本方，用药：半夏15g，橘红15g，茯苓9g，炙甘草4.5g，加生姜7片、乌梅1个，水煎温服。

方出《太平惠民和剂局方》，原书介绍：半夏（汤洗七次）、橘红各五两，白茯苓三两，甘草（炙）一两半。用法：上药叹咀，每服四钱，用水一盏，生姜七片，乌梅一个，同煎六分，去渣，热服，不拘时候。

祛湿功用

本方证为脾失健运，水湿凝聚成痰犯肺，而见咳嗽痰多易咯、胸膈满闷、恶心呕吐、肢体困倦、头眩、心悸，舌苔白腻，脉沉滑。均为湿痰之征。治法健脾燥湿化痰。方中半夏燥湿化痰，降逆止呕，为君药；橘红理气化痰，芳香醒脾，使气顺痰消，为臣药；茯苓健脾渗湿，使湿祛痰消，治其生痰之源，为佐药；甘草化痰和中，调和诸药，为使药；生姜降逆止呕，又制半夏之毒；乌梅收敛肺气，使散中有收。诸药合用，标本兼顾，燥湿化痰，理气和中，为祛痰通用方剂。本方多用于治疗慢性支气管炎、慢性胃炎、梅尼埃病、神经性呕吐等痰湿阻滞证。

一图知妙用

识湿心得

半夏——燥湿化痰，降逆止呕

橘红——理气化痰，芳香醒脾，使气顺痰消

茯苓——健脾渗湿，使湿去痰消，治生痰之源

甘草——化痰和中，调和诸药

生姜——降逆止呕，又制半夏之毒

乌梅——收敛肺气，使散中有收

祛病应用

头痛

盛文纪以医名吴中，有训导病头疼，发热恶寒，初作外感治，或以风治，见热则退热，痛则止痛，或又以气虚治，由是病剧，人事不省，饮食已绝。盛诊视，曰：君几误死，法当先去其滞。遂用二陈汤加大黄六七钱。令守者曰：急煎俾服。至夜分，左眼若动，肝气乃舒，大泄则有可生之机矣。至夜半时腹中有声，左眼果开，遗秽物斗许，中有坚硬如卵之状，竹刀剖视，即痰裹面食也。既而气舒结散，津液流通，即索食矣。众医问故，盛曰：训导公，北人也，久居于吴，饮酒食面，皆能助湿，湿能伤脾，脾土一亏，百病交作。有是病服是药，更何疑焉？众医咸服。

咳嗽

萧伯章治扬州黄某妻，患咳嗽，久而不愈。据云毫无余症，准五更时喉间如烟火上冲，即痒而咳嗽，目泪交下，约一时许渐息。发散、清凉、温补备尝之矣，率无寸效。脉之弦数，舌色红而苔白。曰：此有宿食停积胃中，久而化热，至天明时，食气上乘肺金，故咳逆不止。医者不究病源，徒以通常止咳之药施之，焉能获效？为授二陈汤加姜汁、炒黄连、麦芽、莱菔子。一帖知，二帖已。

变异型哮喘

徐银芳用加味二陈汤治疗咳嗽变异型哮喘，用药：陈皮5g，半夏10g，茯苓10g，甘草5g，炙百部10g，鱼腥草30g，莱菔子10g，桔梗6g，地龙10g，蝉蜕10g。肺脾气虚加黄芪10g，防风10g，炒山药10g；痰热咳嗽加葶苈子10g，前胡10g，黛蛤散10g；痰湿咳嗽加厚朴10g，白芥子10g；阴虚咳嗽加玄参10g，川贝母5g；外感风热加葛根10g，黄芩10g；兼有食积加焦山楂10g。水煎服，每日1剂，分次服用，每个月服2周，连服3~4个月。共治疗48例，总有效率93.8%。

慢性阻塞性肺疾病

刘小朋选取医院收治的80例慢性阻塞性肺疾病患者，按照接诊顺序分为对照组和治疗组，各40例。对照组给予常规治疗，治疗组加用二陈汤加减。治疗后，治疗组6min步行试验结果较对照组提升更大，临床症状综合评分显著低于对照组（$P < 0.05$）。结论：二陈汤加减治疗慢性阻塞性肺疾病，可提高患者肺功能，缓解临床症状，提高其生活质量，具有临床推广价值。

八正散

八正散方名中的"八"，指配方由八味中药组成；"正"，是指采用正治的方法进行治疗。朱丹溪曾说："小便不通有热有湿，有气结于下，宜清宜燥宜升，有隔二隔三之治。如不因肺燥，但因膀胱有热，则泻膀胱，此正治也。"本方以八味药物为散，通过"热者寒之"的正治，清热通淋，用于湿热下注之淋证。

处方介绍

八正散是治疗湿热淋证的方剂。用药：车前子（包煎）、瞿麦、萹蓄、滑石（包煎）、栀子、炙甘草、木通、制大黄等分。用法：加水煎煮取汁，去渣温服。

本方出自《太平惠民和剂局方》。原书介绍：车前子、瞿麦、萹蓄、滑石、栀子、甘草（炙）、木通、大黄（面裹煨，去面，切，焙）各一斤。用法：入灯心，煎至七分，去渣温服，食后临卧。

祛湿功用

本方功能清热泻火，利水通淋，主治湿热淋证，尿频尿急，溺时涩痛，淋沥不畅，尿色浑赤，甚则癃闭不通，小腹急满，口燥咽干，舌苔黄腻，脉滑数。方中以滑石、木通为君药，其中滑石滑利窍道，清热渗湿，利水通淋；木通上清心火，下利湿热，使湿热之邪从小便而去。萹蓄、瞿麦、车前子为臣药，三者均为清热利水通淋之常用品。佐以栀子清泄三焦，通利水道，以增强君、臣药清热利水通淋之功；大黄荡涤邪热，并能使湿热从大便而去；甘草调和诸药，兼能清热、缓急止痛，是为佐使之用；加灯心，能增利水通淋之力。本方多用于治疗膀胱炎、尿道炎、急性前列腺炎、泌尿系结石、肾盂肾炎、术后或产后尿潴留等属于湿热下注者。

一图知妙用

识湿心得

滑石——滑利窍道，清热渗湿，利水通淋

木通——上清心火，下利湿热，使湿热之邪从小便而去

萹蓄、瞿麦、车前子——清热利水通淋

大黄——荡涤邪热，并能使湿热从大便而去

甘草——调和诸药，兼能清热、缓急止痛

灯心——增强利水通淋之功

祛病应用

尿路感染

王女，36岁。尿频、尿急、尿痛伴腰痛近3年。精神尚可，面色红赤，腰痛，腹坠胀，尿频、尿急、尿痛，尿量少，色黄，余沥不禁，尿道微痒，舌红苔黄厚腻，脉滑而数。证属湿热中阻，治宜清热化湿、化气利水。用药：八正散加茯苓15g，猪苓30g，薏苡仁30g，白扁豆20g。水煎服。

慢性前列腺炎

田耀军治吕男，48岁。慢性前列腺炎，小便排出不畅，尿频尿痛，有尿不尽感，一次排尿中断三五次，并觉尿道灼热不适，小便色黄月余。舌质红，苔黄略腻，脉濡数。证属湿热下注，治以清利湿热、消炎利尿，方用八正散加减。用药：车前子10g，木通6g，萹蓄10g，滑石10g，瞿麦10g，栀子10g，黄柏10g，土茯苓10g，石韦10g，白茅根30g，金银花15g，蒲公英30g，鱼腥草30g，白扁豆12g，甘草6g。水煎服，每日1剂。服上药10剂，尿道灼热疼痛减轻，小便通畅，色已转淡，上方继服8剂，诸症告愈。

外阴瘙痒

高女，41岁。阴部瘙痒2月余，平素脾气急躁，夜寐不安，心烦口苦，小便短溲黄赤，舌红苔黄，脉滑数。证属湿热下注，治宜清肝利湿。用药：八正散加龙胆草8g，柴胡15g，生地黄15g，苦参15g，白鲜皮12g，水煎服。服10剂，瘙痒减半，继服6剂病愈。

带状疱疹

魏磊治靳男，37岁。右胁皮肤起米粒大小疱疹，成簇成片，边缘红肿，伴有烧灼样刺痛，以夜间为甚，如火灼、刀割，大便干结，小溲短赤，舌质淡红，苔薄稍黄，脉弦紧。方用八正散加减。用药：车前子（包煎）20g，瞿麦12g，萹蓄12g，滑石30g，山栀子10g，甘草10g，木通3g，大黄10g，灯心草3g，板蓝根30g，全瓜蒌20g。5剂，水煎服，每日1剂，分3次温服。二诊：药后症状明显好转，仍时疼痛，上方加赤芍12g，红花6g，8剂后诸症消失。

三仁汤

《清代名医医案精华》载录：前日左关独浮而弦，系少阳头痛，因暑而发，用清胆络法。兹左关已平其半，但缓甚，舌苔白厚而滑，胸中痞闷，暑中之热已解，而湿尚存也。议先宣上焦气分之湿：生薏仁、飞滑石、藿香梗、杏仁泥、半夏、广郁金、旋覆花、广皮、白通草、茯苓皮、白蔻仁。书中讲述的正是清代名医吴鞠通用三仁汤治疗湿温证的案例。

处方介绍

三仁汤是清利湿热的方剂。用药：杏仁9g，白豆蔻9g，薏苡仁18g，厚朴9g，通草6g，滑石18g，半夏12g，淡竹叶6g。一日1剂，加水煎服。

本方出自吴鞠通《温病条辨》。原书介绍：杏仁五钱，飞滑石六钱，白通草二钱，白蔻仁二钱，淡竹叶二钱，厚朴二钱，生薏苡仁六钱，半夏五钱。用法：甘澜水八碗，煮取三碗，每服一碗，日三服。

祛湿功用

本方功能清利湿热，宣畅气机，主治湿热留连三焦，湿胜热微，头痛身重，胸闷腹胀，不饥不渴，午后身热，面色淡黄，舌苔白，脉濡。方中杏仁苦辛开上以通利上焦肺气，肺气宣通，去肌表湿邪；白豆蔻辛苦芳香以化湿舒脾，去蕴阻中焦之湿邪；薏苡仁甘淡微寒，渗利湿热于下，使湿从小便而出。三药合用，宣上、畅中、渗下并举，用为主药。厚朴、半夏运脾除湿，行气散满，以加强豆蔻运中化湿之力，为辅药；滑石、通草、淡竹叶清热利湿，以增强薏苡仁渗下清热之功，为辅佐药。各药配合，辛开肺气于上，芳香化浊于中，甘淡渗湿于下，宣畅三焦，疏利气机，上下分消，使湿化而热清。本方多用于治疗肠伤寒、胃肠炎、肾盂肾炎、布鲁氏菌病、肾小球肾炎及关节炎等属湿重于热者。

一图知妙用

识湿心得

杏仁——苦辛开上以通利上焦肺气，肺气宣通，去肌表湿邪

白豆蔻——辛苦芳香以化湿舒脾，去中焦湿邪

薏苡仁——甘淡寒以渗利湿热于下焦，使湿从小便而出

厚朴、半夏——运脾除湿，行气散满，加强白豆蔻运中化湿之力

滑石、通草、淡竹叶——清热利湿，增强薏苡仁渗下清热之功

祛病应用

发热

高建忠治某男，46岁。近一周每天下午6时左右出现恶寒，渐发热，至晚9时左右体温上升至39℃，口服退热药汗出热退。伴见口干多饮，咽干咽痛，时有咳嗽。舌质淡暗，舌苔薄白腻，脉浮濡。证属湿阻肺卫，表里不和，治以宣肺化湿，和解表里，方用三仁汤合小柴胡汤加减。用药：炒杏仁12g，白豆蔻（后下）6g，薏苡仁15g，姜半夏9g，厚朴9g，通草3g，滑石（包煎）15g，柴胡12g，青蒿12g，黄芩12g，蝉蜕9g，桔梗12g。水煎服。当日分2次进服1剂，恶寒、发热即明显减轻。服完3剂，诸症俱退，周身轻爽。

湿温

张镜人治王男，55岁。低热（37.7℃～38.2℃）午后为甚，持续半月不退，头涨胸闷，精神疲乏，口干而喜热饮。舌苔黄腻，脉濡细。暑湿交阻，困遏气机，治法清热化湿。用药：清水豆卷9g，银柴胡6g，苍术9g，白术9g，白豆蔻3g，杏仁9g，生薏苡仁9g，炒薏苡仁9g，佛手片6g，青蒿9g，通草3g，谷芽12g，甘露消毒丹（包煎）12g。7剂。二诊，身热朝衰暮甚，低热退而未尽，头涨胸闷，困倦乏力，渴而欲饮，舌苔白腻中部带黄，脉濡细。暑湿交阻，湿中夹热，仍拟宣气化湿，佐以清热。用药：清水豆卷9g，银柴胡6g，苍术9g，白术9g，藿香9g，佩梗9g，炒黄芩9g，制半夏5g，炒陈皮5g，白豆蔻3g，杏仁9g，生薏苡仁12g，泽泻15g，通草3g，香谷芽12g，六一散（包煎）9g。7剂。上方加减，共治疗20天，低热退尽，胸闷头涨均愈，余无不适。

水肿

王女，46岁。不明原因下肢水肿一周，近3天眼睑水肿，身困乏力。刻诊：颜面浮肿，眼睑如卧蚕状，双下肢水肿，按之凹陷，伴口干、口渴、口苦、口黏腻，大便日二三行，小便短赤，舌质红，苔黄腻，舌前部布满红点，脉滑数。证属湿邪弥漫三焦，治拟分消走泄，清热利湿，方予三仁汤加味。用药：杏仁15g，白蔻仁15g，薏苡仁40g，半夏10g，黄芩10g，藿香15g，佩兰15g，茵陈10g，栀子8g，石膏（先煎）30g，厚朴20g，大腹皮30g，牛膝20g，木通10g，车前子（包煎）15g，甘草10g。5剂，水煎服。

二诊：颜面浮肿消退，口干、口渴、口苦、口黏腻大减，大便如常，黄腻苔及舌前部红点减退，下肢肿胀消失，仅于晚间微有肿胀，脉滑数，继予原方7剂。

高血压

患女，58岁。有高血压病史，近因母亲住院，劳心累体，血压升高。精神困倦，头晕，口咽干燥，咳嗽，难以入睡，大便干涩，舌质暗红，舌苔白腻，脉沉细弦。证属湿阻气机，心神不宁，治拟化湿行气，平肝宁心，方用三仁汤加减。用药：炒杏仁12g，白豆蔻（后下）6g，薏苡仁15g，姜半夏9g，厚朴9g，通草3g，滑石（包煎）15g，蔓荆子9g，生龙骨（先煎）30g，牡蛎（先煎）30g，石决明（先煎）30g，炒莱菔子12g，炒苏子12g，鸡内金15g。7剂，水煎服。二诊：诸症缓解，周身轻松，血压平稳。上方去炒苏子，继服7剂。

三石汤

三石汤载于吴鞠通《温病条辨》，而实际上是名医叶天士的方子。《临证指南医案》载有三石汤治疗医案。案述：杨，二八。暑热必挟湿，吸气而受，先伤于上。大凡暑热伤气，湿着阻气。肺主一身周行之气，位高为手太阴经。据述病样，面赤足冷，上脘痞塞，其为上焦受病显著，缘平素善饮，胃中湿热久伏……气分窒塞日久，热侵入血中，咯痰带血，舌红赤，不甚渴饮，上焦不解，漫延中下。此皆急清三焦，是第一章旨。再论湿乃重浊之邪，热为熏蒸之气，热处湿中，蒸淫之气，上迫清窍，耳为失聪……议三焦厘清，治从河间法。初三日，飞滑石、生石膏、寒水石、大杏仁、炒黄竹茹、川通草、莹白金汁、金银花露。

处方介绍

三石汤是治疗暑湿弥漫三焦的方剂。用药：滑石9g，寒水石9g，杏仁9g，金银花9g，石膏15g，竹茹6g，白通草6g，金汁（冲）100ml。用法：水5杯，煮成2杯，分2次温服。

本方载于吴鞠通《温病条辨》。原书介绍：滑石、寒水石、杏仁、金银花各三钱，生石膏五钱，金汁（冲）一酒杯，通草、炒竹茹各二钱。水煎，分二次服。

祛湿功用

本方功能清热利湿，宣通三焦，主治暑湿弥漫三焦，邪在气分，身热汗出，面赤耳聋，胸脘痞闷，下利稀水，小便短赤，咳痰带血，不甚渴饮，舌质红，苔黄滑，脉滑数。方中滑石为君，味甘、淡、性寒，利尿通淋，清热解暑，将三焦热毒从尿中排出。石膏、寒水石、金银花为臣，其中石膏可以解肌清热，除烦止渴，将三焦热从皮肤排出；寒水石能清热降火，利窍，消肿；金银花能清热解毒，可以疏解上焦实热和体表之热。杏仁、竹茹为佐，杏仁泄降肺气，竹茹清热化痰，除烦止呕，助杏仁引热下行，使热毒从尿排出。通草为使，味苦，性寒，能通上达下，宣行气血，清心火，通经络，助方中诸药直达上、中、下三焦，导热下行，使热毒随尿排出。

一图知妙用

识湿心得

滑石——利尿通淋，清热解暑，将三焦热毒从尿中排出

石膏——解肌清热，除烦止渴，将三焦热从皮肤排出

寒水石——清热降火，利窍，消肿

金银花——清热解毒，疏解上焦和体表之热

杏仁——泄降肺气

竹茹——清热化痰，除烦止呕，引热下行

白通草——通上达下，宣行气血，导热下行

祛病应用

发热

王岩用丹栀三石汤治疗湿热发热200例，其中颅脑术后发热116例，各种肿瘤发热17例，上呼吸道感染发热52例，风湿病发热10例，乙脑2例，水痘3例。病程5~10天。证候特点：身热不扬，午后热甚，眩晕，咳黄稠痰，不甚渴饮，胸闷脘痞，恶心呕吐，大便黏腻或溏臭，小便短赤，舌红赤，苔黄腻，脉滑数。证属湿热内蕴，弥漫三焦。以三石汤去金汁、杏仁、金银花，加丹皮、栀子、羚羊角粉。基本方用药：生石膏（先煎）30g，寒水石（先煎）30g，滑石（包煎）30g，竹茹10g，通草5g，生甘草6g，丹皮15g，栀子15g，羚羊角粉（冲服）0.6g。每日2剂，每剂药煎煮2次，一天服4次，白天每4h服用1次。结果：痊愈106例，显效52例，有效26例，

无效16例，总有效率92%。

流行性斑疹伤寒

康日文报道，以三石汤合甘露消毒丹治疗流行性斑疹伤寒100例，用药：白豆蔻、木通、石菖蒲、藿香、川贝、薄荷、寒水石、生石膏、滑石、茵陈、连翘、射干、黄芩、僵蚕、板蓝根。舌质红绛者，去板蓝根，加生地、大青叶、白薇；大便溏薄者，去生石膏、寒水石，加黄连；恶寒甚，加羌活；头痛，加白芷。水煎服，每日1剂。消除余热用小柴胡汤合三仁汤，加茵陈、通草；阴虚者，青蒿鳖甲散加通草、生首乌。结果：痊愈86例，好转11例，无效3例。

婴儿腹泻

李志山、陈盛林分别报道，以龙牡三石汤治疗小儿秋季腹泻51例和64例，并设西药对照组对比。中药治疗组用药：煅龙骨30g，煅牡蛎30g，生石膏30g，寒水石30g，滑石（包煎）30g。加水300ml，浸泡0.5h后，用中火煎30min，取药液后加清水300ml再煎，分2次服用。根据病情，必要时做退热及适量静脉补液对症处理，疗程3天。结果：中药组总有效率达90.6%，显效率及总有效率均明显高于对照组。

痛风

朴勇洙治孙男，28岁。一周前篮球运动后进食海鲜，第二天晨起左足第1跖趾关节不适，夜晚出现关节肿痛，体温上升，最高39℃，无咳嗽、腹泻、尿频，尿酸600μmol/L。用氟比洛芬静滴，口服秋水仙碱，体温不降，关节症状改善不明显。右足第1跖趾关节肿痛发红，身热汗出，面红口渴，不欲近衣，胸闷脘痞，小便短赤，大便稀溏，舌红苔厚腻，脉滑数。痛风急性发作，辨证为湿热蕴结，热斥三焦证，治以清热利湿，畅通三焦，遣方三石汤加减。用药：生石膏30g，滑石30g，寒水石20g，土茯苓30g，草薢30g，红藤20g，黄连5g，通草10g，知母15g。7剂，水煎服。复诊：服药后体温恢复正常，关节疼痛基本缓解。

木防己汤

刘男，年近古稀，体肥胖，其长子经商亏本，忧郁致死，嗜酒借以排忧。咳嗽，每晨须吐痰数口膈上始宽，因饮酒过量而大吐，时吐涎沫。医用涤痰汤有时稍安，旋又复作，渐至面色黧黑，喘满不宁，脉沉弦无力，询知膈间胀痛，吐痰略松，已数日未饮酒，食亦不思，夜间口干燥，心烦难寐。按其心下似痛非痛，随有痰涎吐出。从其脉沉弦与胸胀痛而论，痰饮弥漫胸胃。脾湿不运，上郁于肺，欲求其化痰利水清热诸用俱备，莫若《金匮》之木防己汤。用药：防己12g，党参12g，石膏18g，桂枝6g，加茯苓15g。3剂喘平，夜能成寐，舌现和润，胸膈略舒，痰吐亦少。

处方介绍

木防己汤是治疗水湿停着的方剂。用药：木防己9g，生石膏12g，桂枝6g，人参12g，加水煎服。

本方出自张仲景《金匮要略》。原文介绍：木防己三两，石膏（鸡子大）十二枚，桂枝二两，人参四两。以水六升，煮取二升，分二次温服。

祛湿功用

本方功能行水散结，补虚清热，主治膈间支饮，喘满，心下痞坚，面色黧黑，脉沉紧，得之数十日，吐下不愈者。方中木防己味辛温，能散留饮结气，又主肺气喘满；石膏辛甘微寒，主心下逆气，清肺定喘；人参甘美，治喘消膈饮，补心肺不足；桂枝辛热，通血脉，开结气，宣导诸气。诸药合用，善治水湿支饮在气分者。本方常用于治疗肺气肿、肺心病、心力衰竭、风湿痹病等。

一图知妙用

识
湿
心
得

木防己——散留饮结气，治肺气喘满

石膏——降心下逆气，清肺定喘

人参——治喘消膈饮，补心肺不足

桂枝——通血脉，开结气，宣导诸气

祛病应用

胸腔积液

笔者治李男，85岁。肺部感染，肺气肿，胸腔积液，肺不张，冠状动脉粥样硬化性心脏病，植入冠状动脉支架心律失常，心房颤动，高血压3级，营养不良，电解质紊乱，前列腺增生。体瘦，面色萎黄，胸闷心悸，气短喘促，喉间有痰，口干口苦，胃纳差，大便干涩、解而不爽，苔滑腻，脉细数。心肺气虚，水气阻滞。治法：温心阳，益肺气，散水气。以木防己汤合葶苈子汤化裁。用药：木防己9g，石膏30g，桂枝6g，炙甘草6g，葶苈子6g，炒丹参15g，炒知母9g，酒地龙9g，浙石斛12g，厚朴花9g，砂仁（后下）3g，炒麦芽15g，炒白芍15g。

心力衰竭

刘向萍治李女，56岁。心悸、喘促12年，劳累时加重，伴全身水肿8年。北京某医院诊断为心脏瓣膜病、Ⅳ级心力衰竭，予强心、利尿、扩血管剂治疗，症状好转。但3年后症状逐渐加重，出现下肢水肿，劳累后则全身肿胀。症见两颧暗红，唇指发紫，腹大如鼓，肝脾肿大，喘促不能平卧，双下肢凹性水肿，舌青紫，脉结代，拟予木防己汤。用药：木防己20g，石膏20g，桂枝15g，人参15g，加水煎服，每日1剂。6剂后小便增多，腹胀憋减轻。连服20剂，肿退多半，喘促大减，已能平卧。又服20剂，水肿全退，已能进行室外活动。

高血压

沈敏南治李男，70岁。素有高血压，近日来眩晕发作，曾服镇肝熄风汤乏效，体质肥胖，面部浮肿，面色萎黄，精神不振，头晕目胀，时有恶寒，纳差欲呕，口渴欲饮，走路不稳，两足酸楚无力，小便赤少，大便正常，舌红，苔薄黄腻，脉小滑，尺脉无力。动脉硬化，高血压。中医辨证为眩晕，肾虚饮热上逆，宜补肾化饮，泄热降逆，拟木防己汤合二仙汤加减。用药：防己15g，党参15g，生石膏15g，当归9g，巴戟天9g，桂枝9g，知母9g，淫羊藿12g，仙灵脾12g，牛膝30g，茯苓皮30g，7剂。用药后畏寒口渴除，面足浮肿渐退，前方减桂枝、石膏，再服10剂。

痹证

《吴鞠通医案》：昆氏，26岁。风湿相搏，一身尽痛，既以误汗伤表，又以误下伤里，渴思凉饮，面赤舌绛，得饮反停，胁胀胸痛，皆不知病因而妄治之累瘁也。议木防己汤，两开表里之痹。桂枝18g，防己12g，生石膏30g，炙甘草9g，杏仁12g，苍术15g，生香附9g。每日1剂，水煎，分4次服。十二日：胁胀止而胸痛未愈，于前方加薤白、陈皮，以通补胸上之清阳。薤白9g，陈皮9g。十四日：痹症愈后，胃不和，土恶湿也，半夏30g，茯苓15g，陈皮9g，秫米2合，生姜9g。水5碗，煮2碗，渣再煮1碗，分3次服。十六日：痹后清阳不伸，右胁瘕痛。半夏18g，陈皮6g，青皮4.5g，乌药6g，薤白9g，桂枝6g，吴茱萸3g，郁金6g。煮2杯，渣再煮1杯，分3次服。

六一散

相传金皇统元年（1141）仲夏，金熙宗晋尚书右丞相韩企先为濮王，赐宴3日。谁知，未出3天，却得了一种怪病：发热，口渴，烦躁不安，小便不畅，大便泻痢。刘完素按脉察色，说道："此乃暑湿也，治暑不治湿，医之过也！"又说太医治暑祛湿，泄热不养阴，尤其小便不利、大便泄泻不敢使用寒凉之剂，故治而无效。说完，举笔处方：滑石六两，甘草一两。脱口而出——六一散。每用三钱，和白蜜少许，冷开水或灯心汤调服，3日见效。韩企先照方服用3贴，果然小便通而泄泻止。

处方介绍

六一散为治暑湿证的常用良方。用药：滑石180g，甘草30g，一并加工成粉末，每次取适量，包煎，或温开水调下，或取粉外用，一日2~3服（次）。

本方出自《伤寒直格》。原书介绍：滑石六两，甘草一两。用法：共为细末，每服三钱，加蜜少许，温水调下，或无蜜亦可，每日三服。或欲冷饮者，新井泉调下亦得。

祛湿功用

本方功能清暑利湿，主治暑湿证，身热烦渴，小便不利，或泄泻。方中重用滑石，甘淡性寒，质重而滑，淡能渗湿，寒能清热，重能下降，滑能利窍，既清心解暑，又渗湿利小便，使湿热之邪从小便而解，为君药。甘草清热和中，与滑石配伍，一则甘寒生津，使利小便而津不伤；二则防滑石寒凉质重伐胃，为佐药。因其用量比例为6∶1，故名"六一散"。本方常用于治疗膀胱炎、尿道炎、急性肾盂肾炎、泌尿系结石等属暑湿或膀胱湿热者。

一图知妙用

滑石——清心解暑，渗湿利小便，使湿热之邪从小便而解
甘草——清热和中
甘草配滑石——利小便而津不伤，防滑石寒凉伐胃

祛病应用

暑湿

《问斋医案》：暑湿司令，湿甚则泻，色黄属脾，烦渴属热。四苓、六一加味主之，赤茯苓、猪苓、福泽泻、焦白术、滑石、生甘草、大腹皮、广藿香梗。暴注下迫，皆属于热，赤茯苓、福泽泻、木猪苓、冬白术、飞滑石、生甘草、白通草、车前子、黑山栀、灯心草。

泻痢

《类证治裁》：汤氏，灼热无汗，下泻后重，舌干少润，脉缓大，乃湿热交蒸，用六一散加薄荷、青蒿、麦冬、藿香、赤苓、石斛、绿豆皮、车前穗、灯心。一啜热退，去首四味，加猪苓、枳壳，泻止。

酒糟鼻

邹贵林治曾男，35岁。5年前鼻尖和鼻翼部出现潮红，逐渐扩大蔓延至两颊和前额，渐起红色米粒大丘疹，鼻尖部有血丝，自觉微痒。有饮酒史，大便秘结。诊见口干心烦，两颧及鼻部潮红，鼻周围、面部有散在的米粒样大的红色丘疹和稍大之坚硬小结节，间有针头样脓疹，鼻尖部有明显的毛细血管扩张及毛孔扩大。舌红，苔黄腻，脉滑数。肺胃湿热，血毒蕴结，治以清热利湿，化瘀解毒，拟六一散加味。用药：滑石30g，甘草5g，生地15g，赤芍15g，白术15g，茯苓15g，蝉蜕6g，木通10g，淡竹叶10g，大黄10g，夏枯草12g，水煎服，6剂。药后鼻部红斑颜色转淡，原坚硬结节变软，红斑上脓疱见吸收，痒感减轻，上方去大黄、夏枯草，继服10剂。

肛周湿疹

计晓丽以六一散外敷，治疗肛周湿疹。做法：将六一散以小包的形式用纱袋装好，每次为患者翻身时检查其肛周皮肤是否潮湿，有无发红、湿疹、破溃，如已有破损，先用碘伏消毒，再用六一散在肛周轻轻拍打，使能均匀地覆盖皮肤表面。如某女，87岁，胸椎手术后并发肺部感染，呼吸衰竭，长期卧床，全身严重水肿，大小便失禁，肛周皮肤出现湿疹，局部皮肤破损且有渗出。用六一散外敷，每次翻身及便后以六一散外敷肛周皮肤，24h后渗液减少，2~3天后伤口干燥，湿疹明显好转，5~7天基本愈合。

化湿汤

《椿田医话》论化湿，湿从土化，寄旺四季，在天则云雨，在地则泥沙，在人则脾胃，在时则长夏，在西北则多化为寒，在东南则多化为热，与燥相反，畏风克制，地气上为云，天气下为雨，虽有上受下受之分，其实皆中土之所化也。从化而来，亦从化而去，故以"化湿"名之。内受酒浆茶水，外受汗衣等湿，亦同此义。酿而为湿温，着而为痿痹，及或为之证，难以悉举，然当从而化之，以意加减，不可执一。

处方介绍

化湿汤是主治湿证的方剂。用药：茯苓15g，炙甘草3g，制半夏9g，炒白术9g，薏苡仁15g，煨木香5g，苦参9g。水煎服。

本方出蒋椿田《椿田医话》，收录于蒋宝素的《问斋医话》中。原书介绍：茯苓15g，炙甘草1.5g，制半夏6g，焦白术6g，薏苡仁9g，煨木香1.5g，苦参6g。在上在表宜汗散，加羌活、独活、防风、川芎、藁本之类；在下在里宜分利，加猪苓、泽泻、车前子、木通、飞滑石之类；热多加茵陈、川黄连、黄芩之类；寒多加苍术、制附子、油肉桂之类；气虚加人参；血虚加生地；实则加制大黄。

祛湿功用

本方为中焦脾虚，湿邪阻滞而设，功能健脾和中，化湿理气，主治脾虚湿阻，困于中焦，气机升降失常，胃失和降诸症。方中茯苓、炒白术、炙甘草相互配合，健脾补中之功著；制半夏除湿散满，薏苡仁渗利湿邪，煨木香行气导滞，苦参清热燥湿，除湿之效显。全方重在健脾，助其化湿功能；祛湿，以复脾运之功用。本方多用于治疗胃肠功能紊乱、慢性肝炎、慢性胆囊炎等。

一图知妙用

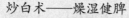

茯苓——健脾补中，渗湿利水

炒白术——燥湿健脾

炙甘草——益气和中

制半夏——除湿散满

薏苡仁——渗利湿邪

煨木香——行气导滞

苦参——清热燥湿

祛病应用

湿热

《问斋医案》载：脾虚湿热不化，肺伤易于召感。胸次作胀，饮食减少，六脉弦数少神。久延有中满之虑，爰以《医话》化湿汤加减主之：东洋参、茯苓、白术、炙甘草、制半夏、陈皮、生木香、薏苡仁、苦参、砂仁、蟾蜍皮、生姜。

腹泻

《问斋医案》：《经》以湿甚则濡泄，《医话》胜湿汤加减主之：赤茯苓、炙甘草、制半夏、广木香、薏苡仁、制苍术、厚朴、福泽泻、陈橘皮、车前子、生姜、大枣。

湿痹

《问斋医案》：东南卑湿，湿多化热。地之湿气，感则害人皮肉筋骨，遍身浮肿，骨节烦疼，逢阴雨风霾益甚，宜《医话》化湿汤加风药以胜之：羌活、独活、防己、防风、赤茯苓、制苍术、苦参、炙甘草、焦白术、制半夏、薏苡仁、煨木香。

肥胖

笔者治许男，39岁。体胖，体重99kg。肠息肉，梅克尔憩室，喉间有痰，大便溏，日五六行。服用湿无忧丸药，减重6.5kg，大便成形，日一二次，苔浊腻，舌淡，脉沉弦。应酬多，酒肉不可少，继以健脾祛湿，理气益肠。用药：苍术12g，茯苓30g，炒陈皮9g，姜半夏9g，炒薏苡仁30g，炒防风10g，木香9g，苦参9g，附片15g，干姜9g，炒党参15g，炒车前子（包煎）15g。

平胃散

朱丹溪《格致余论》载：族叔祖，年七十，禀甚壮，形甚瘦，夏末患泄利至深秋，百方不应。予视之曰：病虽久而神不悴，小便涩少而不赤，两手脉俱涩而颇弦。自言膈微闷，食亦减，因悟曰，此必多年沉积，僻在胃肠。询其平生喜食何物，曰我喜食鲤鱼，三年无一日缺。予曰：积痰在肺，肺为大肠之脏，宜大肠之本不固也，当与澄其源而流自清。以茱萸、陈皮、青葱、蔍苜根、生姜煎浓汤，和以沙糖，饮一碗许，自以指探喉中。至半时辰，吐痰半升许，如胶，是夜减半。次早又饮，又吐半升而利止。

又与平胃散加白术、黄连，旬日而安。

丹溪此论，意在说明即便涩脉也并不一定属于虚，求痰湿之本，先祛痰湿，平胃散可以取效。

处方介绍

平胃散是治疗湿滞脾胃的方剂。用药：苍术9g，厚朴9g，陈皮6g，炙甘草6g，生姜2片，大枣9g。水煎，取汁温服。

本方出自《简要济众方》。原书介绍：苍术（去黑皮，捣为粗末，炒黄色）四两，厚朴（去粗皮，涂生姜汁，炙令香熟）三两，陈橘皮（洗令净，焙干）二两，甘草（炙黄）一两。上为散，每服二钱，水一中盏，加生姜二片、大枣二枚，同煎至六分，去渣，食前温服。

祛湿功用

本方功能燥湿运脾，行气和胃。主治湿滞脾胃，脘腹胀满，不思饮食，口淡无味，恶心呕吐，嗳气吞酸，肢体沉重，怠惰嗜卧，常多自利，舌苔白腻而厚，脉缓。方中苍术辛温燥湿，辟恶强脾，可散可宣，为化湿之正药；厚朴苦温，除湿而散满；陈皮辛温，理气而化痰，佐苍术之不及；甘草能补能和而辅之，使湿去而土不伤，至于和平。本方常用于治疗慢性胃炎、胃肠功能紊乱、胃及十二指肠溃疡等属湿滞脾胃者。

一图知妙用

苍术——辛温燥湿，辟恶强脾，为化湿之正药

厚朴——除湿散满

陈皮——理气化痰

甘草——补益和中，使湿去而土不伤

祛病应用

湿阻

《龙砂八家医案》：泗港陆九文昆仲，仲秋之月，久凝三公郎，忽寒热头疼，从胸至腹，胀闷不堪。久文知医，先服解肌消导之剂，不效。予小柴胡加石膏，头疼虽止，诸症转甚，加以恶心。后延余弟宇瞻诊视，云是结胸，主以瓜蒌、山栀、枳实、竹茹、黄芩等药，服后胸腹愈痛。予因思

结胸成于下早，否则日久邪陷亦成，今疾作而痛随起，定非结胸，细按右脉弦中带紧，其间必有寒物阻住升降，以寒凉治之，所以胀痛日甚。况是日阴雨两旬，天时之湿，感召极速，必平胃散加藿香、大腹皮、苏梗、半夏、柴胡、乌药，始得破其壅塞。忙服一剂，用药：苍术、陈皮、厚朴、甘草、藿香、大腹皮、苏梗、半夏、柴胡、乌药。下咽后恶心顿止，觉腹有声如雷，顷刻胀痛若失，遂能安卧无虞。

胃脘痛

蒲辅周治田男，65岁。胃脘疼痛多年，痛甚时不欲食，冒清酸水，胃胀，左胁气窜至胃脘，以致心下堵塞难受，得矢气较舒。询其病因，常饮冷水，饮食不节，犯病往往因受凉或吃生冷而引起。脉弦有力，苔白腻。属寒湿中阻，肝胃失调，治宜温散寒湿，调和肝胃。用药：炒苍术4.5g，厚朴4.5g，陈皮4.5g，炙甘草2.4g，吴茱萸3g，法半夏6g，生姜6g，茯苓6g。服3剂。1剂两煎，共取400ml，分3次温服。二诊：服1剂药后疼痛即止，第2剂药后胃脘舒适，欲食，脉转缓和，苔减，原方加麦芽6g，再服。继汤药之后，以香砂平胃丸，每日2次，每次6g，温开水送下，以资巩固。

慢性萎缩性胃炎

于立友、汪龙德治饶女，64岁。胃脘部胀满间断发作3年，加重伴纳差1周。胃镜示：慢性萎缩性胃炎。病理示：（胃窦）萎缩性胃炎1级，伴肠上皮化生。上腹部胀满不适，伴嗳气，烧心泛酸，纳差，舌质暗，苔黄厚，脉弦滑。证属湿滞脾胃，治宜健脾燥湿，理气消胀，予平胃散加减。用药：苍术15g，柴胡12g，厚朴12g，陈皮9g，白芍9g，浙贝母9g，蒲公英9g，海螵蛸9g，木香6g，黄连6g，三棱6g，白及6g，甘草6g。5剂，日1剂，水煎共取汁400ml，分早、晚2次服。二诊：胀满、烧心、泛酸等症较前明显减轻，仍有嗳气、纳差，舌质暗，苔白厚，脉弦滑。上方去黄连、蒲公英，加川芎9g，丹参9g，焦麦芽12g，生鸡内金12g，再服15剂，诸症缓解。

不寐

谢建华、谢兆丰治庞男，38岁。两个月来夜不能寐，服安定等药仍不能入睡，甚或彻夜不寐，头昏不思饮食。有胃溃疡病史，两个月前因饮酒过量出现恶心呕吐，胃痛发作。刻诊头昏失眠，脘腹胀满，恶心，口淡无味，神疲无力，大便稀溏，舌苔白厚腻，脉滑。治宜健脾化湿，和胃安神，以平胃散加味。用药：苍术10g，白术10g，厚朴10g，陈皮10g，甘草6g，半夏10g，枳壳10g，炙远志10g，神曲10g，茯苓10g，竹茹10g，大枣4枚，生姜3片。6剂。水煎服，每晚临睡前服1剂。二诊：呕恶止，腹胀除，饮食增，夜寐7h以上，以香砂六君子汤调理10天。

甘露消毒丹

清代魏之琇《续名医类案》载：雍正癸丑，疫气流行，抚吴使者，嘱叶天士制方救之。叶曰：时毒疠气，后天太阳寒水湿寒合德，挟中运之火流行，气交阳光不治，疫气大行。故凡人之脾胃虚者，乃应其疠气，邪从口鼻皮毛而入，病从湿化者，发热目黄，胸满丹疹泄泻，当察其舌色，或淡白或舌心干焦者，湿犹在气分，甘露消毒丹治之。

处方介绍

甘露消毒丹是治疗湿温时疫，邪在气分的方剂。用药：滑石（包煎）15g，淡黄芩10g，茵陈15g，藿香9g，连翘9g，石菖蒲6g，白豆蔻（后下）6g，薄荷3g，木通5g，射干6g，川贝母5g。水煎服。

本方在王孟英的《温热经纬》有载录。原方介绍：飞滑石十五两，绵茵陈十一两，淡黄芩十两，石菖蒲六两，川贝母五两，木通五两，藿香四两，射干四两，连翘四两，薄荷四两，白豆蔻四两。用法：每日一剂，加水煎服。

祛湿功用

本方功能清热解毒，利湿化浊，主治湿温时疫，邪在气分，发热困倦，胸闷腹胀，肢体酸楚，咽肿颐肿，口渴，身黄，小便短赤，淋浊，吐泻，舌苔淡白或腻或干黄者。方中重用滑石、茵陈、黄芩，其中滑石利水渗湿，清热解暑，两擅其功；茵陈善清利湿热而退黄；黄芩清热燥湿，泻火解毒。三药相合，正合湿热并重之病机，共为君药。湿热留滞，易阻气机，臣以石菖蒲、藿香、白豆蔻行气化湿，悦脾和中，令气畅湿行；木通清热利湿通淋，导湿热从小便而去，以益清热利湿之力。热毒上攻，颐肿咽痛，佐以连翘、射干、贝母、薄荷，合以清热解毒，散结消肿，利咽止痛。全方利湿清热，且以芳香行气悦脾，寓气行则湿化之义。佐以解毒利咽，俾湿热疫毒俱去，诸症自除。本方现代多用于急慢性肝炎、肠伤寒、急性菌痢、尿路感染、钩端螺旋体病及流行性腮腺炎、咽喉炎、外感咳嗽等属湿热困阻中焦，热毒壅滞上焦者。

一图知妙用

滑石——利水渗湿，清热解暑

茵陈——清利湿热而退黄

黄芩——清热燥湿，泻火解毒

石菖蒲、藿香、白豆蔻——行气化湿，悦脾和中

木通——清热利湿通淋，导湿热从小便而去

连翘、射干、贝母、薄荷——清热解毒，散结利咽

祛病应用

支气管炎

刘渡舟治郑男，17岁。咳嗽月余，西医诊断为支气管炎。刻下咳声连绵，咯吐白色黏痰甚多，胸闷头重，身倦肢懒，伴有颐肿，耳中流出黄色渗出物，舌红，苔白腻，脉浮濡。因升学考试，功课繁重，心中急躁，睡眠不佳，又患感冒而发病。观其舌苔白厚，脉浮濡，脉证合参，辨为湿咳，三焦气郁化热。用药：白蔻仁10g，藿香10g，茵陈15g，滑石15g，通草10g，石菖蒲10g，黄芩8g，连翘10g，浙贝14g，射干10g，薄荷（后下）2g，桔梗10g，杏仁10g，前胡10g。7剂，咳嗽明显减轻，胸闷体疲大有好转。二诊：痰未全净，大便偏干，有湿浊化热之象，上方减前胡、桔梗，加淡竹叶10g，水红花子10g，利湿清热，从三焦祛邪外出。三诊：咳嗽基本痊愈，颐肿消，耳不流水，其苔白腻，乃用化湿和中之方，巩固疗效。

咳嗽

李士懋治张女，57岁。咳嗽胸闷，咯痰不爽，头昏心慌，恶心口苦，脘痞纳呆。脉沉滑濡数，寸脉偏旺。舌红，苔黄腻。证属湿热蕴阻，法宜清化湿热，宣畅肺气，方宗甘露消毒丹。用药：茵陈18g，滑石15g，白豆蔻7g，藿香12g，黄芩10g，川木通7g，石菖蒲9g，连翘12g，杏仁10g，浙贝母10g，射干9g，冬瓜仁15g，陈皮10g，半夏10g，炙枇杷叶10g。上方加减，共服12剂，咳止，胸脘痞满除，脉滑濡，舌苔退。继服7剂，以巩固疗效。

冠心病

李士懋治朱女，53岁。高血压，冠心病。头晕，心慌，腿酸，面潮红。舌偏红，苔腻，脉沉濡滑略数。证属湿热蕴阻，法宜清热利湿，方宗甘露消毒丹加减。用药：茵陈18g，白豆蔻7g，藿香12g，川木通7g，连翘15g，栀子10g，僵蚕15g，蜈蚣10条，桑叶10g，菊花8g，黄连10g。水煎服，6

剂。二诊：头晕、心慌、腿酸等症状减轻，面仍热，苔白，脉沉滑而涩。辨证痰瘀互阻。用药：瓜蒌18g，半夏12g，薤白12g，枳实9g，厚朴9g，桂枝10g，桃仁12g，红花12g，赤芍12g，川芎8g，丹参18g，蜈蚣10条，僵蚕12g。10剂，日3服。三诊：面红，心中不适，四肢无力，脉沉滑涩无力，上方加茯苓15g，生晒参12g，枳实6g，厚朴6g。10剂，日3服。四诊：苔中白，脉沉滑无力，健脾化痰益气。用药：陈皮9g，茯苓15g，白术10g，半夏10g，党参12g，炙甘草7g，炙黄芪12g。10剂。

臌胀

李士懋治刘男，67岁。肝硬化腹水，肝昏迷前期，嗜睡朦胧，呕吐不食，发热38℃左右，身目皆黄，口中秽臭，腹水中等。脉濡数，苔黄厚腻。证属湿热蕴阻，蒙蔽心窍。治以清热化浊，方用甘露消毒合藿朴夏苓汤加减。用药：茵陈18g，白蔻仁6g，藿香12g，黄芩9g，滑石12g，通草6g，石菖蒲8g，连翘12g，厚朴9g，牛黄9g，茯苓12g，泽泻12g，猪苓12g。经上方治疗3周，黄退呕止，腹水渐消，精神常，予健脾化湿利尿善其后。

半夏白术天麻汤

以"半夏白术天麻汤"命名的方剂有很多，影响最大的是李东垣和程钟龄的方子。程钟龄《医学心悟》的方子笔者的《施仁潮说中医经典名方100首》曾做介绍，这里重点介绍李东垣的方子。

处方介绍

半夏白术天麻汤是痰湿眩晕的代表方。用药：黄柏0.6g，干姜0.9g，天麻、苍术、白茯苓、黄芪、泽泻、人参各1.5g，白术、炒神曲各3g，半夏（汤洗7次）、大麦芽、陈皮各4.5g。水煎，食前温服。

本方出自李东垣的《脾胃论》，原方介绍：黄柏二分，干姜三分，天麻、苍术、白茯苓、黄芪、泽泻、人参各五分，白术、炒神曲各一钱，半夏（汤洗七次）、大麦芽、橘皮各一钱五分。上药㕮咀，每服半两，水二盏，煎至一盏，去渣，带热服，食前。

祛湿功用

本方功效在于补气健脾，行湿蠲饮，息风定眩。用于痰湿体质，形体肥胖，痰饮征象明显，苔白而润或苔黄白相兼者。方中以半夏燥湿化痰，天麻息风定眩，用为主药；白术、人参、黄芪、苍术益气健脾，燥湿除痰，用为辅药；干姜温中健脾，陈皮、神曲、麦芽理气消食，用为佐药；茯苓、泽泻、黄柏利湿清热，为使药。此头痛苦甚，谓之足太阴痰厥头痛，非半夏不能疗；眼黑头旋，风虚内作，非天麻不能除。天麻苗为定风草，独不为风所动也。黄芪甘温，泻火补元气；人参甘温，泻火补中益气；二术俱苦甘温，除湿补中益气；泽、苓利小便导湿；橘皮苦温，益气调中升阳；神曲消食，荡胃中滞气；麦芽宽中助胃气；干姜辛热，以涤中寒；黄柏苦，大寒，酒洗以主冬天少火在泉发燥也。现代多用于高血压、急性缺血性脑卒中、颈椎病眩晕、梅尼埃病、三叉神经痛等以头痛或眩晕为主症的疾病。

一图知妙用

识湿心得

半夏——燥湿化痰

天麻——息风定眩

白术、人参、黄芪、苍术——益气健脾，燥湿除痰

干姜——温中健脾

陈皮、神曲、麦芽——理气消食

茯苓、泽泻、黄柏——利湿清热

祛病应用

痰厥头痛

李东垣《脾胃论》：范天騋之内，素有脾胃之证，时显烦躁，胸中不利，大便不通。初冬出外而晚归，为寒气怫郁，闷乱大作，火不得伸故也。医疑有热，治以疏风丸。大便行，病不减。又疑药力小，复加七八十丸，下两行，前证仍不减。复添吐逆，食不能停，痰唾稠黏，涌出不止，眼黑头眩，恶心烦闷，气短促上喘，无力，不欲言，心神颠倒，兀兀不止，目不敢开，如在风云中，头苦痛如裂，身重如山，四肢厥冷，不得安卧。余谓前证乃胃气已损，复下两次，则重虚其胃，而痰厥头痛作矣。制半夏白术天麻汤主之而愈。

头晕

张世峰治某女，38岁。近两年来，头痛、头晕反复发作，呈阵发性，重则恶心呕吐，面色少华，神疲乏力，舌淡胖，苔白腻，脉滑，证属脾虚

胃弱，痰湿中阻，痰气上扰，蒙蔽清窍，治以健脾燥湿，化痰降逆，方用半夏白术天麻汤加减。半夏、陈皮、麦芽、神曲各12g，天麻15g，野菊花10g，苍、白术各12g，茯苓12g，党参15g，厚朴10g，枸杞子15g，甘草6g。上方服3剂后，眩晕止，胃口开，精神爽快，起居如常，再服5剂，诸症皆愈。

荨麻疹

胡益利治胡男，41岁。4年前因酒后遇冷出现全身瘙痒，起风团，抓搔后融合成片，寝食难安，虽经治疗，多有反复，发病次数增加，严重时单次病程超过1个月不愈。近半月来奇痒难耐，全身密布风团块，高出皮肤，色苍白，无脱屑，无渗出物，伴眩晕恶心，胃脘满闷，食欲减退，反酸，吐清水，形寒肢冷，夜寐不安，体胖，舌质淡胖，苔白厚腻，脉弦滑。西医诊断：慢性荨麻疹。中医诊断：瘾疹。痰湿困脾，中阳被阻，饮泛肌肤，并夹风邪。治法：化痰饮，温脾阳，佐以祛风。方用李东垣半夏白术天麻汤去黄柏加蝉蜕。用药：法半夏9g，陈皮9g，白术12g，天麻9g，苍术皮9g，党参6g，茯苓15g，泽泻8g，黄芪8g，干姜1g，麦芽12g，神曲10g，蝉蜕6g。每日1剂，水煎服。服3剂痒即大减，诸症明显好转。服至第8剂，诸症消失。

肥胖

笔者治邓男，48岁。肥胖（身高172cm，体重93kg），高血压，脂肪肝，颈椎病，痛风。因创业压力大，饮食起居失常，体重不断增加，头痛头晕多发，耳鸣，肩颈痛，手指麻，动则气短，喉间有痰，易感冒，苔白浊腻，舌暗淡，质胖，脉沉细。取法东垣半夏白术天麻汤，用药：天麻9g，苍术12g，白术9g，姜半夏9g，茯苓15g，陈皮9g，黄芪15g，生晒参6g，泽泻12g，炒黄柏9g，炒车前子（包煎）15g，焦神曲12g，炒麦芽20g。

达原饮

达原饮的命名，是指药力可以直达膜原，主治邪伏膜原病症。吴又可《温疫论》说，温疫病邪不在经，汗之徒伤表气，热亦不减，又不可下，此邪不在里，下之徒伤胃气，其渴愈甚。治疗就选达原饮。

处方介绍

达原饮是燥湿清热的有效方剂。用药：槟榔6g，厚朴3g，草果仁15g，知母3g，芍药3g，黄芩3g，甘草1.5g。一日一剂，加水煎煮取汁，连煎两次，分两次温服。

本方出自明代吴又可《温疫论》。原书介绍：槟榔二钱，厚朴一钱，草果仁五分，知母一钱，芍药一钱，黄芩一钱，甘草五分。用法：上用水一盅，煎八分，午后温服。

祛湿功用

本方功能开达膜原，辟秽化浊，清热解毒。主治瘟疫或疟疾，邪伏膜原，憎寒壮热，或一日三次，或一日一次，发无定时，胸闷呕恶，头痛烦躁，脉弦数，舌边深红，舌苔垢腻，或苔白厚如积粉。方中槟榔辛散湿邪，化痰破结，使邪速溃，用为君药。厚朴芳香化浊，理气祛湿；草果辛香化浊，辟秽止呕，宣透伏邪，共为臣药。以上三药气味辛烈，可直达膜原，逐邪外出。凡温热疫毒之邪，最易化火伤阴，所以用白芍、知母清热滋阴，并可防辛燥药之耗散阴津；黄芩苦寒，清热燥湿，共为佐药。配用生甘草为使，既能清热解毒，又可调和诸药。诸药合用，可使秽浊得化，热毒得清，阴津得复，则邪气溃散，速离膜原。本方现代多用于治疗疟疾、流行性感冒、病毒性脑炎属湿热郁伏者。

一图知妙用

识湿心得

槟榔——辛散湿邪，化痰破结，使邪速溃

厚朴——芳香化浊，理气祛湿

草果——辛香化浊，辟秽止呕，宣透伏邪

白芍、知母——清热滋阴，防辛燥药耗散阴津

黄芩——清热燥湿

生甘草——清热解毒，调和诸药

祛病应用

高热

章次公治某女，壮热，苔白腻满布，胸中窒闷异常，呻吟之声不绝于耳。此温邪夹湿，交阻肠胃，非短时间所能取效，予达原饮加味。用药：粉葛根9g，柴胡4g，黄芩9g，知母9g，枳实9g，槟榔9g，煨草果4g，白芍9g，甘草1g，佛手9g。

病毒性脑膜炎

何华治艾女，59岁。因发热伴头痛7天就诊，诊断为病毒性脑膜炎，予抗病毒、止痛治疗，未见明显好转。诊见表情痛苦，以手抱头，憎寒壮热，不思饮食，恶心欲呕，大便黏腻，小便频数，舌红，苔如积粉，脉弦滑。时值盛夏，空气湿热，湿热之邪蕴蒸膜原，治以祛湿化痰，清热养阴。用药：槟榔15g，厚朴15g，草果10g，知母15g，赤芍15g，黄芩6g，甘草12g，杏仁12g，白蔻仁15g，陈皮10g，茯苓15g，薏苡仁15g，枳壳15g。7剂。二诊：发热、头痛、饮食较前好转，积粉苔渐退。上方续进5剂，以巩固疗效。

腹痛

赵守真治刘男，50岁。性嗜酒，近月患腹痛，得呕则少安，发无定时，唯饮冷感寒即发。昨日又剧痛，遍及全腹，鸣声上下相逐，喜呕，欲饮热汤。先从胃寒治，服理中汤不效。再诊，脉微细，舌白润无苔，噫气或吐痰则痛缓。按其胃无异状，腹则臌胀如鼓，病在腹而不在胃，审系寒湿结聚之证。盖其人嗜酒则湿多，湿多则阴盛，阴盛则胃寒而湿不化，水湿相搏，上下攻冲，故痛而作呕。治当温中宽胀燥湿。前服理中汤不效者，由于参术之补有碍寒湿之行，而转以滋胀，虽有干姜暖中而不化气，气不行则水不去，是以不效。改以厚朴温中汤，温中宫则水湿通畅，调滞气则胀宽痛止。服后腹中攻痛尤甚，旋而雷鸣，大吐痰涎碗许，小便增长，遂得胀宽痛解。其先剧而后缓者，是邪正相争。再剂，诸证如失，略事调补而安。

睡眠障碍

铁男，62岁。不易入睡，睡后易醒，噩梦纷纭2年余，表情痛苦，面色晦暗，四肢困重，脘痞，口苦黏腻，食少，腹胀，大便不爽，舌红，苔黄腻，脉弦滑。湿热困阻中焦，脾胃运化失司，治法清热燥湿，化湿和胃。用药：槟榔10g，厚朴10g，草果10g，知母12g，黄连12g，半夏10g，厚朴15g，石菖蒲10g，薏苡仁10g。水煎，分3次服用，每次100ml，每晚配服阿普唑仑1片。2周后每晚可睡6h，无噩梦。嘱停用阿普唑仑，原方水泛制丸，坚持服用半年。

杏仁滑石汤

1956年，北京地区流行性乙型脑炎，医者仿效先前石家庄地区治疗乙脑经验，用白虎汤屡试无效。人们怀疑白虎汤对乙脑的疗效。蒲辅周分析：去年石家庄地区发病，是因久晴无雨，天暑地热，属暑温偏热，白虎汤辛凉透邪，清气泄热，切中病机；而今年北京地区发病，久雨少晴，天暑地湿，势必湿热交蒸。人得病虽是暑温，但应偏湿。改从湿温诊治，用杏仁滑石汤、三仁汤等芳香化湿，通阳利湿，大获神效。

处方介绍

杏仁滑石汤是治疗湿热弥漫三焦的方剂。用药：杏仁9g，滑石9g，黄芩6g，橘红4.5g，黄连3g，郁金6g，通草3g，厚朴6g，半夏9g。每日1剂，加水连煎2次，分3次温服。

本方出自吴鞠通《温病条辨》。原书介绍：杏仁三钱，滑石三钱，黄芩二钱，橘红一钱五分，黄连一钱，郁金二钱，通草一钱，厚朴二钱，半夏三钱。用法：水八杯，煮取三杯，分三次服。

祛湿功用

本方功能宣畅气机，清利湿热，主治湿热弥漫三焦，胸脘痞闷，潮热呕恶，烦渴自利，汗出溺短，舌灰白。《温病条辨》介绍，热处湿中，湿蕴生热，湿热交混，非偏寒偏热可治，故以杏仁、滑石、通草先宣肺气，由肺而达膀胱以利湿；厚朴苦温而泻湿满；黄芩、黄连清里而止湿热之利；郁金芳香走窍而开闭结；橘红、半夏强胃而宣湿化痰，以止呕恶，俾三焦湿处之邪，各得分解矣。

一图知妙用

识湿心得

杏仁、滑石、通草——宣肺气，由肺而达膀胱以利湿

厚朴——苦温而泻湿满

黄芩、黄连——清里而止湿热

郁金——芳香走窍开闭结

橘红、半夏——宣湿化痰，止呕恶

祛病应用

呕吐

郭建生、刘晓峰治骆女，49岁。1个月前外出旅游，因饮食不慎出现腹

痛、腹泻，纳减，渐而仅能缓慢进食少量稀粥。现进稍硬食物即腹痛，呕吐，进食面点类也感胃脘不适，有紧缩感和食物上冲感，感觉食物已涌至食管上部接近咽部，张口就要吐出，已一周未能正常饮食。胃不痛，腹微胀，口黏口干，饥而欲食，大便日2次，稀溏不成形，有腥味，舌质稍暗，苔白厚腻，脉细涩，予杏仁滑石汤加味。用药：杏仁10g，滑石10g，黄芩10g，黄连6g，橘红10g，郁金10g，通草10g，厚朴10g，半夏10g，草果6g，藿香10g，炒谷芽10g。7剂。二诊：服至第3剂，呕吐明显减轻，食量增加，腹泻好转，便质成形，一天两次，肠鸣有声，舌苔厚腻色白，脉缓涩。原方去黄连，加干姜10g，姜黄10g，益智仁10g，泽泻10g。7剂。三诊：呕吐已止，自觉进食后胃脘畅通，食欲好，餐后不胀不痛，二便正常，精神好转，改用香砂六君丸调治。

高热

许家松治杨男，44岁。45天前行脾切除术，术后第2天发热39℃以上。用抗生素、吲哚美辛退热，停药则体温又回升，之后则上午低热，下午高热。高热时伴头痛、颈硬，无恶寒，口苦黏，手足心热，脘痞腹胀，大便两天一行，舌质黯红，苔淡黄厚腻，中心剥脱，脉沉稍滑。证属湿热内蕴，病在肝脾，治以清热、利湿、健脾，方用蒿芩清胆汤合淡竹叶石膏汤加减。用药：青蒿15g，黄芩10g，青陈皮各10g，法半夏12g，茯苓5g，甘草6g，滑石20g，青黛（冲服）3g，生黄芪30g，淡竹叶10g，生石膏30g，枳实6g，竹茹10g，银柴胡10g。5剂。二诊：药后体温高峰延至上午7~9时，最高为39.3℃，需服退热药，口苦黏，纳呆，脘闷，舌质黯红，苔淡黄，脉沉滑，以杏仁滑石汤合三仁汤加味。用药：杏仁10g，薏苡仁30g，白豆蔻10g，滑石30g，通草6g，厚朴10g，法半夏12g，淡竹叶10g，橘红10g，郁金10g，黄连6g，黄芩10g，青蒿15g，生石膏30g。6剂。

热淋

陈某，女，41岁。发热寒战2天，伴尿频尿痛，服抗生素症状无明显改善。发热寒战，头重腰痛，尿频尿急，尿时涩痛，小腹拘紧，舌红苔黄腻，脉濡数。西医诊断为急性肾盂肾炎。中医诊断为淋证，证属湿热下注，膀胱气化不利，治宜苦寒清热，淡渗利湿，主方用杏仁滑石汤。用药：杏仁10g，滑石15g，黄芩10g，黄连3g，郁金10g，厚朴6g，半夏10g，通草6g，石韦20g，车前草15g，白茅根30g，甘草5g。每日1剂，水煎温服。服3剂后热退，尿频尿痛等减轻。续服10剂，诸症皆除。

水肿少尿

曲某，男，22岁。下肢水肿反复发作20个月，肾穿刺示：微小病变肾病，肾病综合征。近1个月来反复感冒，发热，咽痛，口干苦，渴欲饮水，体温正常，咽不痛，身痛乏力，基本无汗，纳差，轻度恶心，精神不振，满月脸，面部、后背、胸部可见较为密集的痤疮，全身高度水肿，下肢按之如泥，口唇干燥皲揭。舌质红绛，舌苔黄厚腻，脉沉濡。证属湿热弥漫三焦，治以宣气化湿清热，方用杏仁滑石汤加味。用药：杏仁10g，滑石30g，薏苡仁30g，炒黄芩10g，黄连6g，厚朴6g，法半夏10g，通草3g，生石膏20g，郁金10g，橘红10g，白豆蔻6g，西洋参1g。9剂，水煎服。二诊：上方服2剂后，肿减，纳增，精神好转，身不痛，恶心、胸闷明显减轻，便干好转，可侧卧，口仍苦，唇略干，舌质稍黯红，舌苔薄白，脉左细弦、右沉细，上方加生地黄12g，牡丹皮10g，西洋参2g。10剂。

连朴饮

王孟英《霍乱论》载，连朴饮治湿热蕴伏而成霍乱。书中记载一案：段尧卿之太夫人，患霍乱转筋，年逾七十矣，投连朴饮，三啜而瘳。

处方介绍

连朴饮是清热化湿的方剂。用药：制厚朴6g，川连（姜汁炒）3g，石菖蒲3g，制半夏3g，淡豆豉（炒）9g，焦山栀9g，芦根60g。每日1剂，加水煎煮取汁，温服。

本方出自王孟英的《霍乱论》。原书介绍：制厚朴二钱，川连（姜汁炒）、石菖蒲、制半夏各一钱，香豉（炒）、焦栀各三钱，芦根二两。水煎温服。

祛湿妙用

本方功能清热化湿，理气和中，主治湿热蕴伏，霍乱吐利，胸脘痞闷，口渴心烦，小便短赤，舌苔黄腻。方中黄连清热燥湿，厚朴理气化湿，均为君药；焦山栀、淡豆豉清郁热，除烦闷，芦根清热生津，均为臣药；石菖蒲芳香化浊，制半夏化湿和中，均为佐使药。诸药相伍，共奏清热化湿，理气和中之效。本方多用于治疗肠伤寒、急慢性胃肠炎属于湿热并重者。

一图知妙用

黄连——清热燥湿

厚朴——理气化湿

焦山栀、淡豆豉——清郁热，除烦闷

芦根——清热生津

石菖蒲——芳香化浊

制半夏——化湿和中

祛病应用

慢性喘息性支气管炎

某女，46岁。反复咳嗽、咯痰5年，素嗜辛辣、饮酒，尤喜甜食，每因过度摄食而咳喘加重。呼吸气粗，动辄喘息，痰色黄黏稠，口中黏腻乏味，口苦口干，胸闷心慌偶作，头昏蒙如裹，大便黏腻，舌质淡红，苔黄腻，脉细弦。诊断：慢性喘息性支气管炎缓解期。辨证为肺胃实热，治以清利湿热，清肺化痰，以王孟英连朴饮加减。用药：黄连6g，枇杷叶12g，法半夏9g，栀子9g，芦根12g，陈皮15g，茯苓9g，黄芩9g，甘草6g，石菖蒲9g，桑白皮15g，厚朴9g。每日1剂，水煎服。经持续3个月治疗，病情缓解。

冠心病

彭述宪治某男，34岁。突感胸闷，渐觉胸中作痛，服瓜蒌薤白白酒汤、橘枳姜汤等方，其痛加重。诊见胸闷窒塞而痛，有时闷热，肢体重困，心烦、心慌，小便色黄，舌红，苔黄腻而厚，脉小滑数。证属湿热壅胸，气机窒塞，治宜清热除湿，疏气宽胸，用连朴饮加减。用药：黄连4.5g，厚朴、枳壳、法半夏、白豆蔻壳、郁金各9g，山栀皮、淡豆豉各6g，通草5g，芦根15g。二诊：服6剂，胸痛已止，胸部偶有胀闷感，以原方去白豆蔻壳、通草，加薏苡仁12g，服4剂而愈。

腹泻

笔者治朱男，66岁。两月前行结肠息肉摘除术，一月前因腹泻腹痛伴里急后重住院治疗，诊断：慢性腹泻、2型糖尿病、肝内胆管结石。大便日七八次，两天后增至十多次，甚则一天21次。刻诊大便呈水泻，夹有黏液，便后腹痛，肛门有热辣感，无腹胀，喝开水、吃饭后即腹泻，晨起即泻，夜间三四次，口苦，苔根黄厚腻，前半薄，舌淡，脉弦有力，关大。治法：

清利湿热。用药：川黄连5g，炒厚朴10g，炒苍术12g，炒薏苡仁20g，茯苓20g，炒防风10g，柴胡10g，炒白芍20g，陈皮10g，马齿苋30g，败酱草30g，车前子（包煎）10g，乌梅10g，山楂炭30g，炒神曲10g，灵芝（先煎）15g。7剂，水煎服。二诊：服药第5天大便日12次，第6天大便日11次，苔退去，舌淡，脉尺大，拟参以滋肾固摄。

慢性肾功能不全

某男，30岁。血肌酐136mmol/L，尿素氮8.76mmol/L，食欲旺盛，尤喜酒肉，胃脘胀痛，口中黏腻不爽，口苦，小便色黄，大便稀溏，入水即散，苔黄腻，脉弦滑。诊断：慢性肾功能不全。辨证：中焦湿热。治法：清化湿热，利湿泄浊。方以连朴饮加减。用药：厚朴9g，黄连6g，栀子9g，法半夏9g，石菖蒲9g，薏苡仁15g，炒白术9g，车前草12g，芦根12g。每日1剂，水煎服。服药3剂后，食欲大增，大便次数增多。守方继服1个月，复查血肌酐106mmol/L，尿素氮8.33mmol/L。苔黄腻，脉弦滑，守方继服1个月以固疗效。

辛苦香淡汤

胡安邦著有《湿温大论》，于湿温颇多研究。对于湿温的治疗用药，他强调必须用芳香之药，而江浙之特产药藿香、佩兰，更是治湿温之特效药。他拟订的辛苦香淡汤，即看重二药的特殊功效。秦伯未评价称：其辛苦香淡一方，取辛开苦降、芳香淡渗之义，尤具匠心。

处方介绍

辛苦香淡汤是治疗湿温证的方剂。用药：姜半夏6g，厚朴4.5g，枳实4.5g，黄连1.5g，黄芩6g，藿香9g，佩兰9g，滑石12g，薏苡仁12g，加水煎服。

本方出自胡安邦《湿温大论》。原书介绍：半夏6g，厚朴4.5g，枳实4.5g，黄连1.5g，黄芩6g，藿香9g，佩兰9g，滑石12g，薏苡仁12g。一日一剂，加水煎服。

祛湿功用

本方功能芳香化浊，苦寒燥湿，主治湿温证。胡安邦说，治湿温必须芳香化浊，苦寒燥湿，为不可改易之定法。本方以黄芩、黄连之苦寒清热燥湿，厚朴之性辛开痞、气香化浊邪，佐气香味苦之枳实以散痞利湿，其效尤著。湿温为江浙之地方病，藿香、佩兰亦为江浙之特产药，以江浙特产药治江浙特殊病，此藿香、佩兰所以为湿温症之特效药。然而治湿不利小便者，非其治也，所以又佐滑石、薏苡仁之甘寒淡渗以分利湿热。

一图知妙用

识湿心得

黄芩、黄连——清热燥湿

厚朴——开痞化浊邪

枳实——散痞利湿

藿香、佩兰——芳香化湿

滑石、薏苡仁——淡渗分利湿热

祛病应用

发热

笔者治张男，51岁。8天前游金华双龙洞，当即就多凉意，次日恶寒发热，高热至39℃，热则恶风寒，头痛，骨节痛，进服羌活胜湿汤3剂，微汗出，发热37.8℃，口苦，呕恶欲吐，大便不成形，解而不爽，苔黄腻，舌淡红，脉弦细，拟芳香辛化中，参以苦寒燥湿。用药：藿香9g，苍术12g，茯苓20g，姜半夏9g，杏仁9g，白豆蔻9g，滑石（包煎）15g，厚朴9g，薏苡仁30g，炒陈皮9g，炒黄芩9g，炒黄连5g，炒枳壳12g。

湿温

金右，年三十左右。去岁夫亡，曾经吞金自尽，为兄所救。宿有便血，平素经来恒多紫黑血块。是春扫墓，途受感冒，既而胸闷泛恶。经唐医大下后，病势转重，而尤以头痛为甚，身热不退。又邀某医，投葛根、青蒿辈，而头痛身热更甚。察其脉数至疾，舌光如镜，而有剥裂之黄腻苔，头痛如劈，身重骨楚，胸闷自汗，足寒而麻，进水食则拒吐，夜不安寐，口渴不喜饮。湿邪弥漫，温热已炽，津液告匮而肝阳已失所潜养。羚羊尖（磨冲）0.6g，滁菊9g，石决明18g，厚朴2.4g，半夏9g，竹茹6g，知母9g，黄芩4.5g，黄连0.9g，栀子6g，金银花9g。次日二诊：头痛稍轻，泛恶已止，余症依然，仍宗湿温治法加入平肝息风之品，唯因羚羊价昂而去之。用药：石决明24g，滁菊6g，知母12g，川连1.2g，黄芩6g，半夏6g，杏仁

9g，薏苡仁9g，白蔻仁2.4g，厚朴2.4g，枳实4.5g，钩藤9g，黄柏4.5g，藿香7.5g，龙齿12g。又一日，三诊：头痛大除，热势大退，胸闷亦减，脉七至余者，今仅五六至之间，是内热与肝阳之退速，而湿颇难化。用药：藿香9g，佩兰7.5g，川连0.9g，黄芩6g，滑石12g，薏苡仁12g，厚朴2.4g，半夏6g，枳实4.5g，淡竹叶4.5g，橘白4.5g，石决明15g，菊花6g，白豆蔻2.4g。四诊：服辛苦香淡汤加味1剂，夜得熟寐，精神大振，胸脘大宽，食欲亦旺，汗减热退，足部冷麻全除。症殊应手，唯四日未曾更衣，脉实兼见数象，舌光根有黄苔，以辛苦香淡汤去黄连，加杏仁、木通、淡竹叶、神曲、菊花。五诊：宿有便血症，昨日更衣时先见紫血块，继下燥矢不多，腹微痛，口渴少欲饮，身健已能起床，腹胀满，可以下夺，以符"肠者畅也"之旨。用药：厚朴3g，枳实6g，玄明粉（冲服）6g，藿香梗6g，薏苡仁12g，生地9g，丹皮6g，半夏9g，滑石9g，黄芩9g，淡竹叶4.5g。两日后六诊：肠垢畅行，胸部微闷，其余皆愈，唯余邪未尽，舌光中心熏黄，脉滑实兼数。辛苦香淡汤去芩、连、藿、朴，加石斛、白薇、银柴胡、麦芽各9g，连服二剂，竟告霍然。

伏暑夹湿

高辉远治某男，60岁。于某年长夏避暑海滨，染受暑湿，至白露后，精神自感不适，体重减轻，脉搏增快，亦不发热。阅数日，渐有低热，用各种抗生素，体温反增，达39℃以上。微汗出手足反凉，四肢关节疼痛，扣其额热甚，呕吐，胸满，腹胀，大便溏泄色如酱状，每日六七行，小便亦频数，便时涩痛，舌质红，舌苔黄白夹杂而厚腻，脉两寸浮，右关沉数，左关弦数，两尺沉濡。证属伏暑夹湿，热郁三焦，过夏而发，治宜清热利湿，苦辛淡渗。用药：藿香6g，杏仁4.5g，香薷3g，连皮茯苓9g，黄芩4.5g，滑石9g，薏苡仁15g，防己4.5g，猪苓4.5g，白通草4.5g，荷叶4.5g。2剂，体温降至37.9℃，呕吐止，关节痛疼减轻，大便次数亦减，小便已不涩痛，唯胃纳仍差，身倦，舌苔同前，脉寸沉细，关沉滑，尺沉濡。此病势虽减，余热未净，胃气未复，仍于清热利湿之中兼和胃气。用药：藿香梗6g，茵陈6g，陈皮4.5g，连皮茯苓9g，厚朴3g，大豆黄卷9g，白蔻仁3g，滑石9g，扁豆皮9g，白通草3g，荷叶9g，薏苡仁12g，猪苓3g，炒稻芽6g。2剂，体温接近正常，周身絷絷汗出，胃纳仍差，饭后腹微胀，大便日二行，小便畅利，舌苔退，质淡红，六脉沉细微数。此余热初退，胃阴未复，拟以益胃法：玉竹6g，沙参6g，茯苓9g，石斛12g，陈皮12g，莲子肉12g，扁豆皮9g，炒稻芽6g，荷叶9g，桑寄生9g。

口渴狂饮

陈云彩，18岁。不慎感冒，旬日内历治无效，乃于6月19日邀修之诊焉。察其身热大甚，时欲裸体，偶合眼则谵语妄言，口渴狂饮，大便5日未行，小溲不畅，头晕咳嗽，自汗不休，胸闷窒欲死，呼吸困难，脉滑数至疾，舌黄滑。修之治湿温症多矣，然未见胸闷窒欲死而口渴狂饮至水不离口，并欲裸其体者也。通常患湿温者决不口渴狂饮，而口渴狂饮者必非湿温症。本案实为修之行医以来第一次所见湿温症奇特之症状。若本案而予白虎汤加苍术，则修之以为不谬，以其类乎阳明病也，然决不若辛苦香淡汤之尤为稳当的对也。当时修之投辛苦香淡汤加大黄12g，翌日泄泻3次，而胸闷身热口渴依然。仍予原方，当日又泄泻3次，而症状脉色依旧，若是者4日，病势不稍退也。一本原方进治，至5日后，身热略退，狂饮谵语大除，脉亦减至六至。乃以辛苦香淡汤原方进治，而邪势日退。至6月29日，霍然起床，竞告痊愈。于此尤可见辛苦香淡汤实为治湿温症之唯一特效方也。

羌活胜湿汤

东垣治一人，二月天气阴雨寒湿，又因饮食失节，劳役所伤，病解之后汗出不止，沾濡数日，恶寒，重添厚衣，心胸间时烦热，头目昏愦上壅，食少减。此乃胃中阴火炽盛，与外天雨之湿气，峻然二气相合，湿热大作，汗出不休，兼见风邪，以助东方甲乙。以风药去其湿，甘寒泄其热，用羌活胜湿汤，以炙甘草、生黄芩、酒黄芩、人参、羌活、防风、藁本、独活、细辛、蔓荆子、川芎各0.9g，黄芪、生甘草、升麻、柴胡各1.5g，薄荷0.3g，作一服，水煎。张三锡治一人，体厚，自觉遍身沉重，难于转侧，两膝时痛肿，不红不硬，六脉濡弱，天阴更甚。作湿郁治，用加减羌活胜湿汤，不10剂愈。两案并载于《续名医类案》。

处方介绍

羌活胜湿汤是治疗风湿在表的方剂。用药：羌活3g，独活3g，藁本1.5g，防风1.5g，炙甘草1.5g，川芎1.5g，蔓荆子0.9g。加水煎煮取汁，温服。

本方出自李东垣《内外伤辨惑论》。原书介绍：羌活、独活各一钱，藁本、防风、甘草（炙）、川芎各一钱五分，蔓荆子三分。上㕮咀，都作一服，水二盏，煎至一盏，去渣，温服，空心食前。

祛湿功用

本方功能祛风胜湿，主治风湿在表，头痛项强，腰背重痛，一身尽痛，难以转侧，恶寒发热，苔白脉浮。汗出当风，或久居湿地，风湿之邪，着于肌表，太阳经输不利，气血不畅，故见头痛身重，或腰背疼痛，难以转侧，苔白脉浮。方中羌活辛温解表，祛湿散风，治上焦风湿，为太阳经主药；独活祛风胜湿，长于治下焦风湿痹证。二味配伍，能除周身上下风湿，舒通关节，共为君药。防风祛风除湿，润而不燥；藁本发散风寒湿邪，为太阳经风药，善止巅顶痛。二药助羌活、独活祛风胜湿之力，为臣药。川芎散血活血，蔓荆子祛风止痛，合为佐药。甘草调和诸药。本方多用于治疗头痛、肩关节周围炎、风湿性关节炎、类风湿关节炎、骨质增生症、强直性脊柱炎等证属风湿在表者。

一图知妙用

识湿心得

羌活——辛温解表，祛湿散风，治上焦风湿

独活——祛风胜湿，治下焦风湿痹证

防风——祛风除湿，润而不燥

藁本——发散风寒湿邪，止巅顶痛

川芎——散血活血

蔓荆子——祛风止痛

甘草——调和诸药

祛病应用

湿阻经络

《汪艺香先生医案》：湿为六淫之一，其伤人也有表有里，里生于水谷，表由乎雨露。雨露从天而降，由皮毛而走经络，水谷自内达外，由脏腑而走经络。古人以肺与膀胱为湿之表病，脾与胃腑为湿之里病。主治之法，有散有运，并宜分利，大概如是。是病也，遍体作痛，手足麻木，舌苔黄腻，寒热不甚，乃表里同病，皆由劳倦则脾肺之气皆伤，伤则卫外不固，表湿袭而蕴于经络，运化不司则里湿聚而营渐失和。湿性弥漫，最怕神识昏糊之险，姑仿羌活胜湿汤加减。羌活、独活、桑叶枝、秦艽、桂枝、蚕沙、建曲、川萆薢、赤猪苓、厚朴、防风、蔻仁、陈皮。

感冒

骆忠元治某女，54岁。感冒后3个月，一直自觉头重、头闷、头昏，微有头痛，兼有倦怠、乏力，遇天热加重。近1周来头重、头闷、头昏、头痛加重，自觉头部有灼热感，倦怠乏力，纳差食少，舌红，苔白厚，脉细，诊断为感冒后期正虚邪恋证，以羌活胜湿汤加味。用药：羌活15g，藁本15g，防风15g，独活15g，白芷15g，菊花15g，法半夏15g，紫苏15g，川芎30g，黄芪30g，蔓荆子25g，钩藤25g，甘草10g，石膏（先煎）60g，苍术20g，厚朴20g，茯苓20g，白术20g，水煎服，一剂服两天，一日服3次，每次150ml。二诊：服上方后诸症微有减轻，自觉头部灼热感仍存，倦怠乏力微有改善，舌淡红，苔白略厚，脉平，宗方加减再进一剂。

颈关节病

刘渡舟治丁女，39岁。颈关节疼痛数年，颈项后背酸痛重着，不可回顾，上臂屈伸不利，腰部酸困，手脚冰凉。每遇阴雨天症状加重，痛不可忍，口不渴，时有恶心，厌油腻，小便短黄，大便溏薄，带下量多、色白、黏腻。服用布洛芬痛减，但过后痛如故。苔白厚腻，脉沉。辨证属风湿相搏，郁于太阳之经，治法祛风胜湿，以通太阳之气，拟羌活胜湿汤加味。用药：羌活10g，独活10g，川芎10g，炙甘草3g，蔓荆子10g，藁本6g，防风10g，桂枝6g，生姜6g。5剂，项背之痛即止。

功能性子宫出血

邓耘治某女，35岁。患者两年前受雨淋，后渐发生阴道不规则流血，淋漓不尽，伴膝关节沉重，头痛，周身酸楚，自服十全大补汤无效。诊见：形体羸瘦，阴道下血，淋漓日久，血色深红，质黏稠，头重如裹，周身困倦，膝关节重着，面色晦黄，胸闷脘痞，口干喜冷饮。舌红，苔腻，脉滑数。诊为崩漏，辨证为外感湿邪未解，入里化热，迫血妄行，治以祛风胜湿，清热凉血，方用羌活胜湿汤加味。用药：羌活9g，独活9g，藁本6g，防风6g，炙甘草6g，川芎6g，蔓荆子8g，黄芩8g，山栀子8g。2剂。药后，头痛止，经量转为正常，药既中病，续服5剂。

厚朴温中汤

《清宫医案研究》载，嘉庆某年八月十九日，请得三阿哥脉息沉弦，系饮滞受寒，以致肚腹疼痛，二便不利，头闷干呕。议用厚朴温中汤，午晚二帖调理。用药：厚朴6g，炙半夏6g，乌药6g，茯苓6g，陈皮6g，桂枝4.5g，炮姜3g，炒苍术4.5g，木香2.4g，泽泻6g，羌活3g，独活3g，生姜3片。八月二十日，请得三阿哥脉息弦滑，用药调治，腹痛渐止，寒气已开，大便连行数次，积滞渐畅，议用温中平胃汤，晚服一帖调理。

是案先用厚朴温中汤祛寒湿阻滞，取效后改用温中平胃汤燥湿运脾，行气和胃。

处方介绍

厚朴温中汤是治疗脾胃寒湿的方剂。用药：姜厚朴30g，陈皮30g，炙甘草15g，草豆蔻15g，茯苓15g，木香15g，干姜2.1g。一日1剂，将上药加工成粉末，每次取15g，加生姜3片，水煎取汁，空腹温服。

本方出自李东垣《内外伤辨惑论》。原书介绍：厚朴（姜制）、橘皮（去白）各一两，甘草（炙）、草豆蔻仁、茯苓（去皮）、木香各五钱，干姜七分。用法：上为粗散，每服五钱匕。水二盏，生姜三片，煎至一盏，去渣，温服，食前。

祛湿妙用

本方功能行气温中，燥湿除满，主治脾胃为寒湿所伤，气机壅阻，脘腹胀满或疼痛，不思饮食，四肢倦怠，舌苔白腻，脉沉弦。方中厚朴行气消胀，燥湿除满，用为君药；草豆蔻温中散寒，燥湿除痰，用为臣药；陈皮、木香行气宽中，干姜、生姜温脾暖胃以散寒，茯苓渗湿健脾以和中，共为佐药；甘草益气健脾，调和诸药，功兼佐使。诸药合用，寒湿得除，气机得畅，脾胃复健，则胀痛自解。本方现代多用于治疗急慢性胃肠病症属脾胃气滞、寒湿困阻者。

一图知妙用

识湿心得

厚朴——行气消胀，燥湿除满

草豆蔻——温中散寒，燥湿除痰

陈皮、木香——行气宽中

干姜、生姜——温脾暖胃以散寒

茯苓——渗湿健脾以和中

甘草——益气健脾，调和诸药

祛病应用

慢性浅表性胃炎

刘祖贻治周男，45岁。胃脘部胀痛反复发作3年，胃镜检查诊断为慢性浅表性胃炎。症见胃脘部胀痛，饥饿时明显，偶见夜间痛醒，稍有灼热感，时嗳气，纳差乏味，口不苦，大便偏干，舌质淡红，苔薄白，脉弦。治宜疏肝解郁，理气和胃，拟方厚朴温中汤。用药：厚朴12g，陈皮、炙陈皮、炙甘草各7g，赤茯苓15g，草豆蔻仁8g，木香、干姜各6g。服上药7剂后，胃痛及灼热感减轻。继续以上方调理巩固。前后服药1个月，半年后随访，胃痛未复发。

慢性萎缩性胃炎

笔者治王男，55岁。慢性萎缩性胃炎伴糜烂，结肠多发息肉，肺结节，甲状腺增生，前列腺增生，多病缠身。三月前柴胡疏肝散加味，连服14剂，病情稳定。半个月前吃了青菜面条后，再吃了几颗奶油糖，夜间即胃胀腹泻。现仍胃中不适，胃纳差，口中无味，脐腹胀痛，大便先干后溏，解而不爽，擦之不净。苔白腻，舌淡胖，脉细。脾胃为寒湿所伤，气机为之壅阻，重在调气和中，通降腑气，拟行气温中，燥湿除满，以厚朴温中汤加味。用药：厚朴12g，炒陈皮9g，茯苓15g，干姜9g，草豆蔻9g，木香9g，沉香曲9g，生鸡内金15g，制香附12g，乌药9g，炙甘草6g。

急性病毒性肝炎

某男，21岁。半月前自觉乏力，腹胀不思饮食，恶心，继之出现黄疸。西医诊断为急性病毒性肝炎。从湿热内郁论治，投茵陈蒿汤合丹栀逍遥散10余剂，无明显好转，腹胀加重，大便溏薄，舌质淡，苔白滑腻，脉沉缓。辨证为寒湿气滞，用厚朴温中汤加味。用药：厚朴15g，干姜9g，陈皮9g，草蔻仁9g，泽泻9g，茯苓9g，木香6g，茵陈20g，郁金12g，板蓝根12g。用药2周，自觉症状消失，肝功能指标复常。

腹痛

赵守真治刘男，50岁，性嗜酒，近患腹痛，得呕则少安，发无定时，唯饮冷感寒即发。昨日又剧痛，遍及全腹，鸣声上下相逐，喜呕，欲饮热汤。先以为胃中寒，服理中汤不效。再诊，脉微细，舌白润无苔，嗳气或吐痰则痛缓，按其胃无异状，腹则膨胀如鼓，病在腹而不在胃，审系寒湿结聚之证。嗜酒多湿，湿多则阴盛，阴盛则胃寒而湿不化，水湿相搏，上下攻冲，所以痛而作呕，治当温中宽胀燥湿，以厚朴温中汤，温中宫则水湿通畅，调滞气则胀宽痛止。服后腹中攻痛尤甚，旋而雷鸣，大吐痰涎碗许，小便增长，遂得胀宽痛解。

参苓白术散

《临证指南医案》载：潘，色苍嗜饮，助湿酿热，濡泻经年，脉寸关实大。细询平昔吞酸，去秋连发腿疡，明系湿邪蕴热，流注经络所致。治者不察，当夏令主火，仍以四神丸加炮姜、乌梅，补中汤加吴萸、肉果，愈服愈剧，致头晕口燥，气坠里迫，溺涩肛痛，皆火性急速之证，必清理湿热之邪，毋谓六旬外久泻延虚也。四苓散加薏苡仁、车前子、麦门冬、山栀、灯心，二服已效。加神曲、砂仁壳、枳椇子以理酒伤而泻稀，加黄芩、白芍药而脉敛，后用参苓白术散加减而痊。

处方介绍

参苓白术散是治疗脾胃虚弱，呕吐泄泻的方剂。用药：炒党参15g，茯苓15g，炒白术12g，炒山药15g，莲子肉15g，炒薏苡仁30g，缩砂仁（后下）5g，桔梗6g，白扁豆15g，炒甘草6g。水煎服。

本方见宋代太医局所编的《太平惠民和剂局方》。原书介绍：莲子肉（去皮）、薏苡仁、缩砂仁、桔梗（炒令深黄色）各一斤，白扁豆（姜汁浸，去皮，微炒）一斤半，白茯苓、人参（去芦）、甘草（炒）、白术、山药，各二斤。上为细末，每服二钱，枣汤调下。小儿量按岁数加减服。

祛湿功用

本方主治脾胃虚弱，饮食不进，多困少力，中满痞噎，心悸气喘，呕吐泄泻及伤寒咳噫。方中人参、白术、茯苓、甘草、山药、莲子、白扁豆、薏苡仁补脾，其中茯苓、白扁豆、薏苡仁且能渗湿。砂仁理气行滞，合人参、白术、茯苓、甘草暖胃补中，并能克服诸药呆滞之性，补而不滞；桔梗载药上浮，又能通天气于地道，使气得升降而益和，且以保肺，防燥药之上僭。清代王旭高评价本方说："治脾胃者，补其虚，除其湿，行其滞，调其气而已，此方得之。"本方多用于治疗胃肠病、肺结核病、慢性肝病、慢性肾病、白细胞减少症、营养缺乏症、免疫功能低下疾病。

一图知妙用

识湿心得

人参、白术、甘草、山药、莲子、薏苡仁——补脾

茯苓、白扁豆、薏苡仁——健脾渗湿

砂仁——理气行滞，使诸补药补而不滞

桔梗——载药上浮，使气得升降而益和

祛病应用

慢性支气管炎

张镜人治某男，52岁。慢性支气管炎20余年，常易咳嗽，伴有喉痒，咯痰黏稠，面色不华，胸闷，胃纳呆钝，便溏，神疲乏力，脉濡滑，舌苔腻，边呈齿痕。证属肺脾两虚，痰湿内盛，法当健脾除痰，肃肺利咳。用药：参苓白术散加制半夏10g，陈皮10g，浙贝母10g，白僵蚕10g。14剂。二诊：咳嗽痰出已少，喉痒缓和，胸闷稍畅，脉舌如前，前方再服3个月。三诊：咳嗽渐平，咯痰量减，食欲增进，面稍红润，神疲乏力较振，脉转濡滑，舌边齿痕消失。参苓白术散改用丸剂，连服半年。

慢性萎缩性胃炎

张镜人治某男，60岁。慢性萎缩性胃炎10年，胃脘胀满，食少神疲，形体消瘦，舌苔薄腻，质偏红，脉细弦。证属脾胃虚弱，气阴营血俱亏，法当益气健脾，调营和阴。用药：参苓白术散加川石斛10g，丹参10g，陈木瓜10g，炙乌梅10g，六神曲10g，香谷芽10g。14剂。二诊：服药后饮食能思，余症无变化，前方再服3个月。三诊：胃纳增进，气色好转，形体亦见丰腴，脉弦象略和，舌质偏红较淡，原方连服3个月。

慢性肝炎

张镜人治某女，41岁。慢性肝炎史6年，面色萎黄，头昏泛恶，右胁常感疼痛，纳钝，食后腹胀，下肢酸软乏力，大便溏薄。脉细弦，舌苔黄腻。证属肝失疏泄，脾失健运，法当调肝理气，健脾化湿。用药：参苓白术散加柴胡6g，炒枳壳6g，杭白芍10g，炙延胡索10g，白花蛇舌草30g。14剂。二诊：泛恶已减，肝区疼痛及食后腹胀亦缓，脉舌无变化。用药：参苓白术散加柴胡6g，杭白芍10g，炙延胡索10g，川楝子10g，田基黄15g，白花蛇舌草30g。14剂。三诊：头昏泛恶已平，胁痛及食后腹胀均减，胃纳转佳，下肢稍有力，便溏较结。用药：参苓白术散加柴胡6g，杭白芍10g，炙延胡索10g，川楝子10g，炒枳壳6g，田基黄15g，广郁金10g。

失眠

魏某，男，50岁。失眠，多彻夜难以入睡，烦躁健忘，肢倦神疲，头重如蒙，脘闷纳呆，面色萎黄，舌质红，苔白厚，脉细而弱。诸症合参，此乃脾虚夹湿，心阴亏损，心火内盛而致，治宜健脾化湿，清心安神，以参苓白术散为主方。用药：党参15g，白术10g，茯苓20g，薏苡仁15g，山药15g，砂仁6g，黄连6g，陈皮10g，酸枣仁2g，柏子仁15g，桔梗6g，远志10g，磁石30g，炙甘草6g。上方加减服20剂后，睡眠较前大有改善。上方去磁石，加夜交藤，研末装胶囊调服月余，诸症痊愈。

实脾散

笔者参加了《重订严氏济生方》的编写整理工作，实脾散就出自该书的"水肿门"，其论讲述水肿之生成与治疗，水湿的具体表现，这里节录如下。

水肿为病，皆由真阳怯少，劳伤脾胃，脾胃既寒，积寒化水。盖脾者土也，肾者水也。肾能摄水，脾能舍水。肾水不流，脾舍湮塞，是以上为喘呼咳嗽，下为足膝肤肿，面浮腹胀，小便不利，外肾或肿，甚则肌肉崩溃，足胫流水，多致不救。岐伯所谓水有肤胀、鼓胀、肠覃、石瘕，种类不一，皆聚水所致。夫水之始起也，目裹微肿，如卧蚕起之状，颈脉动，喘时咳，阴股间寒，足胫肿，腹乃大，为水已成，以手按其腹，随手而起，如裹水之状，此其候也。又有蛊胀，腹满不肿；水胀，面目四肢俱肿。治蛊以水药，治水以蛊药，非其治也。治疗之法，先实脾土，脾实则能舍水，土得其政，面色纯黄，江河通流，肾水行矣，肿满自消。次温肾水，骨髓坚固，气血乃从。极阴不能化水而成冰，中焦温和，阴水泮流，然后肿满自消而形自盛，骨肉相保，巨气乃平。

严氏说的先实脾土，用的就是实脾散，主治水为病，脉来沉迟，色多青白，不烦不渴，小便涩少而清，大腑多泄。

处方介绍

实脾散是温阳利水湿的方剂，用药：制厚朴6g，白术6g，木瓜6g，木香6g，草豆蔻6g，槟榔6g，炮附片6g，茯苓6g，干姜6g，炙甘草3g，生姜

5片，大枣1枚。加水煎煮取汁，分3次温服。

本方出自宋代严用和的《济生方》。原方介绍：厚朴（去皮，姜制，炒）、白术、木瓜（去瓤）、木香（不见火）、草果仁、槟榔、附子（炮，去皮脐）、白茯苓（去皮）、干姜（炮）各一两，甘草（炙）半两。上咬咀，每服四钱，水一盏半，生姜五片，大枣一枚，煎至七分，去渣温服，不拘时服。

祛湿功用

本方功能温阳健脾，行气利水，主治阳虚水肿，身半以下肿甚，手足不温，胸腹胀满，大便溏薄，舌苔白腻，脉沉弦而迟。方中附子、干姜温养脾肾，扶阳抑阴；厚朴、木香、槟榔、草果仁下气导滞，化湿利水；茯苓、白术、木瓜健脾和中，渗湿利水；甘草、生姜、大枣益脾温中。各药配合，共奏温脾暖肾、利水消肿之功。本方多用于治疗慢性肾小球肾炎、心源性水肿、肝硬化腹水等属于脾肾阳虚气滞者。

一图知妙用

识湿心得

附子、干姜——温养脾肾，扶阳抑阴

厚朴、木香、槟榔、草果仁——下气导滞，化湿利水

茯苓、白术、木瓜——健脾和中，渗湿利水

甘草、生姜、大枣——益脾温中

祛病应用

心力衰竭

金男，85岁。肘及膝关节疼痛40年，心悸气短，伴双下肢浮肿3年，加重两月余，西医诊断为顽固性心力衰竭。诊见面色苍黄，口唇淡暗，喘息状态，心律不齐，心音高低不等，偶有早搏，腹部轻度膨隆，腹软，双下肢浮肿至膝，按之没指，舌淡无苔，脉结代。治法大补元气，强心健脾，益肺固肾，温阳化饮，方用生脉散合实脾饮加减。用药：人参15g，麦冬10g，五味子10g，白术15g，茯苓30g，木瓜12g，木香6g，大腹皮12g，草果12g，附子9g，厚朴6g，干姜9g，苏子10g，茯苓皮10g，甘草9g。

肝硬化腹水

陈永祥治张男，65岁。乙肝3年，一月来自觉纳减，腹胀。诊见腹胀

如鼓，脐突，腹部青筋显露，倦怠乏力，尿少便溏，四肢消瘦，面色苍黄，舌淡胖，边有齿印，苔白厚腻，脉沉细弦。B超示：肝硬化并大量腹水。西医诊断：乙肝，肝硬化合并腹水。中医诊为臌胀，证属脾胃虚寒，气滞水停，治以温运脾阳，行气导水，拟实脾散加味。用药：干姜6g，附子6g，白术15g，厚朴15g，木香10g，木瓜10g，大腹皮10g，益母草30g，怀牛膝30g，车前子（包煎）30g，茯苓30g，炙甘草3g。3剂，尿量增加，腹胀大减。续服6剂，自觉疲乏，肝区隐痛，食后腹胀，大便稀，舌淡，苔薄白，脉沉细弦，易以扶脾养肝，活血软坚之法。

口腔溃疡

任某，男，41岁。口腔溃烂、灼痛，迁延2年余。口腔病损处呈圆形，溃疡创面3处，呈黄白色，分泌物不易拭掉。上下牙龈红肿，黎明前急须如厕，大便稀溏，饮食少思，手足逆冷，时有肿胀，舌苔微黄腻，脉沉细。证属脾肾阳虚，浮火上越，治以实脾散加减。用药：白术15g，党参15g，茯苓15g，厚朴10g，大腹皮10g，木瓜10g，干姜8g，制附子8g，益智仁9g，黄柏6g，甘草6g。5剂，水煎服。药后口腔溃疡减大半，便溏已有改善。原方再服5剂，溃疡逐渐愈合，大便成形。改用金匮肾气丸与香砂六君子丸合用，继服20天巩固。随访两年未发。

溃疡性结肠炎

笔者治许男，30岁。慢性腹泻3年有余，肠镜检查提示溃疡性结肠炎。诊见腹中胀满，大便不成形，每日三四次，时见白色黏稠，吃豆制品易腹胀，且多嗳气，吃凉性食物即腹痛腹泻。苔白腻，舌淡红，脉沉迟。治法：温阳健脾，燥湿止泻，用实脾散加炒车前子15g，炒防风9g，红曲6g，煨木香9g。

茵陈蒿汤

刘渡舟曾用茵陈蒿汤治疗热盛之黄疸。患者孙某，55岁。三年前浴后汗出，吃橘子后突感胸腹灼热，从此不能食荤，甚则不能饮热，犯之则胸腹间顿发灼热，烦扰为苦，须饮冷始得安。虽隆冬亦只能饮冷而不能饮热，多方求治无效。诊知素日口干咽燥，腹胀，小便短黄，大便干，数日一行。视其舌红绛，苔白腻，切其脉弦而滑。辨为疸热之病，系脾胃湿热蕴郁，影响肝胆疏泄代谢而为病。治法清热利湿，以通六腑，疏利肝胆，疏方柴胡茵陈蒿汤。用药：柴胡15g，黄芩10g，茵陈15g，栀子10g，大黄4g。服药7剂，自觉胃中舒适，大便所下秽浊为多，腹中胀满减半。口渴欲饮冷水，舌红苔白腻，脉滑数等症未去。此乃湿热交蒸之邪，仍未祛尽，改用芳香化浊、苦寒清热之法。用药：佩兰12g，黄芩10g，黄连10g，黄柏10g，栀子10g。服7剂后口渴饮冷已解，舌脉正常，胃开能食，食后不作胸腹灼热和烦闷。

处方介绍

茵陈蒿汤是治疗湿热黄疸的方剂。用药：茵陈18g，栀子12g，大黄6g，加水煎服。

本方出自张仲景《伤寒论》。原书介绍：茵陈六两，栀子十四枚，大黄（去皮）二两，加水煎服。

祛湿功用

本方功能清热，利湿，退黄，主治湿热黄疸，面目俱黄，黄色鲜明，发热，无汗或但头汗出，口渴欲饮，恶心呕吐，腹微满，小便短赤，大便不爽或秘结，舌红苔黄腻，脉沉数或滑数有力。方中重用茵陈为君药，苦泄下降，清热利湿，是治疗黄疸之要药；栀子清热降火，通利三焦，用为臣药，助茵陈引湿热从小便而去；大黄为佐药，泄热逐瘀，通利大便，导瘀热从大便而下。三药合用，利湿与泄热并进，通利二便，前后分消，湿邪得除，瘀热得去，黄疸自可退去。本方多用于治疗急性黄疸型传染性肝炎、慢性肝炎、胆囊炎、胆石症、钩端螺旋体病等证属湿热内蕴者。

一图知妙用

> 茵陈——苦泄下降，清热利湿
> 栀子——清热降火，通利三焦
> 大黄——泄热逐瘀，通利大便，导瘀热从大便而下

祛病应用

急性黄疸型肝炎

潘澄濂老师以茵陈蒿汤为主，组成茵陈蒿加味汤。用药：茵陈、山栀、郁金、黄柏各12g，酒大黄、枳壳各6g，茯苓、鸡内金各10g，半枝莲30g，红枣4枚。功能清利湿热，疏肝利胆，主治黄疸型肝炎、重症肝炎。如治

洪男，16岁。患急性黄疸型肝炎，症见大便干结，小便黄赤如浓茶样，纳差，脉弦滑，苔薄腻质红。证系湿热郁蒸，发为黄疸。投以茵陈蒿汤加味。7剂，黄疸消退，胃纳亦香，苔薄腻，质红，脉象濡滑，再拟清利，佐以和胃，上方去酒大黄、枳壳、茯苓，加茜草、白茅根各15g，谷芽10g，服7剂后，自觉症状消失。续用原法，更小其制，以廓清余邪。

自身免疫性肝炎

廖志峰治某男，55岁。半年前无明显诱因出现皮肤黏膜黄染，纳差，呕恶，乏力，大便干结，小便色黄，无恶寒发热，夜寐欠安。诊见：全身皮肤黏膜黄染，色鲜明，纳呆，呕恶，乏力，口苦，大便干，小便黄，夜寐欠安，苔黄舌质红，脉弦滑。用药：茵陈30g，栀子10g，大黄6g，郁金20g，莪术10g，猪苓15g，柴胡10g，黄芩10g，赤芍15g，金钱草30g，蒲公英30g，甘草6g。7剂。二诊：精神较前转佳，腹胀减轻，进食量增加，用药：茵陈30g，栀子10g，大黄6g，郁金2g，莪术10g，猪苓15g，柴胡10g，黄芩10g，赤芍15g，金钱草30g，蒲公英30g，龙胆草6g，苦参6g，炒莱菔子20g，甘草6g。10剂。三诊：面部黄染较前减轻，精神可，腹胀明显减轻，无恶心，口苦咽干减轻，舌质红，苔略黄，脉弦滑。用药：茵陈30g，栀子10g，大黄6g，郁金20g，莪术10g，猪苓15g，柴胡10g，黄芩10g，金钱草30g，蒲公英30g，龙胆草6g，苦参6g，炒莱菔子20g，丹参20g，桃仁10g，甘草6g。

胆囊炎

陈建杰治蔡男，68岁。慢性乙型肝炎病史12年，肝硬化1年，服用拉米夫定抗病毒治疗1年。B超诊断：肝硬化、胆囊炎。食后胃脘部嘈杂，泛酸，无恶心呕吐，无胁肋部不适，夜寐安，二便调，苔薄黄，舌质红，脉弦。辨证为湿热内滞，治法清化湿热。用药：茵陈10g，炒山栀9g，制大黄6g，炒白术12g，茯苓12g，车前草12g，金钱草12g，虎杖9g，黄连3g，煅瓦楞（先煎）3g。二诊：无胃脘部不适，效不更方，原方再进。三诊：近日神疲乏力，时有头晕，舌红苔薄黄，脉小弦。用药：茵陈10g，炒山栀9g，制大黄6g，炒白术12g，茯苓12g，车前草12g，太子参2g，枸杞子12g，牡蛎（先煎）15g，蒲公英12g，炒鸡内金9g。四诊：诸症得缓，舌淡红苔薄，脉弦。用药：苍术9g，白术12g，制半夏9g，陈皮9g，炒谷芽3g，连翘9g，金钱草10g，茵陈12g，制香附9g。

面部痤疮

师建平治某女，23岁。两年前面部开始起小疹子，色红，用手挤压可挤出豆渣样或黄色脂栓样物质，个别兼有白头或黑头粉刺，此起彼伏，反复发作。近因过食辛辣刺激之品，皮疹增多，以双颊及额部居多，并起脓疱及囊肿，微痒，有疼痛感。颜面见群集粉刺，粟米大红色丘疹，散在小脓疱，黄豆大小囊肿，时有瘙痒难忍，伴口渴，尿少，便秘，舌质红，苔黄腻，脉濡数。诊断：痤疮。用药：龙骨10g，牡蛎10g，生石膏10g，甘草10g，大黄15g，土茯苓15g，白茅根15g，牡丹皮15g，黄芩20g，栀子20g，金银花20g，紫草20g，地黄20g，茵陈30g，黄柏30g。水煎服，每日1剂，分2次服用。

宣痹汤

《阮氏医案》载：王，风寒湿三气杂感，气不主宣，外痹经络，肢体制痛，怕寒发热，行动维难艰；内阻三焦，机窍不灵，口干食减，小溲短黄。脉象右数兼涩滞，左弦紧，舌苔黄燥。前医徒用表散，似乎非治，仿吴氏宣痹汤合杏仁薏苡汤治之。汉防己6g，苦杏仁6g，连翘壳6g，法半夏4.5g，薏苡仁9g，飞滑石9g，炒山栀6g，晚蚕沙9g，桂枝尖3g，赤小豆9g，厚朴3g，刺蒺藜4.5g。

处方介绍

宣痹汤是清化湿热、宣痹通络的方剂。用药：防己12g，杏仁9g，滑石（包煎）15g，连翘9g，山栀9g，薏苡仁15g，姜半夏9g，晚蚕沙9g，赤小豆15g，加水煎煮2次，分3次温服。

本方出自吴鞠通《温病条辨》。原书介绍：防己五钱，杏仁五钱，滑石五钱，连翘三钱，山栀三钱，薏苡五钱，半夏（醋炒）三钱，晚蚕沙三钱，赤小豆皮（取五谷中之赤小豆，凉水浸，取皮用）三钱。痛甚，加片姜黄二钱，海桐皮三钱。用法：用水1.6L，煮取600ml，分3次温服。

祛湿功用

本方功能清化湿热，宣痹通络，主治湿热痹证，湿聚热蒸，阻于经络，寒战发热，骨节烦疼，面色姜黄，小便短赤，舌苔黄腻或灰滞，面目萎黄。方中防己为主药，入经络而祛经络之湿，通痹止痛；配伍杏仁开宣肺气，通调水道，助水湿下行；滑石利湿清热，赤小豆、薏苡仁淡渗利湿，引湿热从小便而解，使湿行热去；半夏、蚕沙和胃化浊，制湿于中，蚕沙且能祛风除湿，行痹止痛；薏苡仁还有行痹止痛之功；片姜黄、海桐皮宣络止痛，助主药除痹之功；更用山栀、连翘泻火，清热解毒，助解骨节热炽烦痛。全方用药，通络、祛湿、清热俱备，分消走泄，配伍周密妥当。

一图知妙用

防己——祛经络之湿，通痹止痛

杏仁——开宣肺气，通调水道，助水湿下行

滑石——利湿清热

赤小豆、薏苡仁——淡渗利湿，引湿热从小便而解，使湿行热去

半夏、蚕沙——和胃化浊，制湿于中

片姜黄、海桐皮——宣络止痛

山栀、连翘——泻火，清热解毒，助解骨节热炽烦痛

祛病应用

膝关节病

刘渡舟治王男，15岁。患右踝、右膝关节红肿疼痛已半年之久，严重影响活动，伴右脚底抽掣，右肩关节疼痛，大便素来干结，小便黄赤，口干喜饮。舌质红，苔黄腻，脉滑数。用药：木防己15g，桂枝10g，杏仁10g，滑石15g，通草10g，苍术10g，蚕沙10g，生石膏30g，薏仁30g，海桐皮12g。二诊：上方加减服30余剂后，关节疼痛明显减轻。三诊：上方加赤小豆、金银花各12g，再服60余剂，疼痛消失，活动自如，从此病愈。

痹证

《南雅堂医案》：春深温暖开泄，骤加外寒，三气和而为痹，游走无定，致作酸楚，邪已入于经隧，拟用宣通一法：桂枝木4.5g，木防己3g，杏仁（去皮尖）6g，通草3g，川草薢6g，飞滑石9g，石膏6g，生薏苡仁9g。风湿化热，灼及经络，气血交阻而为痹痛，阳邪主动，化风自为行走，脉数右大，先以清热利湿为治：桂枝木2.4g，杏仁6g，木防己3g，生石膏6g，郁金3g，天花粉3g。

类风湿关节炎

齐连仲治江女，34岁。三年前被诊为类风湿关节炎，经口服强的松、布洛芬等有所缓解。两个月前患处肿痛加重，现两手、两肘关节肿胀疼痛，

晨僵，遇寒凉及夜间疼痛加重，睡眠不安，伴全身肌肉关节酸重，胃纳不佳，便溏。舌淡红，苔白，脉沉弦。证属气血亏虚，湿瘀闭阻经络，治宜益气养血，祛风清热，除湿化瘀。方用宣痹汤加蛇蜕、䗪虫、威灵仙、丹皮、蒲公英、地花地丁、茯苓，3剂，水煎。二诊：服药后诸证减轻，唯食欲欠佳，上方加焦三仙，6剂。三诊：关节肿痛明显好转，手部活动稍利，食欲增强，大便正常，上方减焦三仙、茯苓，加苏木，续服30余剂，后以原方去蒲公英、紫花地丁，加续断、桑寄生以巩固疗效。

痛风

姜男，42岁。四年前患痛风，每年春季发病。3天前与朋友饮酒后，右足跖趾关节突然红肿疼痛，行走活动受限，夜间痛醒。舌质红，体胖边有齿痕，苔黄腻，脉弦。血尿酸606μmol/L。身体较胖，平素喜食肥甘厚味，易疲劳，便溏，近日便干，小便黄赤。素体脾气亏虚，湿热内蕴，湿瘀交阻，脉络闭塞不通，治宜益气健脾，清热除湿，化瘀通络，方用宣痹汤加地龙、䗪虫、蒲公英、紫花地丁、苦参、丹皮、牛膝。3剂，水煎服。二诊：患处肿痛症状好转，已能行走活动，大便稍溏，小便黄，上方去苦参，加茯苓、焦三仙，续服6剂，血尿酸254μmol/L，二便正常，上方去蒲公英、紫花地丁，再服3剂。

除湿胃苓汤

案载：常州尹文辉，嗜火酒。闽中溪水涨，涉水里许，腹痛半月后右睾丸肿大。余曰：嗜火酒则湿热蕴于中，涉大水则湿寒束于外，今病在右者，脾湿下注睾丸也。以胃苓汤加黄柏、枳壳、茴香、川楝子，数剂差减，即以前方为丸，服十五斤乃愈。又，俞元济，背心一点痛，久而渐大，用行气和血药，绝不取效。问：遇天阴觉痛增否？曰：天阴痛即甚。脉既滑而遇天阴痛辄甚，其为湿痰无疑。以胃苓汤加半夏9g，数剂而痛消。

处方介绍

除湿胃苓汤是健脾祛湿的方剂。用药：炒苍术、姜厚朴、陈皮、猪苓、泽泻、赤茯苓、炒白术、滑石、防风、生栀子、木通各3g，肉桂、甘草、灯心草各0.9g。一日1剂，水煎，于食前温服。

本方出自清代太医编修的《医宗金鉴》一书。原方介绍：苍术（炒）、厚朴（姜炒）、陈皮、猪苓、泽泻、赤茯苓、白术（土炒）、滑石、防风、山栀子（生，研）、木通各一钱，肉桂、甘草（生）各三分。用法：水二盅，灯心五十寸，煎八分，食前服。

祛湿功用

本方健脾利湿止痒，主治湿疹，脾肺二经湿热病症，《医宗金鉴》说蛇串疮有干湿不同，红黄之异，皆如累累珠形。湿者色黄白，水疱大小不等，作烂流水，较干者多疼，此属脾肺二经湿热，治宜除湿胃苓汤。方中茯苓、白术健脾益气燥湿；猪苓、泽泻、滑石、灯心草、栀子清热利湿；防风祛风止痒；厚朴顺气宽中；肉桂入肾、脾、心经，有温阳化湿之效；甘草补脾益气解毒，并调和诸药。本方多用于治疗带状疱疹、湿疹、牛皮癣、荨麻疹等。

一图知妙用

识湿心得

茯苓、白术——健脾益气燥湿

猪苓、泽泻、滑石、灯心草、栀子——清热利湿

防风——祛风止痒

厚朴——顺气宽中

肉桂——温阳化湿

甘草——补脾益气解毒，调和诸药

祛病应用

湿疹

赵炳南治张女，22岁。皮肤刺痒起疙瘩20余年，经常发作。开始先于下肢起粟疹，痒，搔破后流黄水。近两年皮疹逐渐扩展至大腿、上肢、躯干等，每逢夏季消退，冬季加重。大便不干，小便清长。四肢、躯干泛发集簇性丘疹、水疱，表面有明显搔痕血痂，部分皮损融合成片，轻度肥厚，无渗出液，以下肢为最甚。脉弦滑，舌苔薄白。西医诊断：泛发性亚急性湿疹。中医辨证：湿热蕴久，发为湿疡，湿重于热。立法利湿清热。用药：泽泻9g，猪苓12g，苦参9g，苍术12g，白术12g，白鲜皮30g，车前子15g，干生地30g，厚朴6g，陈皮6g，茯苓15g。二诊：下肢皮损面变薄，偶见新生丘疹，仍有痒感。三诊：前方服15剂，皮损浸润逐渐消退，未见新生皮疹，痒感已渐轻。内服除湿丸、秦艽丸，外用止痒药膏、痒疡立效丹。

荨麻疹

王怡冰等用加味除湿胃苓汤治疗慢性荨麻疹70例，方药用炒苍术、炒厚朴、陈皮、猪苓、泽泻、赤茯苓、炒白术、滑石、防风、山栀子、龙胆草、桂枝、甘草、白芷、牡丹皮、白鲜皮、紫草、通草、当归、郁金、合欢皮。研究表明：清热除湿药物可以调节患者的免疫状态，祛风类中药具有调节免疫功能的作用，可能通过影响神经与血管系统来调整免疫功能，从而起到缓解慢性荨麻疹发作的效果；活血化瘀药物可以显著改善毛细血管通透性，改善皮肤微循环状况，改善免疫状态。加味除湿胃苓汤治疗慢性荨麻疹疗效肯定。

脂溢性皮炎

林皆鹏用除湿胃苓汤加减治疗脾虚湿热型脂溢性皮炎，将188例脾虚湿热型脂溢性皮炎患者随机分为对照组和观察组，各94例。对照组采用常规西医治疗，观察组给予除湿胃苓汤加减治疗。比较两组临床疗效、皮疹改善情况、中医证候改善情况及不良反应。结果：观察组患者治疗总有效率显著高于对照组，治疗后观察组患者皮疹颜色、皮疹面积、瘙痒程度、皮疹潮红微肿等症状积分明显低于对照组，疲劳、尿黄、纳差、口渴便干等中医证候积分明显低于对照组；观察组胃肠道不适、轻度嗜睡等不良反应发生率与对照组比较无明显差异。结论：除温胃苓汤加减治疗脾虚湿热型脂溢性皮炎疗效显著，可有效改善患者皮损症状及全身症状。

脱发

侯慧先等用加减除湿胃苓汤治疗女性脱发脾虚湿热型。女性脱发属于非瘢痕性弥漫性脱发，以巅顶部脱发为多见，毛发逐渐稀疏，发软变细且无光泽，严重者可累及颞部。皮肤镜下可见毛周征、皮下色素沉淀和黄点征，常见于青少年女性。脾虚湿热证多见嗜食肥甘厚味，发潮湿如油擦，甚则多根头发粘在一起，鳞屑油腻，呈橘黄色，黏附头皮，头皮瘙痒；舌质红，苔黄腻，脉濡数。用药：苍术10g，厚朴15g，白术10g，陈皮10g，猪苓10g，泽泻10g，茯苓15g，薏苡仁10g，防风10g，牛膝10g，黄柏10g，侧柏叶10g，首乌藤10g，旱莲草10g，车前子6g，甘草6g。每日1剂，水煎温服。

菖蒲郁金汤

石菖蒲有很好的开窍醒脑、豁痰益智、活血散风、去湿和中功用，《重庆堂随笔》称赞它舒心气，畅心神，怡心情，益心志，清解药用之，赖以祛痰秽之浊而卫宫域，滋养药用之，借以宣心思之结而通神明。配用郁金等组成的菖蒲郁金汤化湿清热，芳香开窍，多用于治疗肺性脑病、脑血管性痴呆、小儿多发性抽动症、偏头痛、额颞叶痴呆、慢性重症肝炎、瘀胆型肝炎、围绝经期抑郁症等证属痰热蒙蔽心包者。

处方介绍

菖蒲郁金汤是化湿清热、芳香开窍方剂。用药：石菖蒲9g，栀子9g，鲜淡竹叶9g，丹皮9g，郁金6g，连翘6g，灯心6g，木通4.5g，竹沥（冲服）15g，玉枢丹1.5g。加水煎服。

本方出自清《温病全书》。原书介绍：石菖蒲（炒）三钱，栀子三钱，鲜淡竹叶三钱，牡丹皮三钱，郁金二钱，连翘二钱，灯心二钱，木通一钱半，竹沥（冲）五钱，玉枢丹半钱。用法：水煎服。

祛湿功用

本方功能清营透热，开窍辟秽，主治伏邪风温，辛凉发汗后，表邪虽解，暂时热退身凉，而胸腹之热不除，继则灼热自汗，烦躁不寐，神识时昏时清，夜多谵语，四肢厥而脉陷，脉数舌绛。方中石菖蒲辛温芳香，化湿痰，开心窍；郁金辛寒，行气开郁，二药配伍，相辅相成，共奏行气化痰，芳香开窍之功；以连翘配菊花、牛蒡子、淡竹叶轻清宣透，宣泄湿热邪气；以滑石配炒山栀、淡竹叶导湿热从小便而去；竹沥苦寒，清化痰热而开其窍，加姜汁可制竹沥之寒凉，保护胃气；牡丹皮行血脉，泻血中伏热，玉枢丹有辟秽化浊之功。诸药配伍，芳化痰湿，清利湿热，共成化湿清热、芳香开窍之剂。

一图知妙用

识湿心得

石菖蒲——辛温芳香，化湿痰，开心窍

郁金——行气开郁

连翘、菊花、牛蒡子——轻清宣透，宣泄湿热邪气

滑石、炒山栀、淡竹叶——导湿热从小便而去

竹沥——清化痰热而开其窍

姜汁——制竹沥之寒凉，保护胃气

牡丹皮——行血脉，泻血中伏热

玉枢丹——辟秽化浊

祛病应用

肺性脑病

傅林安治樊女，76岁。30年前因受寒致咳嗽，吐痰，气喘，迁延失治，尔后每至秋冬季节因受寒反复发作。10年来出现胸闷，气短，甚则心悸，时有跗肿。3天前因受寒感冒，出现咳吐黏痰，胸闷，气喘，心悸，稍活动更甚。某医院给予抗菌消炎治疗，次日凌晨出现神识昏迷。症见神识不清，烦躁不安，谵语，非问非答，循衣摸床，咳喘，喉中痰鸣，呼吸困难，口唇紫绀，双下肢跗肿，小便可，大便6天未行，舌质紫黯，苔黄厚腻，上附黏痰，脉滑细数。辨证喘逆痰蒙清窍之神昏，予豁痰开窍醒神，方用菖蒲郁金汤加味。用药：石菖蒲12g，郁金12g，炒山栀10g，连翘10g，姜半夏15g，茯苓15g，橘红10g，枳实10g，淡竹叶卷心10g，胆南星10g，牡丹皮10g，丹参10g，地龙10g，大黄（后下）10g，鲜竹沥20ml。水煎鼻饲导入。次日凌晨解黏液稀垢便3次，神识转清，已不烦躁，能应答，咳嗽、吐痰、呼吸困难、口唇紫绀亦好转，原方续服3剂，又解数次稀便，神清语利，能自述病痛。原方去大黄续服5剂，神识症状基本消失，呼吸道症状明显缓解，两周后好转出院，随访半年无异常。

抑郁症

患者王女，44岁。30年前因精神刺激出现抑郁状态，夜眠差，入睡难，偶有头晕头疼。长期服用五氟利多片，同时服用中药，精神状态稳定，但抑郁症状明显，人发胖，头困重，思绪紊乱，思维不清晰，多烦躁，易惊醒，喉中有痰，苔白厚腻，舌质暗红湿润，舌下静脉瘀阻明显，脉弦滑。治法化痰祛浊，开窍醒神。用药：石菖蒲9g，郁金9g，藿香9g，姜半夏9g，炒陈皮9g，茯苓30g，制远志6g，白矾3g，佩兰9g，制香附12g，生龙齿（先煎）20g，炒酸枣仁24g，泽泻15g。药后自感有多年没有的轻松，精神舒展开了，心中感到很舒适。

精神分裂症

张女，51岁。一年前父亲逝世，半年后妹妹又突病去世，遭此打击，精神恍惚，有时哭笑无常，不思饮食，甚至夜不入寐，通宵于房中徘徊。近病情复发，诊见精神抑郁，表情苦闷，神志痴呆，语无伦次，或喃喃自语，喜怒无常，不食不眠，舌边有齿痕，苔薄稍黄，脉沉细无力。证属气血失调，痰火结于心胸，蒙扰神明，治以行气解郁，清热开窍，益智安神，调和脾胃。用药：石菖蒲15g，郁金15g，麦冬15g，连翘15g，茯神15g，胆南星12g，炒栀子10g，竹沥10g，枳壳10g，佛手10g，合欢皮20g，沉香6g，琥珀（冲服）1g，焦山楂18g，每日1剂，水煎分服。连服30剂，诸症消失。患者恐其复发，要求继续服药。处方：石菖蒲10g，郁金10g，佛手12g，合欢皮12g，竹茹12g，麦冬12g，茯苓12g，神曲15g，焦山楂18g，沉香6g，枳壳6g，琥珀（冲服）1g，水煎服，30剂，随访两年未见复发。

脑血管性痴呆

傅林安治旺男，50岁。高血压7年，突发迷惑，右侧口舌㖞斜，肢体瘫痪，谵语，言语不利。救治月余，肢体、颜面瘫痪恢复转快，但见迷惑，表情淡漠，呆傻愚笨，反应迟钝，寡言少语，语无伦次，重复，理解力、判断力、定向力、记忆力、计算力均差，对前事、发病情况及病痛不能描述及记忆，口角流涎，有口臭，右侧面舌瘫，右侧肢体瘫痪，上肢肌力Ⅲ级、下肢Ⅳ级，苔白稍厚腻，舌质黯有瘀斑，脉象弦滑。一派痰湿痹阻，痰浊蒙蔽清窍之象。遂投以豁痰化浊、开窍醒脑之法，方用菖蒲郁金汤加减。用药：石菖蒲12g，郁金12g，牡丹皮10g，朱灯心6g，茯神15g，远志10g，陈皮10g，半夏12g，枳实10g，胆南星10g，天竺黄10g，酒大黄8g，细辛3g，鲜竹沥20ml。每日1剂，水煎2次分服。一周后神识渐清，精神亦好转，原方加减用药月余，能应答，有条理回答问题，理解力、判断力、记忆力、定向力及计算力均有明显好转，肢体功能好转，可持杖行走。

萆薢分清饮

膏淋、白浊，是中医的疾病名称。由于肾气虚弱，不能固摄，泄浊分清，在小便频数的同时，出现小便浑浊不清，采用萆薢分清饮温肾利湿，分清去浊，能使白浊消除。其中萆薢为主药，功能利湿，分清化浊，使湿浊从小便而去，故名萆薢分清饮。

处方介绍

萆薢分清饮是温肾利湿、分清化浊的方剂。用法：益智仁、川萆薢、石菖蒲、乌药各9g，水煎取汁，温服。

本方出自《杨氏家藏方》。原书介绍：益智仁、川萆薢、石菖蒲、乌药各等分。用法：上为细末，每服三钱，水一盏半，入盐一捻，同煎至七分，食前温服。

祛湿功用

本方功能温肾利湿，分清化浊。主治：真元不足，下焦虚寒之膏淋、白浊。小便频数，浑浊不清，白如米泔，凝如膏糊，舌淡苔白，脉沉。方中萆薢为君药，善于利湿，分清化浊，是治白浊之要药。益智仁温肾阳，缩小便，为臣药。乌药温肾祛寒，暖膀胱以助气化；石菖蒲芳香化浊，分利小便，共为佐药。食盐少许为使，取其咸入肾经，直达病所之意。诸药合用，共奏温暖下元、分清化浊之功。本方多用于治疗乳糜尿、慢性前列腺炎、慢性肾盂肾炎、慢性肾炎、慢性盆腔炎等下焦虚寒，湿浊下注者。

一图知妙用

> 草薢——利湿分清化浊
>
> 益智仁——温肾阳，缩小便
>
> 乌药——温肾祛寒，暖膀胱以助气化
>
> 石菖蒲——芳香化浊，分利小便
>
> 食盐——咸以入肾，引药达病所

祛病应用

尿路感染

阮涛治张男，35岁。腰部不适半年余，近3日不适加重，身困，尤以双下肢为甚，眠差梦多，晨起口苦，口渴多饮，尿黄尿痛，小便时尿道灼热，尿频数，伴小腹隐痛，大便黏，有不尽感。舌红，苔黄厚，脉滑数。西医诊断：尿路感染。中医诊断：淋证，下焦湿热证。治以清热利湿。用药：黄柏15g，石菖蒲12g，川萆薢15g，茯苓3g，丹参12g，白术30g，莲子心12g，车前子15g，龙胆草10g，石膏30g，木通10g，薏苡仁30g。7剂，水煎服，每日1剂，早晚温服。二诊：腰部不适、双下肢困重症状减轻，尿道灼热及尿痛也明显好转，尿频减轻及口苦口渴明显减轻，寐可，舌红，苔黄，脉滑稍数。原方去龙胆草、石膏，加白茅根30g，木瓜30g，小蓟20g，继服7剂。

肾病综合征

王某，女，21岁。肾病综合征2年，两下肢中度浮肿，伴腰酸腿痛，小便不尽感，血压145/90mmHg；舌质红舌下脉络曲张，苔黄腻，脉滑数尺弱。眼睑及双下肢中度浮肿。西医诊断：肾病综合征。中医诊断：水肿，下焦湿热兼有血瘀证。治当清热利湿，活血化瘀。用药：黄柏15g，石菖蒲12g，川萆薢15g，茯苓30g，丹参12g，白术30g，莲子心12g，车前子15g，桃仁10g，丹参15g，红花10g，续断15g，桑寄生15g。10剂，水煎服。10日后复诊，患者双下肢浮肿、腰腿痛明显减轻，精神较好。此方加减治疗半年余，症状消除。

前列腺增生

王某，男，43岁，已婚。两年前无明显诱因出现小腹胀痛，牵扯会阴不适，尿频尿急，尿后滴白，诊为慢性前列腺炎。症见尿后滴白，尿频，尿有余沥，小腹胀痛不适牵扯会阴，舌红苔黄腻，脉滑数。中医诊断：淋证湿热下注型。治法：清利湿热，予程氏萆薢分清饮。用药：黄柏15g，石菖蒲12g，川萆薢15g，茯苓30g，丹参12g，白术30g，莲子心12g，车前子15g，水蛭6g，地龙12g，杜仲12g。7剂，每天1剂，水煎，分早晚温服。二诊：尿道滴白好转，尿频尿急及小腹牵扯会阴胀痛不适明显减轻，继服7剂，随访半年无复发。

非淋菌尿道炎

李男，41岁。近半年来小便腥臭，内裤有白浊浸渍，又素喜饮酒，自觉火重时小便腥臭味重，舌质红苔稍黄，脉滑。诊为湿热下注，方用萆薢分清饮加减。用药：萆薢20g，黄柏12g，川牛膝10g，车前子10g，土茯苓15g，丹参10g，石菖蒲10g，白头翁10g，黄连3g。5剂。二诊：服药后，症状消失，近期又因喝酒过多再现前症，但较之前症轻，继以上方出入：萆薢20g，黄柏12g，川牛膝10g，车前子10g，土茯苓15g，败酱草30g，石菖蒲10g，白头翁10g，泽泻10g。5剂。

蒿芩清胆汤

蒿芩清胆汤以青蒿、黄芩为主药，重在清解少阳胆热。何秀山评价：足少阳胆与手少阳三焦合为一经，其气化一寄于胆中以化水谷，一发于三焦以行腠理。若受湿遏热郁，则三焦之气机不畅，胆中之相火乃炽，故以蒿、芩、竹茹为君，以清泄胆火。胆火炽，必犯胃而液郁为痰，故臣以枳壳、二陈和胃化痰。然必下焦之气机通畅，斯胆中之相火清和，故又佐以碧玉，引相火下泄；使以赤苓，俾湿热下出，均从膀胱而去。此为和解胆经之良方，凡胸痞作呕，寒热如疟者，投无不效。

处方介绍

蒿芩清胆汤是治疗湿热痰浊的方剂。用药：青蒿9g，淡竹茹12g，仙半夏9g，赤茯苓15g，黄芩9g，生枳壳9g，陈皮6g，碧玉散（包煎）9g，加水煎服。

本方出自俞根初《通俗伤寒论》。原书介绍：青蒿脑9~6g，淡竹茹9g，仙半夏4.5g，赤茯苓9g，青子芩4.5~9g，生枳壳4.5g，广陈皮4.5g，碧玉散（包煎）9g。水煎服。

祛湿功用

本方功能清胆利湿，和胃化痰，主治少阳湿热痰浊证，寒热如疟，寒轻热重，口苦膈闷，吐酸苦水或呕黄涎而黏，胸胁胀痛，舌红苔白腻，脉濡数。方中青蒿清透少阳邪热；黄芩善清胆热，并燥湿。两药合用，既能清透少阳湿热，又能祛邪外出，为君药。竹茹善清胆胃之热，化痰止呕；枳壳下气宽中，除痰消痞；半夏燥湿化痰，和胃降逆；陈皮理气化痰。四药配合，使热清湿化痰除，为臣药。赤茯苓、碧玉散清热利湿，导邪从小便而出，为佐使药。

一图知妙用

识湿心得

青蒿——清透少阳邪热

黄芩——清热燥湿

竹茹——清热化痰止呕

枳壳——下气宽中，除痰消痞

半夏——燥湿化痰，和胃降逆

陈皮——理气化痰

赤茯苓、碧玉散——清热利湿，导邪从小便而出

祛病应用

肺部感染

胡忠平治刘女，55岁。恶寒发热，咽痛，咳嗽5天。刻诊寒热时作，热重寒轻，体温波动在38℃、39℃，咳嗽黄色黏痰，痰不易出，咳甚则两肋疼痛，口干苦不欲饮，小便短黄，大便干结，舌苔薄黄腻，脉象弦数。胸部X线检查：右下肺片状阴影，提示右下肺部感染。此乃风热之邪不得外

解，郁于少阳，木火郁蒸，上灼肺金，清肃失令使然，治宜清泄少阳，清金化痰。用药：青蒿12g，黄芩12g，全瓜蒌15g，冬瓜仁15g，茯苓12g，陈皮10g，法半夏10g，桑白皮10g，地骨皮10g，枳壳10g，杏仁10g，碧玉散18g。二诊：上方3剂，寒热已，咳嗽减轻，痰易咯出，右胸胁偶感胀痛，大便通畅，舌苔薄黄，脉数，上方去法半夏、冬瓜仁，加浙贝母10g，知母10g，调治半月，胸透右下肺部炎症吸收。

失眠

沈元良治鲍男，57岁，失眠半年，长期服用中成药朱砂安神丸、乌灵胶囊等，甚则需服2片安定方能入睡，醒后难以再睡。精神紧张，性急易躁，形体消瘦，烦躁不安，心烦，失眠，口苦晨起尤甚，苔白腻，质红，脉弦滑数。辨证为胆热痰阻，痰火扰心，治宜清胆和胃，化痰安神，方用蒿芩清胆汤。用药：青蒿12g，黄芩12g，淡竹叶10g，合欢皮12g，姜半夏9g，炙远志9g，碧玉散（包煎）15g，煅牡蛎（先煎）30g，石菖蒲24g，生薏苡仁15g，焦薏苡仁15g，姜竹茹12g，茯苓15g，夜交藤15g，煅龙骨（先煎）15g，白豆蔻（后下）10g。7剂，水煎服。复诊：药后睡眠好转，口苦明显减轻，偶觉乏力，舌脉如前。原方加郁金10g，炒山药15g。7剂，水煎服。三诊：药后睡眠明显好转，心情转佳，不易发脾气，舌淡苔白，脉弦细，前方再服7剂。

胃脘痛

某男，48岁。胃脘痛2年，反复发作。近日胃脘部疼痛，伴有嗳气，泛酸，时有腹胀，纳少，小便黄，大便干结。苔黄腻，舌质红，脉弦细滑。西医诊断为胆汁返流性胃炎。中医诊断胃脘痛。辨证属胆胃郁热，治法清胆和胃，方拟蒿芩清胆汤加减。用药：青蒿12g，黄芩12g，姜半夏10g，枳实10g，沙参10g，黄连3g，绵茵陈20g，姜竹茹10g，陈皮10g，生大黄（后下）6g，炙甘草6g。7剂，水煎服。二诊：胃脘痛减，胀消，嗳气除，泛酸减轻。上药增损，服药1个月后，症状基本消失。胃镜复查示：无胆汁反流，胃黏膜恢复正常，随访半年未见复发。

肾盂肾炎

陈女，38岁，教师。因腰痛，尿频，尿痛13天，伴发热5天而入院。症见腰痛，小便频数短赤，尿道灼热痛，淋漓不畅，小腹坠感。恶寒发热，下午为重，体温达39℃以上。恶心，呕吐黄苦水，胸闷，口干苦，舌质紫红，苔黄腻，脉浮数。湿热之邪郁蒸三焦，盘踞少阳，下注膀胱而为热淋，治宜清化湿热，疏利三焦。用药：青蒿15g，黄芩12g，金银花15g，蒲公英30g，茯苓12g，枳壳10g，法半夏10g，陈皮10g，黄连6g，竹茹1团，六一散24g，白茅根24g。服上药5剂，高热退，呕吐止，尿频、尿痛减轻，舌苔薄黄，脉弦数。上方去法半夏、枳壳、竹茹，加鱼腥草30g，车前草15g，以助清热解毒利尿之功。

新加香薷饮

宋代官府组织编写的《太平惠民和剂局方》载有香薷散，以香薷配扁豆，祛暑解表，化湿和中，主治夏月乘凉饮冷，外感于寒，内伤于湿所致的阴暑证。清代医家吴鞠通针对暑月外感寒湿，内有暑热之证，外解寒湿，内清暑热，于香薷饮中配以鲜扁豆花、金银花、连翘、厚朴，辛温解表祛寒湿，同时辛凉清透里热，制成治暑兼清暑热之剂。吴鞠通称本方是辛温复辛凉法。

处方介绍

新加香薷饮是祛暑湿的方剂。用药：香薷6g，扁豆花9g，金银花9g，连翘9g，厚朴6g。一日一剂，加水煎服。

本方出自吴鞠通《温病条辨》。原书介绍：香薷二钱，金银花三钱，鲜扁豆花三钱，厚朴二钱，连翘二钱。水五杯，煮取二杯，先服一杯，得汗止后服，不汗再服，服尽不汗，再作服。

祛湿功用

本方功能祛暑解表，清热化湿，主治暑温夹湿，复感于寒，发热头痛，无寒无汗，口渴面赤，胸闷不舒，舌苔白腻，脉浮数。暑令炎热，常因乘凉饮冷图一时之快，酿成暑为寒遏之证。感受暑热于中，复因贪凉感寒于外，热为寒遏。其病初起，当辛以散之，凉以清之，故用辛凉的金银花、扁豆花、连翘以清热祛暑，又以辛温的香薷疏散表寒，兼助金银花、连翘以宣达上焦郁热。里湿停滞，需苦温芳化，芳香的香薷能化其湿浊，更配苦温的厚朴理气燥湿。香薷、厚朴之温，正合湿为阴邪、非温不化之旨。

一图知妙用

金银花、扁豆花、连翘——辛凉芳香，清透暑热，解暑止渴

香薷——疏散表寒，兼以宣达上焦郁热

厚朴——理气燥湿

祛病应用

暑温夹湿

余希瑛治李女，37岁。发热、恶寒咽痛10天，无汗，头重如裹，四肢酸痛不适，口干而不欲饮，胸脘痞闷，大便干结，小便短少色黄，诊为上呼吸道感染。用药后微汗出，发热稍退，但不久体温又再度升高，曾达40.1℃。诊时体温39.6℃，舌尖红，苔厚黄腻，脉濡滑数。暑温夹湿，治宜祛暑解表，清热利湿解毒，方用新加香薷饮加味。用药：金银花15g、连翘15g，香薷6g，扁豆15g，厚朴9g，黄芩9g，淡竹叶12g，通草10g，薏苡仁20g，藿香10g，荆芥10g，柴胡10g，薄荷（后下）5g，生甘草5g。服药3剂，热退身凉，除纳呆、身倦外，余症消失。

扁桃体炎

李荣春治冯男，41岁。20天前扁桃体红肿发炎，发热至40℃，静脉点滴抗生素后肿消，7天前又发热，至今低热不退，夜间加重，体温38℃，伴汗出、心悸。现恶寒，喜热饮，舌红，苔黄厚腻，脉弦细数。用药：白豆蔻10g，藿香10g，茵陈25g，滑石30g，通草5g，石菖蒲15g，黄芩15g，连翘30g，川贝母10g，射干10g，薄荷8g，香薷10g，淡豆豉15g，扁豆10g，金银花30g，蒲公英10g，紫花地丁30g，野菊花15g，天葵子10g。5剂，水煎服。服1剂后，全身感觉轻松；2剂药后，热退至正常；5剂服完痊愈，未再复发。

产后发热

沈开金治某女，26岁。产后一周，足月分娩一男婴，产程顺利。产时恰逢盛暑，产后第3天，用艾水洗浴，后即高热40℃，持续5天不退，全身无汗，身灼热如焚，烦躁不安，夜间少眠，口干思饮水，恶露少，腹不痛，乳房无苦，苔薄腻，脉芤大数。诊断：产后温暑。产后体虚，感受暑邪，腠理闭塞，玄府不通，治宜宣透暑邪，方用新加香薷饮加味。用药：金银花12g，连翘12g，山楂12g，六一散12g，扁豆花12g，香薷6g，厚朴6g，薄荷6g，荆芥10g，佩兰10g，淡竹叶10g，苏梗10g，藿梗10g。2剂，每日1剂，水煎3次，不分昼夜服用。二诊：药后全身得小汗，热度降至38℃，诸恙减轻，唯脉尚虚大不静，原方更进1剂观察。三诊：热度又上升至39℃，通身无汗，烦躁如故，香薷加至9g，不效，热度在38.5℃上下波动。四诊：精神较前委顿，神疲乏力，脉虚大无力，以养血益气佐以苦温治之。

呕吐

谢兆丰治张女，49岁，工人。昨晚突然胸脘满闷，呕吐4次，吐出食物及黄水，饮食不进，恶寒发热，心烦口渴，大便溏，小便短赤，舌苔白腻微黄，脉濡数。查体温38.7℃。此乃暑邪犯胃，湿滞中焦，浊气上逆所致，治以化浊和胃，清暑解表，投新加香薷饮加味。用药：香薷10g，厚朴5g，鲜扁豆花20g，金银花15g，连翘15g，藿香10g，制半夏10g，姜竹茹10g。连服2剂呕吐已平，身热亦除，唯胸脘仍闷，原方再进3剂。

薏苡淡竹叶散

叶天士《临证指南医案·湿》有薏苡淡竹叶散治疗胸腹白疹的案例：某，汗多，身痛，自利，小溲全无，胸腹白疹。此风湿伤于气分，医用血分凉药，希冀热缓，殊不知湿郁在脉为痛，湿家本有汗不解。薏苡仁、淡竹叶、白蔻仁、滑石、茯苓、川通草。吴鞠通根据叶天士的病案，增加一味连翘，整理出了薏苡淡竹叶散。

处方介绍

薏苡淡竹叶散是治疗湿郁经脉的方剂。用药：薏苡仁15g，淡竹叶9g，飞滑石15g，白豆蔻4.5g，连翘9g，茯苓15g，白通草4.5g。加水煎煮，温服。

本方出自吴鞠通《温病条辨》。原书介绍：薏苡五钱，淡竹叶三钱，飞滑石五钱，白蔻仁一钱五分，连翘三钱，茯苓块五钱，白通草一钱五分。共为细末，每服五钱，日三服。

祛湿功用

本方功能辛凉解表，淡渗利湿，主治湿温病，湿郁经脉，身热疼痛，汗多自利，胸腹白疹。方中以薏苡仁、淡竹叶为君，清热利湿，其中淡竹叶并能疏风解表；臣以滑石清利湿热，助君药以清泄湿热，连翘清热解表，合淡竹叶以透达热邪；佐以白豆蔻芳香化湿，茯苓、通草淡渗分利。诸药合用，一则透热于外，一则渗湿于内，使湿热之邪从表里分消。恶寒发热，头重身痛，表证明显者，加藿香、佩兰、香薷。

一图知妙用

识湿心得

薏苡仁、淡竹叶——清热利湿

滑石——清利湿热

连翘——清热解表

白豆蔻——芳香化湿

茯苓、通草——淡渗分利

祛病应用

皮疹

李男，30岁。一周前突然全身出现皮疹，诊见皮疹散在，高出皮肤表面，色白不红，痒甚，以四肢、胸背为多。脉沉软，舌红尖赤，苔黄白相兼而腻。拟薏苡淡竹叶散为主方。用药：生薏苡仁15g，淡竹叶10g，飞滑石20g，白蔻仁6g，连翘15g，茯苓15g，通草6g，杏仁10g，荆芥穗10g，蝉蜕10g。6剂，皮疹消退而愈。

婴幼儿湿疹

高春秀将60例湿疹患儿随机分为治疗组和对照组，每组30例，其中对照组给予基础治疗，治疗组给予基础治疗及加味薏苡淡竹叶散。两组均治疗一个疗程（4周）。结果：治疗组临床疗效明显优于对照组（$P < 0.05$）。结论：加味薏苡淡竹叶散治疗婴幼儿湿疹疗效显著。用药：薏苡仁、淡竹叶、滑石、白蔻仁、连翘、茯苓、通草、浮萍、白鲜皮、佩兰、竹茹、黄柏、蜜枇杷叶。

发热神昏

高辉远治某女，12岁。初秋患病，开始发热，即见神识如蒙，并有手足抽动而不甚，经中、西医治疗，手足抽动停止，但体温初则持续在39℃~40℃之间，继则在38℃~39℃之间，午后尤甚，神识如蒙始终不见改善，能出声而不能言语。右肢若废，头汗时有，身汗不彻，小便、大便犹自行，白㾦出现已十余日，舌白苔秽而腻，质不红，脉濡数，病程迄阅四旬，日服犀羚、白虎、安宫、至宝和各种抗生素之类，病势渐趋沉困。湿温为病，凉遏冰伏，以致外则经络湿郁，内则三焦闭阻，遂以薏苡淡竹叶散加味，通阳宣痹，期其湿开热透。用药：薏苡仁12g，淡竹叶9g，茯苓皮9g，滑石9g，茵陈蒿9g，白通草3g，大豆黄卷9g，晚蚕沙9g，防己4.5g，荷叶6g。2剂。二诊：今晨已开始能讲话，周身微汗续出，白痦漫及下肢，体温有下降趋势，询其思食否，则以颤动的低音回答，呈微笑表情，神志清晰，舌苔仍秽腻而厚，脉濡而不数，此证已趋湿开热透之象，清窍已通，以原法去豆卷、蚕沙，加丝瓜络6g，稻芽6g，再进2剂。

狂证

胡益利治史女，28岁。多疑，独自哭笑，幻听，失眠，出走，思维障碍，语无伦次，自知力差，生活不能自理，检查不甚合作。经一年多的中、西医治疗无好转。刻诊发热，头晕，心烦，恶心，食欲不振，小便短赤，舌尖红，苔黄腻，脉滑数。诊断：狂证。治法清热化湿，开窍醒神，方用薏苡淡竹叶散加减。用药：薏苡仁15g，淡竹叶15g，滑石20g，白豆蔻6g，连翘10g，茯苓皮15g，通草10g，郁金1g，蚕沙15g，鲜荷叶20g。30剂，每日1剂。二诊：幻听减少，思维较连贯，自知力稍恢复，诸症减轻。续服1月，仅遗留轻微幻听，心烦，自知力完全恢复。原方服至3个月时幻听消失，生活能自理，劳动力恢复，继续服原方半年后停药。

藿朴夏苓汤

藿朴夏苓汤是治湿的方剂，藿香、厚朴、半夏、茯苓四味药为基本方，其中藿香芳化宣透以疏表湿，厚朴、半夏芳香以助运化中焦水湿，茯苓渗利使水道畅通，湿有去路。全方用药照顾到了上、中、下三焦，是临床常用治湿之良剂。

处方介绍

藿朴夏苓汤是治疗湿病的常用方剂。用药：藿香6g，厚朴3g，姜半夏4.5g，茯苓9g，杏仁9g，生薏苡仁12g，白豆蔻（后下）3g，猪苓9g，淡豆豉9g，泽泻4.5g，通草3g。一日一剂，加水煎煮，取汁温服。

本方出自清代石寿棠《医原》。原书介绍：杜藿香二钱，真厚朴一钱，姜半夏一钱五分，赤苓三钱，光杏仁三钱，生薏仁四钱，白蔻末六分，猪苓一钱五分，淡香豉三钱，建泽泻钱半。用法：选用丝通草三钱或五钱，煎汤代水，煎上药服。

祛湿功用

本方功能宣通气机，燥湿利水，主治湿温初起，身热不渴，肢体倦怠，胸闷口腻，舌苔白滑，脉濡缓。方中淡豆豉、藿香芳化宣透以疏表湿，使阳不内郁；藿香、白蔻仁、厚朴芳香化湿；厚朴、半夏燥湿运脾，使脾能运化水湿，不为湿邪所困。再用杏仁开泄肺气于上，使肺气宣降，则水道自调；茯苓、猪苓、泽泻、薏苡仁淡渗利湿于下，使水道畅通，则湿有去路。本方集中医治湿芳香化湿、苦温燥湿和淡渗利湿三法于一方，外宣内化，通利小便，可谓治湿之良方。

一图知妙用

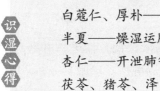

识湿心得

淡豆豉、藿香——宣透表湿，使阳不内郁

白蔻仁、厚朴——芳香化湿

半夏——燥湿运脾，使脾不为湿困

杏仁——开泄肺气，使肺气宣降，水道自调

茯苓、猪苓、泽泻、薏苡仁——淡渗利湿，使水道畅通，湿有去路

祛病应用

慢性浅表性胃炎

沈凤阁治杨女，腹胀不思饮食近半载，开始感觉腹胀不适，即四处求医，诊断为慢性浅表性胃炎。近诸症渐行加重，不思纳谷，食则腹胀更甚，得暖则舒，大便不畅，数日一行，舌苔灰黄厚腻，脉细软无力。证属寒湿困脾，久则损伤脾阳，治拟温中化湿，方选藿朴夏苓汤合附子理中汤化裁。用药：淡附片10g，淡干姜5g，炒白术10g，太子参12g，炙甘草4g，炒薏苡仁15g，藿香12g，佩兰12g，茯苓12g，白豆蔻5g，法半夏10g，陈皮6g，炒枳壳6g。二诊：服7剂后，腹胀大减，大便一日一行或二行，舌苔厚腻已渐化去，去附片，加炙鸡内金12g，炒谷芽12g，炒麦芽12g，焦山楂12g，焦神曲12g，药后寒湿俱化，诸症皆除，继服健脾之剂调理而愈。

慢性乙型肝炎

赵男，39岁。慢性乙型病毒性肝炎5年余，近感乏力，右胁不适，纳谷不香，口中发黏，小便色黄，大便质烂，舌质淡红，舌苔腻黄，脉小弦。证属肝胆不和，湿热内蕴，治拟疏肝利胆，清化和中。用药：炒柴胡10g，广郁金10g，藿梗10g，厚朴10g，半夏10g，茯苓15g，杏仁10g，薏苡仁15g，白蔻仁5g，连翘12g，泽泻15g，车前子15g，晚蚕沙（包煎）15g，炒山楂15g。7剂,诸症改善,守方加减治疗3月余,诸症消失,复查肝功能正常,随访1年,未见复发。

口腔溃疡

顾庆华治李男,36岁。口腔溃疡反复发作4年余,每月发作1~2次。诊见舌边及两颊部散在4枚大小不等溃疡,伴见口中发腻,夜寐不安,大便溏,舌质淡红,舌苔淡黄腻,脉细。辨证为湿热内蕴,治予清热化湿。用药:藿梗10g,厚朴10g,半夏10g,茯苓15g,杏仁10g,薏苡仁15g,白蔻仁5g,连翘12g,淡竹叶8g,广郁金12g,石菖蒲10g,生甘草3g。服7剂,溃疡明显好转;续进7剂,口腔溃疡已愈。原方加减治疗1个月,随访1年未见复发。

中毒性肠麻痹

贺洪武治辛女,28岁。发热,交替血便及酱液样便,伴里急后重,腹胀痛,肠鸣音减弱,全腹压痛,经确诊为中毒性肠麻痹。口服复方新诺明、小檗碱等,同时进行输液对症处理,病情未缓解。遂改用中药治疗,治法清热解毒,利湿化滞。用药:藿香15g,厚朴12g,法半夏10g,茯苓15g,大腹皮15g,制大黄10g,木香15g,陈皮10g,薏苡仁10g,白蔻仁10g。每日1剂,水煎取汁。3剂后肠麻痹症状基本消失,肠蠕动功能恢复,肠鸣音增强,腹胀痛消失;继用3剂,症状消失,以健脾养阴扶正调理。

藿香正气散

澳大利亚哈利先生曾在《纽曼时报》上撰文介绍服用藿香正气丸的亲身经历。1994年1月,哈利在瑞士阿尔卑斯山旅游度假时,突发腹泻不止。在当地医院吃药打针无效的情况下,来自马来西亚的华人张先生拿出随身携带的藿香正气丸让他服用,结果起到了很好的救急作用。哈利服用的藿香正气丸,正是方出《太平惠民和剂局方》的藿香正气散的丸剂。王靖云曾对100例胃肠功能紊乱者观察治疗,得出结论:藿香正气散加减治疗胃肠功能紊乱有助于患者尽快康复,提高治疗效果。

处方介绍

藿香正气散是治疗外感风寒、内伤湿滞的方剂,用药:藿香9g,紫苏6g,白芷6g,大腹皮12g,茯苓12g,白术9g,陈皮6g,厚朴9g,半夏9g,桔梗6g,甘草6g,生姜6g,大枣2枚,加水煎服。

本方出自《太平惠民和剂局方》。原方介绍：大腹皮、白芷、紫苏、茯苓（去皮）各一两，半夏曲、白术、陈皮（去白）、厚朴（去粗皮，姜汁炙）、桔梗各二两，藿香（去土）三两，甘草（炙）二两半。用法：上为细末，每服二钱，水一盏，姜三片，枣一枚，同煎至七分，热服。如欲出汗，衣被盖，再煎并服。

祛湿功用

本方功能解表化湿，理气和中。主治外感风寒，内伤湿滞证，恶寒发热，头痛，脘闷食少，腹胀腹痛，恶心呕吐，肠鸣泄泻，舌苔白腻，脉浮或濡缓。方中藿香用量独重，其辛温解在表之风寒，芳香化在里之湿浊，且可辟秽和中，降逆止呕，用为君药。配以紫苏、白芷解表化湿，助君药散风寒，化湿浊；半夏曲、陈皮燥湿和胃，降逆止呕，助藿香解表化湿，共为臣药。白术、茯苓健脾祛湿；厚朴、大腹皮、桔梗行气化湿，畅中消胀，共为佐药；甘草调和诸药，为使药。姜、枣煎服，能调和脾胃。诸药合用，能使风寒外解，湿浊内化，气机通畅，脾胃调和，病症消除。

一图知妙用

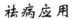

藿香——辛温解在表之风寒，芳香化在里之湿浊

紫苏、白芷——外散风寒，兼化湿浊

半夏曲、陈皮——燥湿和胃，降逆止呕

白术、茯苓——健脾祛湿

厚朴、大腹皮、桔梗——行气化湿，畅中消胀

甘草——调和诸药

生姜、大枣——调和脾胃

祛病应用

寒湿夹痰

《萧评郭敬三医案》：潘某，年近六旬，平素喜食糕饼糖食，喜饮茶水，积成湿热，满口牙齿先则倚斜倒侧，后竟脱落全无。又本年湿土司天，复因熬夜，过食面食，遂觉头晕微痛，胸痞不舒。自定发散之药，反觉增寒发热，似乎疟疾，然无定时，服小柴胡加消食之药，数日后但热不寒，胸痞不食，吐痰不止。不知除满豁痰，反作风温治，用犀角、天冬、麦冬、

生地、玄参之类，痰饮更多，阴气弥漫，至于饥不食，始为热中，今则寒中矣。形神俱惫，卧床不起，六脉缓弱无神，右关尤甚。据脉参症，乃寒湿之证，因仿藿香正气散意加减，用苍术、白术、茯苓、藿香、厚朴、陈皮、草果、半夏、白豆蔻、泽泻、炙甘草。服一剂，胸脘顿觉开爽，吐痰亦少，即思纳谷。于原方复加干姜、附子，服三四剂，遂能健饭。后用香砂六君子加干姜、附子，调理10余日即愈。

暑湿

某男，23岁。一周前因气候炎热，饮食生冷，发热（体温38.9℃），大便溏泻。刻诊发热（体温38~39℃），恶风，身热不扬，头重如裹，伴咳嗽痰多，口干不欲饮，脘腹痞满，纳呆，恶心欲呕，四肢酸困，神疲倦怠，大便不爽，舌淡红，苔白厚腻，脉濡数。辨证为暑湿入里，湿遏卫阳，治宜芳香化湿，疏中解表，方用藿香正气散加减。用药：藿香15g，佩兰15g，陈皮15g，桑叶15g，半夏10g，黄芩10g，白芷10g，淡竹叶12g，桔梗12g，茯苓20g，苍术20g。服6剂后，热退身爽，咳嗽痰多症消，食欲增强，大便不成形，舌苔薄腻，去黄芩、桔梗、桑叶，加薏苡仁30g，续进3剂。

慢性腹泻

《临证实验录》载：薛男，33岁。自述夏季过食西瓜，遂病泄泻，日三五行，无脓血，不后重，至今已五月余。历时较久，神疲体衰，面色萎黄。纳谷呆滞，嗳腐食臭，腹胀脘闷，肠中雷鸣，小便黄浊，口苦口干。舌尖红，苔白腻，脉沉细略数。诊腹无压痛，观其脉症，显系暑湿未能及时宣化使然。拟藿香正气散加减。用药：藿香10g，半夏10g，陈皮10g，苍术15g，白术15g，厚朴10g，滑石10g，甘草6g，茯苓15g，黄连3g，生姜6g。3剂。二诊：泄泻止，胃纳醒，苔仍白腻，脉沉细弱。此脾虚之候也，拟异功散加味。用药：党参15g，苍术15g，白术15g，陈皮10g，茯苓15g，焦山楂10g，炒麦芽10g，炒谷芽10g，甘草6g。

口腔溃疡

钟学文治朱男，67岁。反复口腔溃疡1年。溃疡症状无间断，位置不固定，不易愈合，诊断为复发性阿弗他溃疡。兼有口黏口苦，乏力，大便黏滞，舌红，苔白厚腻，脉滑数。辨证属湿热上蒸，蚀肉生疮。治法祛湿清热，凉血止痛。予藿香正气散合清胃散加减。用药：藿香20g，陈皮12g，姜半夏6g，厚朴10g，升麻5g，黄连6g，丹皮10g，金银花12g，炒白术6g，苍术15g，茯苓10g，炙甘草6g。7剂，水煎服。二诊：口腔内无新发溃疡，上方金银花改为知母10g，加生黄芪20g。14剂。

加减理脾清热除湿膏

处方介绍

本膏为御医为光绪开的补益膏方。用药：党参6g，炒白术9g，茯苓9g，砂仁3g，陈皮4.5g，焦神曲9g，石斛9g，扁豆9g，炒白芍4.5g，灶心土9g，炒薏苡仁9g，益元散6g。加水熬透去渣，再熬浓汁，少加老蜜成膏。每次6g，开水冲化服用。

本方收录于《慈禧光绪医方选议》。原书介绍：党参二钱，於术（炒）三钱，茯苓三钱，砂仁一钱，陈皮一钱五分，建曲（炒）三钱，石斛三钱，扁豆三钱，白芍（炒）一钱五分，灶心土三钱，薏苡仁（炒）三钱，益元散二钱。上以水煮透，去渣，再熬浓汁，少加老蜜成膏。每服二钱，白开水冲服。加减法：六月初四日节交小暑，详酌此方，去麦冬，加扁豆三钱。六月二十日节交大暑，详酌此方，去归身，加灶心土三钱。

祛病应用

《慈禧光绪医方选议》载：光绪二十八年六月二十日，庄河守和、佟文斌谨拟皇上理脾清热除湿膏。此方仿五味异功散意，加淡渗利湿之品组成。方中加灶心土，或取其有温中燥湿止呕之功，加白芍为滋润肝脾之力。方中节交小暑、节交大暑的加减法体现了立方遣药重视节气变化，考虑人与自然关系，是施方者高明之处。

《慈禧光绪医方选议》由陈可冀院士等组织编写。书中辑录了慈禧太后和光绪皇帝的医方，共计391首。每个医方后附有评议，方便读者学习参考。

五味异功散：即异功散，出自《小儿药证直诀》，药物组成有人参、炙甘草、茯苓、白术、陈皮、生姜、大枣。功能补气健脾，行气化滞。主治脾胃气虚兼有气滞，而见面色苍白，四肢无力，胸脘胀闷不舒，饮食减少，肠鸣泄泻，或兼有嗳气、呕吐等。

加减清热除湿膏

处方介绍

本膏为御医为光绪开的调治膏方。用药：连翘18g，龙胆草12g，焦三仙30g，赤茯苓18g，防风15g，桑白皮12g，赤小豆15g，菊花15g，茵陈18g，黄芩12g，炒僵蚕12g，生甘草6g。用法：加水熬透去渣，加炼蜜制为膏。每次6g，开水冲化服用。

本方收录于《慈禧光绪医方选议》。原书介绍：连翘六钱，胆草四钱，焦三仙一两，赤苓六钱，防风五钱，桑皮（生）四钱，赤小豆五钱，菊花五钱，茵陈六钱，条芩四钱，僵蚕（炒）四钱，甘草（生）二钱。上共以水煎透，去渣，加炼蜜为膏。每服二钱，白开水冲服。

祛病应用

《慈禧光绪医方选议》载：光绪二年七月十四日，李德昌敬谨拟皇上清热除湿膏加减。光绪四年七月二十一日，御医仍以原方为基础方，减去黄芩、僵蚕，加茯苓18g，白术（炒焦）15g，陈皮12g，山药（炒）18g，合配一料，炼蜜为膏，亦属疏利调和之剂。

陈可冀院士等评议：中医认为肝胆脾胃多湿热之症，此方清肝热，化脾湿，炼蜜为膏缓服，亦属半舒半调之际。大约药证相符，故光绪四年又用本方。不过热易除而湿难化，故转方减清热药，而加健脾之品，可见御医们之谨慎处。

苍术膏

处方介绍

苍术膏是治疗湿阻水肿的方剂。用药：苍术200g，楮实子50g，石楠叶30g，当归30g，甘草10g，蜂蜜250g。各药煎煮取汁，加蜂蜜熬膏，一日3次，每取3匙，白开水冲服。

本方出自《活人心统》。原书介绍：鲜白苍术20kg，浸去粗皮，洗净晒干，剉碎，用米泔浸一宿，洗净，用溪水一担，大锅入药，以慢火煎半干去渣，再入石楠叶3kg，刷去红衣，用楮实子1kg，川归250g，甘草120g，切，研，同煎黄色，用麻布滤去渣，再煎如稀粥，方入好白蜜3kg，同煎成膏。每用好酒，空心食远，调9~15g服，不饮酒用米汤。有肿气用白汤，呕吐用姜汤。

本方主治脾经湿气，少食，湿肿，四肢无力，伤食，酒色过度，劳逸有伤，骨热。方中苍术辛苦而温，功能健脾燥湿，《珍珠囊》说它"能健胃安脾，诸湿肿非此不能除"，充分肯定了它的祛水湿、减肥轻身效用。石楠叶、楮实子补肾强身，当归养血活血，甘草缓急和中。各药一并制膏，攻补兼顾，对食少湿肿，四肢无力，肢体困重者较为对症。可用于脂肪肝的防治。

一图知妙用

识湿心得

苍术——辛苦而温，健脾燥湿

石楠叶、楮实子——补肾强身

当归——养血活血

甘草——健脾和中，缓急和中

蜂蜜——味甘能养胃，性黏能调制成膏

祛病应用

湿痹

张聿青治李男。初诊之时，腿股厥而欠温，继则每有重着之处，辄觉脉络不舒。夫阳气营运，本无所阻，所以阻者湿也。湿土之下，燥气乘之，所以湿郁之甚，而风即暗生，脉络不和，诸象皆由此致。及今之计，唯有运化浊痰，分消湿热。然分化太过，未免戕伐，因以补气之药参之，务期阴阳相生，道路交通，太过不及，各得其平，即是颐养天和之道。爰拟补气培脾养肝，以作调摄之资。而上则宣肺，中则和胃，下则分利膀胱，三焦流畅，湿痰自无容足之地，譬如一室氤氲，洞开前后，顷刻干洁。炙黄芪、土炒白术、藿香、郁金、制半夏、别直参（另研和入）、苍术（米泔浸，麻油炒黄）、白蔻仁（另研和入）、泽泻、川连、猪苓、制何首乌（炒切）、炒霞天曲、党参、茯苓、生薏仁、熟薏仁、当归、陈皮、苦杏仁（去皮尖炒）、秦艽、酒炒杭白芍、桑寄生、枳实、桔梗。

肥胖

笔者治阮男，42岁，经商。肥胖5年，3年前发现有脂肪肝，易疲劳，头晕，遇冷风偏头痛，胃胀时作，睡眠质量下降，苔黄腻，舌质淡，脉沉细。要求服用膏方，以苍术膏加味。用药：苍术、楮实子、灵芝、茯苓、陈皮、制半夏、厚朴花、当归、丹参、川芎、炒山楂、制何首乌、桃仁、红花、枸杞子、浙贝、炒鸡金、枳壳、车前子、山参、灵芝破壁孢子粉、鳖甲胶、鹿角胶等。

糖尿病

笔者治曹男，44岁。2型糖尿病，高脂血症，脂肪肝，反流性食管炎，前列腺增大，腰椎间盘突出，血尿氮增高。面色灰暗，易疲劳，腰酸痛，右髋关节酸胀明显，有时连及右腿酸痛，苔薄白腻，舌红质润，脉弦细。治法温肾补脾，消脂泄浊，以金匮肾气丸合苍术膏为基础方，膏方一料。次年要求开第二料膏方，说去年服用后，餐后血糖从原来的11.97mmol/L降至7.61mmol/L，精神好，气色也好多了，胃中舒服，睡眠也好。以苍术膏为主方，膏方一料。

养阴调中化饮膏

处方介绍

本膏为御医为慈禧开的补益膏方。用药：西洋参（研）9g，茯神18g，柏子仁12g，川贝母（研）9g，生地12g，当归12g，陈皮9g，制香附9g，焦六曲12g，炒枳壳6g，焦山楂12g，姜汁黄连4.5g。加水煎透，去渣，取汁再熬成浓汁，兑炼蜜为膏，每取3匙，开水冲化服用。

本方收录于《慈禧光绪医方选议》。原书介绍：西洋参（研）三钱，朱茯神六钱，柏子仁（去油）四钱，川贝母（研）三钱，生地四钱，当归身四钱，陈皮三钱，制香附三钱，炒神曲四钱，炒枳壳二钱，焦山楂四钱，姜黄连（研）一钱五分。水煎去渣，再熬浓汁，兑炼蜜收膏。每服三钱。

祛病应用

《慈禧光绪医方选议》载：光绪某年十一月二十日，张仲元、姚实生姚宝生谨拟，老佛爷养阴调中化饮膏。膏方养阴健脾祛痰，内寓琼玉膏方意，治火盛津枯，干咳，食滞纳呆，口渴思饮等肺胃积热，脾不健运之证。脾得健则运，湿不生痰，则饮可除，于老年阴虚夹饮甚为适合。

识湿心得 琼玉膏：出自《洪氏集验方》，用药白茯苓、白蜜、人参、生地黄，有补虚健脾的功效，用于气阴不足，肺虚干咳，形体消瘦。名医朱丹溪说：琼玉膏治虚劳干咳最捷。

调中清热化湿膏

处方介绍

本膏为御医为慈禧开的调补膏方。用药：茯苓18g，陈皮9g，焦白术9g，藿梗9g，制厚朴6g，大腹皮9g，酒黄连炭6g，酒黄芩9g，白豆蔻9g，制香附12g，生白芍18g，泽泻12g。加水煎煮去渣，取汁再熬成浓汁，兑入炼蜜制膏。每取1匙，开水冲化服用。

本方收录于《慈禧光绪医方选议》。原书介绍：茯苓（研）六钱，广皮三钱，焦茅术三钱，藿梗三钱，紫厚朴（炙）二钱，大腹皮三钱，酒连炭（研）二钱，条芩（酒炒）三钱，白蔻仁（研）三钱，香附（炙）四钱，生杭芍四钱，泽泻四钱。并以水煎透，去滓，再熬浓汁，少兑炼蜜为膏。每服1匙，白开水冲服。

祛病应用

《慈禧光绪医方选议》载：光绪某年四月二十六日，姚宝生谨拟，老佛爷调中清热化湿膏。据载，西太后喜食肥甘厚味，湿热伤脾成饮，此膏以藿香正气散去表药，加重清泄里热之味，而有调中清热化湿之功，于湿滞脾胃兼有里热之症颇为合适。

识湿心得 藿香正气散：出自《太平惠民和剂局方》，由大腹皮、白芷、紫苏、茯苓、半夏曲、白术、陈皮、厚朴、桔梗、藿香、甘草、生姜、大枣组成。功能解表化湿，理气和中。主治外感风寒，内伤湿滞，恶寒发热，头痛，胸膈满闷，脘腹疼痛，恶心呕吐，肠鸣泄泻，舌苔白腻，以及山岚瘴疟等。

调气化饮膏

处方介绍

本膏为御医为慈禧开的补益膏方。用药：北沙参60g，炒白术45g，茯苓60g，槟榔60g，三棱60g，木香30g，砂仁30g，炒苍术45g，制厚朴45g，陈皮45g，炒鸡金45g，炒枳实45g，生甘草24g。加水煎煮去渣，取汁再熬浓，兑炼蜜为膏。每次15g，用开水冲服。

本方收录于《慈禧光绪医方选议》。原书介绍：沙参二两，白术（炒）一两五钱，茯苓二两，槟榔二两，三棱二两，木香一两，广砂仁二两，苍术（炒）一两五钱，厚朴（制）一两五钱，陈皮一两五钱，鸡金（焙）一两五钱，枳实（炒）一两五钱，甘草（生）八钱。共以水熬透，去滓再熬浓，兑炼蜜为膏，瓷器盛之。每服四五钱，白开水冲服。

祛病应用

《慈禧光绪医方选议》载：光绪某年四月初十日，调气化饮膏。膏方为香砂六君子汤与平胃散合方加减，加有枳实、鸡金、三棱，有补有消，颇具特色。

平胃散：出自《简要济众方》，由苍术、厚朴、陈橘皮、甘草组成，功能燥湿运脾，行气和胃，主治湿滞脾胃，脘腹胀满，不思饮食，口淡无味，恶心呕吐，嗳气吞酸，肢体沉重，怠惰嗜卧，常多自利，舌苔白腻而厚，脉缓。

理脾和胃除湿膏

处方介绍

本膏为御医为光绪开的补益膏方。用药：党参4.5g，生白术4.5g，茯苓9g，生薏苡仁9g，莲肉9g，炒麦芽9g，陈皮3g，制香附3g，炒当归6g，枸杞子6g，炒白芍4.5g，生地6g。加水熬透去渣，再熬浓汁，兑入少量炼蜜制为膏。每次 6g，开水冲化服用。

本方收录于《慈禧光绪医方选议》。原书介绍：党参一钱五分，生於术一钱五分，茯苓三钱，薏米（生）三钱，莲肉三钱，炒谷芽二钱，陈皮一钱，香附（炙）一钱，当归（土炒）二钱，枸杞子二钱，白芍（炒）一钱五分，生地二钱。上药以水煎透，去渣，再熬浓汁少兑炼蜜为膏。每服二钱，白开水冲下。

祛病应用

《慈禧光绪医方选议》载：光绪十一年二月初四日，余文斌、全顺谨拟皇上理脾和胃除湿膏。膏方重视理脾和胃，并寓八珍之意，唯因中州湿滞，故去甘草，因川芎辛湿升散，减去以防耗阴。并佐以薏米淡渗除湿之品，复加枸杞子滋补肝肾，亦属固本之意。唯香附性虽平和，但苦燥亦能耗气，抑或因精神不快，而以是药疏理肝气郁滞。综观方意，当为通补并行之方，功力和缓，可供久服。

识湿心得

八珍汤：出自《正体类要》由人参、白术、茯苓、甘草、当归、熟地黄、芍药及川芎组成，功能补气益血，主治气血两虚，面色苍白或萎黄，头昏眼花，四肢倦怠，气短懒言，食欲减退，疮疡溃后久不收口，心悸怔忡，妇女月经不调，崩漏不止等。

理脾和肝化湿膏

处方介绍

本膏为御医为光绪开的补益膏方。用药：西洋参9g，白术6g，杭白芍15g，玄参15g，化橘红9g，猪苓15g，泽泻9g，茯苓15g，旋覆花（包煎）9g，炒枳壳9g，川贝9g，瓜蒌皮9g，菟丝子15g，玉竹9g，菊花9g，桑白皮9g，莱菔子9g，姜竹茹9g，鸡内金12g，炒三仙各9g。加水煎透去渣，再熬浓汁，兑蜜150g熬膏。每次3匙，开水冲化服用。

本方收录于《慈禧光绪医方选议》。原书介绍：西洋参（研）三钱，茅术二钱，杭芍五钱，元参五钱，化橘红三钱，猪苓五钱，泽泻三钱，云苓五钱，旋覆花（包煎）三钱，枳壳（炒）三钱，川贝（研）三钱，蒌皮三钱，菟丝饼五钱，玉竹三钱，菊花三钱，桑皮三钱，莱菔子（研）三钱，竹茹三钱，鸡内金四钱，三仙饮三钱。上药以水煎透，去渣，再熬浓汁，兑蜜五两。每服三匙，白开水送下。

祛病应用

《慈禧光绪医方选议》载：光绪某年某月某日，乾清宫传出皇上用理脾和肝化湿膏一料。膏方以理脾化湿为主，仿五味异功之意，旨在理脾，用五苓散去肉桂而淡渗利湿，以三仙饮、莱菔、枳壳、鸡内金助健脾和胃之力，桑白皮、瓜蒌皮清肺以利水之上源，并助川贝祛痰止咳之效，杭白芍、菊花、玄参、菟丝子双理肝肾，玉竹、竹茹润燥止呕，旋覆花降逆和胃并可祛痰。

五苓散：出自《伤寒论》，由茯苓、泽泻、猪苓、肉桂、炒白术组成。功能温阳化气，利湿行水。主治阳不化气、水湿内停所致的水肿，小便不利，水肿腹胀，呕逆泄泻，渴不思饮。

理脾养胃除湿膏

处方介绍

本膏为御医为光绪开的补益膏方。用药：党参6g，炒白术9g，茯苓9g，莲肉9g，炒薏苡仁9g，扁豆9g，藿梗4.5g，焦六曲6g，炒麦芽9g，陈皮4.5g，砂仁3g，甘草2.4g。用法：加水熬透去渣，再熬浓汁，加少量炼蜜制成膏。每次6g，用开水冲化服用。

本方收录于《慈禧光绪医方选议》。原书介绍：党参二钱，於术（炒）二钱，茯苓三钱，莲肉三钱，薏米（炒）三钱，扁豆（炒）三钱，藿梗一钱五分，神曲（炒）二钱，麦芽（炒）三钱，陈皮一钱五分，广砂（研）一钱，甘草八分。上药以水熬透，去渣，再熬浓汁，少加炼蜜成膏。每服二钱，白开水冲下。

祛病应用

《慈禧光绪医方选议》载：光绪十年二月二十三日，范绍相、钟龄、全顺谨拟皇上理脾养胃除湿膏。膏方从参苓白术散化裁而来，去桔梗加神曲、麦芽，功专理脾；易山药加藿梗，功防滋腻。药性中和，无寒热偏胜之弊。

> 参苓白术散：出自《太平惠民和剂局方》，由炒党参、茯苓、炒白术、炒山药、莲子肉、炒薏苡仁、缩砂仁、桔梗、白扁豆、炒甘草组成，功能补脾胃，益肺气。主治脾胃虚弱，食少便溏，气短咳嗽，肢倦乏力。

理脾调中化湿膏

处方介绍

本膏为御医为慈禧开的补益膏方。用药：潞党参18g，生白术9g，炒白术9g，陈皮9g，姜汁黄连6g，焦六曲12g，炒谷芽12g，砂仁9g，麦冬18g，茯苓18g，制香附12g，藿梗9g，炙甘草12g。加水煎煮去渣，再熬成浓汁，兑入少量炼蜜制膏。每次1匙，用开水冲服。

本方收录于《慈禧光绪医方选议》。原书介绍：潞党参六钱，於术（生、炒）各三钱，广皮三钱，姜连（研）三钱，炒神曲四钱，炒谷芽（研）四钱，壳砂（研）三钱，麦冬六钱，茯苓六钱，炙香附（研）四钱，藿梗三钱，炙草四钱。上药以水煎透，去渣，再熬浓汁，少兑炼蜜为膏。每服一匙，白开水送下。

祛病应用

《慈禧光绪医方选议》载：光绪某年四月初十日，张仲元、姚宝生谨拟老佛爷理脾调中化湿膏。处方由香砂六君子汤加用藿梗、神曲、谷芽和姜汁黄连，有利于醒脾消导。

> 香砂六君子汤：出自《古今名医方论》，由人参、白术、茯苓、甘草、陈皮、半夏、砂仁、木香组成。功能益气补中，化痰降逆。主治脾胃气虚，痰饮内生，呕吐痞闷，不思饮食，消瘦倦怠，或气虚肿满。

清热理脾除湿膏

处方介绍

本膏为御医为光绪开的补益膏方。用药：茯苓15g，陈皮12g，白术12g，炒薏苡仁15g，炒山药9g，石斛15g，麦冬12g，焦六曲6g，炒麦芽6g，焦山楂6g，炒扁豆15g，茵陈12g，菊花9g，生甘草6g。加水煎煮，去渣取汁，加炼蜜制成膏。每次服6g，用开水冲化服用。

本方收录于《慈禧光绪医方选议》。原书介绍：茯苓五钱，陈皮四钱，白术四钱，薏米（炒）五钱，山药（炒）三钱，石斛五钱，麦冬四钱，焦三仙二钱，扁豆（炒）五钱，茵陈四钱，菊花三钱，甘草（生）二钱。加水煎透，去渣，加蜜炼成膏。每服二钱，白开水冲服。

祛病应用

《慈禧光绪医方选议》载：光绪八年九月十三日，杨安贵谨拟皇上清热理脾除湿膏。本方旨在淡渗健脾，清热除湿。

清嗽止渴抑火化饮膏

处方介绍

本膏为御医为光绪开的调补膏方。用药：苏梗子9g，前胡9g，橘红6g，天花粉9g，霜桑叶9g，甘菊花9g，麦冬9g，赤茯苓9g，炒谷芽9g，焦神曲9g，竹茹6g，生甘草3g。加水煎煮去渣，再熬浓汁，兑炼蜜为膏。每次2匙，开水化开服用。

本方收录于《慈禧光绪医方选议》。原书介绍：苏梗子三钱，前胡三钱，橘红二钱，天花粉三钱，霜桑叶三钱，甘菊三钱，麦冬三钱，赤茯苓三钱，炒谷芽三钱，神曲（炒）三钱，竹茹二钱，生甘草一钱。以水煎透，去渣，再熬浓汁，兑炼蜜为膏。每服二匙，白开水送服。

祛病应用

《慈禧光绪医方选议》载：光绪某年十月十四日，庄守和谨拟：皇上清嗽止渴抑火化饮膏。膏方以苏梗、前胡宣肺止嗽，天花粉、麦冬止渴生津养阴，桑叶、菊花祛风清热，二陈汤化饮去湿，去半夏以防辛燥，加竹茹可以祛痰止呕，谷芽、神曲二味功专健脾而助除湿之力。用药宣补并重，正邪兼顾，可供久服。

二陈汤：出自《太平惠民和剂局方》，由半夏、橘红、白茯苓、甘草组成，功能燥湿化痰，理气和中。主治湿痰证，咳嗽痰多，色白易咯，恶心呕吐，胸膈痞闷，肢体困重，或头眩心悸，舌苔白滑或腻，脉滑。

按摩穴位可祛湿

　　穴位，又叫腧穴，是指人体经络线上特殊的点区部位。中医通过针灸、推拿、点按、艾灸等刺激，祛病保健。

　　扁鹊刺百会救太子，陈书林按摩肾俞缩尿保健。肚腹三里留，腰背委中求。痰多宜向丰隆寻，痔漏承山效若神。说的都是穴位的强大功效。

　　"气穴所发，各有处名"。人体穴位总计720个，本章仅选介用于祛湿保健、湿病防治的部分穴位。

　　百会醒脑清神，迎香识香臭，风池安神健脑，曲池清热散风，内关和胃降逆，天枢调胃肠，肾俞固小便，大肠俞助减肥，期门清肝胆，中脘防治胃肠病，关元温阳补虚，髀关治腿疾，伏兔抗过敏，梁丘调节胃经气血，阴陵泉健脾祛湿，阳陵泉肝胆保健，漏谷温中散寒，上巨虚治腹痛，承山治肛疾，解溪除胀满，公孙治泻痢，内庭防治急慢性肠炎，丰隆助化痰，三阴交助健脾，足临泣祛风除湿，涌泉强筋力，足三里抗衰老。在这些穴位上或点或按，或推或擦，揉之，摩之，有祛湿保健、却病健身之助。

百会醒脑清神

《史记·扁鹊传》记载了这样一则故事：某日，扁鹊和弟子子阳来到虢国，正巧举国上下为太子治丧。扁鹊问知原委，判定太子没有死，只是昏厥如僵尸而已，指使子阳研磨针石，在太子头部的三阳五会上刺。过了一会儿，太子便苏醒了。子阳所施术的三阳五会即百会穴。该穴在头部的巅顶中央，足太阳经、手少阳经、足少阳经三条阳经和足厥阴经、督脉都会合于此，所以叫作三阳五会。

取穴

在两耳尖间经头顶拉一条弧线，然后在前发际与后发际间拉一前后正中弧线，两线的交叉点即是百会穴。另一取穴法：从眉头中间向上量一横指为一点，该点与后发际正中点连线共计14寸，取其中点即是百会穴。

方法

【按法】用拇指，或食指，或中指，以指腹或指端着力按压。也可用掌心对准该穴做掌按法。

【揉法】用拇指，或食指，或中指，以指腹连续揉动。

【摩法】用食指，或中指，或无名指，以指腹在百会穴处摩动。

按摩时手法不宜过重，否则会有局部重滞的感觉。

作用

百会属于督脉要穴，督脉分布在脑和脊柱部位，脑为元神之府，是人体的生命活动中枢，刺激该穴处能起到醒脑开窍救急的作用。同时，对于中风、昏厥、惊风、休克等病症的救治，心悸不宁、失眠、头痛、健忘等神经衰弱的防治都有作用。并有升阳固脱作用，可用于防治脱肛、久泻不止、胃下垂、妇女崩漏、子宫下垂等。

迎香识香臭

> 关于迎香穴位的命名，针灸文献记载说，迎香穴位于鼻旁，很接近于鼻，当嗅觉之冲。人性喜香恶臭，所以称之为迎香。另一含义，当鼻有病，不闻香臭，刺激该穴，鼻窍通畅，能迎来香味，故称。《玉龙歌》载："不闻香臭从何治，迎香两穴可堪攻。"

取穴

迎香穴在鼻旁，位于鼻翼外0.5寸，鼻唇沟内侧，左右各一穴，属于手阳明大肠经经穴。

方法

【掐法】用拇指或食指指端的甲缘按掐，掐时宜稍向鼻中隔倾斜。

【擦法】用拇指，或食指，或中指，以指腹按在迎香穴上，向上做缓慢均匀地推抹。

【揉法】用食指或中指指端揉迎香穴。

【摩法】用食指、中指或无名指指面附着于迎香穴上，做有节律地环旋摩动。

按摩时两侧迎香穴可同时进行，揉、掐或摩宜偏向鼻中隔部。按摩的范围可扩大，特别是擦、推法，可以是整个鼻梁两旁。《养生书》说："常以手中指于鼻梁两边，按摩二三十遍，令表里俱热，所谓灌溉中岳……以润肺也。"

作用

刺激迎香穴，对各种鼻病有特殊的治疗效果，可用于治疗慢性鼻炎、过敏性鼻炎、鼻窦炎、鼻出血等。并能治头面病症，有助于防治面神经麻痹、三叉神经痛、头痛等头面部病症。按摩迎香穴，结合擦鼻梁，有助于防治感冒。

风池安神健脑

　　一次养生讲座中，有学员问降血压的简便方法，我让他试着静下心来擦风池穴。一周后，学员告诉我，血压已从原来的168/130mmHg，下降至138/95mmHg了。又过了一周，这位学员十分高兴地说，血压稳定在130/90mmHg，真是太有效了！风池属足少阳胆经穴位，因肝与胆相表里，在该穴按摩，有平肝息风的作用，有助于高血压病防治。

取穴

将拇指、食指张开，从枕骨粗隆两侧向下推按，当至枕骨下缘凹陷处与乳突之间有酸胀感处，即是该穴。

方法

【按法】用拇指或食指指端按压风池穴，并作捻动。

【推法】将拇指指端放在风池穴处，向下推擦。

【击法】用掌根或指端击打风池穴。

【捏法】将拇指指端放在风池穴上，虎口朝下，食指放在对侧的风池穴上，两指相对用力挤捏。

高血压者在按摩风池穴的同时，可配合曲池穴按摩，效果更好。按摩时，用力的方向宜偏向对侧眼部。可配合弹法和鸣天鼓。弹法是食指内屈，用拇指指腹压在食指背上，以食指用力弹击，连续弹击风池穴数次。鸣天鼓的做法：两掌心分别按住两耳，两手相对，指掌贴按在枕后，将食指压在中指上，食指稍加压并向下滑，弹敲击打风池部，连作多次。接着手指按贴头枕骨部不动，掌心作一紧按一松离的活动，连作多次。

作用

降血压，用于高血压病表现为头晕胀痛、面部烘热、耳中鸣响、大便秘结，证属肝胆火盛、肝阳上亢者；预防中风，能使脑血管弹性增加，促进脑血流供应，对预防中风有帮助；安神健脑，能防治神经衰弱，有助于益智养生。

曲池清热散风

曲池系手阳明大肠经上的重要穴位。在该穴处按摩，有着疏通经络、宣通气血、清热散风等作用，可用于治疗臂肘疼痛、上肢无力等多种病症。歌诀曰："曲池拱手取，屈肘骨边求；善治肘中痛，偏风手不收，挽弓开不得，筋缓莫梳头；喉闭促欲死，发热更无休；遍身风癣癞，针着即时瘳。"

取穴

曲池穴在肘部，屈肘时，肘窝横纹头至肱骨外髁中点处即是。仰掌，屈肘成45°角，肘关节桡侧肘横纹头处即是。另有取穴法：先找到肱骨外上髁和尺泽穴，然后取两处的中点，即是该穴。肱骨外上髁，即肘关节桡侧；尺泽穴在肘横纹中，肱二头肌腱桡侧，取穴时屈肘，肘关节内侧可摸到一条坚硬的大筋，即肱二头肌腱，靠这条大筋的外侧，即桡侧，在肘横纹上即是。

方法

【掐法】用拇指指端甲缘按掐曲池穴。

【按法】用拇指指端按在曲池穴处，深压之，并作捻动。

【揉法】用拇指指端按在曲池穴上，作轻柔缓和地摆动。

【推法】拇指指端放在曲池穴处，反复推动。

【拿法】将拇指按在曲池穴处，其余四指相对用力，作一紧一松的提拿。

【滚法】将小指掌指关节的背侧附着于曲池穴处，以肘为支点，前臂作主动摆动，带动腕部做伸屈和前臂旋转的往返滚动。

作用

降血压，高血压者按摩曲池穴，配合按摩风池穴，效果更好。功能疏通经络，宣和气血，治疗上肢痿软、疼痛、痉挛及网球肘；清热消肿，治疗高热、咽喉肿痛、急性乳腺炎及腮腺炎；祛风止痒，抗过敏，治疗荨麻疹、皮炎、丹毒、过敏性紫癜等。

内关和胃降逆

　　人在旅途中，车船前行，窗外景色迷人，有的人会头晕不适，不时呕恶，时时欲吐，无疑大煞风景。这时，用你自己的手按摩内关穴，就有可能消除晕动病。按摩内关穴，能宁心安神、宽胸顺气、和胃降逆止呕，故能有效地防治晕车、晕船、晕机等各种晕动病。

取穴

　　内关穴在前臂掌侧，腕横纹正中两筋间直上2寸处。它属于手厥阴心包经的穴位。心包经经脉始于胸中，下行过膈，分布于胸胁，沿上肢经过内关穴，直抵中指指端。心、胸、胃的疾病均可通过按摩内关穴来治疗。

方法

　　【掐法】用拇指指端甲缘按掐内关穴，一掐一提，连作多次。

　　【按法】用拇指指端按压内关穴，并作捻动。

　　【推法】用拇指指端在内关穴处推动。

　　【擦法】用拇指侧峰在内关穴处擦动，连续向上擦至局部皮肤微红有热感为止。

　　【揉法】用拇指指端作轻柔缓和地揉动。

作用

　　宁心安神：防治心悸不宁、心神恍惚、癔病、癫痫以及晕动病等。宽胸顺气：防治胸闷、胸痛、胁痛。并可作为心脏病心绞痛者的保健用穴。和胃降逆：防治呕吐、呃逆、咳喘。

肺俞治咳喘

　　肺俞穴是背部的主要穴位，冬病夏治每多用之。《针灸甲乙经》说："肺气热，呼吸不得卧，上气呕沫，喘气相追逐，胸满胁膺急，息难……肺俞主之。"

取穴

肺俞穴是足太阳膀胱经上的一个背俞穴，在背部当第3胸椎棘突下旁开1.5寸处。

方法

【点法】两手拇指分别按放在背部肺俞穴处，用指端点按肺俞穴，压而点之。

【按法】两手拇指分别按放在肺俞穴处，逐渐用力，深压捻动 。也可用掌根按压捻动。

【推法】用拇指指端在肺俞穴处推动。

【擦法】用拇指指腹在肺俞部位推擦。

作用

该穴内应于肺，是肺气输注之处，能治疗肺的功能失调引起的各种疾病，故以"肺俞"命名。刺激该穴，有助于治疗发热、胸闷、胸痛、慢性支气管炎、支气管哮喘、脊柱侧弯等。

肾俞固小便

识湿心得　据说，一个叫陈书林的人与同乡张成之叙谈，一会儿便要上厕所。张不禁问他：小便怎么会如此频多？陈说：天气寒冷，自然如此。张笑着告诉他：我不论夏日冬天，只早晚两次小便。陈听了很感兴趣，忙请教有何妙术。于是，张成之便介绍了按摩肾俞穴的方法。后来陈依法作之，果然有效，不但小便次数减少，身体也轻捷很多。

取穴

肾俞穴在腰部，平第2腰椎棘突下脊柱旁开1.5寸处。它与肾脏相应，为肾气在腰背部输注、转输的地方，主治肾脏疾病，故而得名。它属于足太阳膀胱经上的重要穴位。

方法

【点法】屈指握拳，以屈曲的骨突部抵压肾俞穴处，用力按而压之。

【按法】用食指指端按压肾俞穴处，由轻而重，深压捻动。

【拍法】将掌心对准肾俞穴，张掌作有节律的轻拍。

【擦法】掌侧大鱼际附着于肾俞穴处，作上下来回擦动。

【揉法】食指指腹放在肾俞穴处，轻柔和缓地揉动。

作用

补肾固摄：治疗阳痿、遗精、遗尿、小便频多、女子带下、月经不调等泌尿生殖系统病症；补肾强筋：治疗劳损不足，腰膝酸软、四肢无力、头晕眼花、耳鸣耳聋。

大肠俞助减肥

识湿心得

大肠俞在第4腰椎棘突下，后正中线旁开1.5寸的位置。当双手叉腰的时候摸到髂骨平面的高点，两个髂骨之间的连线对的就是第4腰椎，摸到了脊突下之后，再去找1.5寸，肩胛内角到正中线是3寸，把它分成两半，就是1.5寸的长度，在第4腰椎位置两侧旁开1.5寸，就是大肠俞的位置。大肠俞为大肠的背俞穴，是大肠经气传输之处，善于外散大肠腑之热，防治肠腑疾患，具有调肠胃，通腑气，祛湿止泻的作用，是治疗大肠疾病及调养大肠的要穴。

取穴

大肠俞穴是足太阳膀胱经上的一个穴位，在腰部，当第4腰椎棘突下，后正中线旁开1.5寸处。该穴是治疗大肠疾病的重要腧穴，故名。

方法

【按法】用食指指端按压大肠俞穴处，由轻而重，深压捻动。

【擦法】两手拇指分别按放在腰部，在大肠俞穴处用指腹推擦。

【揉法】两手张掌，分别按放在大肠俞穴处，用掌面作按揉活动，至局部有热感时为止。

作用

刺激该穴，有助于大肠蠕动，促进排泄，能收到良好的减肥效果。有助于治疗胃肠疾患：如腹痛、腹胀、胃胀、心下痞满、两胁胀痛、食欲不振、消化不良等。并多用于治疗腰背部疾患，如腰椎间盘突出、腰肌劳损、急性腰扭伤、坐骨神经痛，腰背部疼痛，臀部、大腿后外侧疼痛。

期门清肝胆

识湿心得

期门的命名有深意。期，期望、约会之意；门，出入的门户。期门意指中部的水湿之气由此输入肝经。它是肝经位置最高的穴位，下部的章门穴无物外传而使本穴处于气血物质的空虚状态。本穴又因位处人体前正中线及侧正中线的中间位置，既不阴又不阳，既不高亦不低，因而既无热气在此冷降也无经水在此停住，所以作为肝经募穴，尽管其穴内气血空虚，但却募集不到气血物质，唯有期望等待，故名期门。

取穴

期门穴在乳中线上，乳头下二肋，当第6肋间隙处。先画定乳中线，方法是仰卧，自乳头正中画一条平衡于人体正中线的直线即是。然后，从乳头向下数两肋，在乳正中线上，即是期门穴。女性由于乳房下垂，可于第6、7肋间上取穴。

方法

【按法】用拇指、食指或中指指端按压期门穴。

【擦法】将手掌大鱼际放在期门穴处，进行直线来回摩擦。

【推法】用掌推，将手掌紧按胁部，掌心对准期门穴，有节律而缓慢均匀地推动。

【揉法】用拇指、食指或中指指腹在期门穴处揉动。

按揉动作要和缓，时间可长一些，以局部温热、酸痛为佳。按、揉、擦或推后，可配合振法，全身放松，两手掌平贴在两胁，掌心对准期门穴，以前臂和手部的肌肉强力静止地用劲，使气力集中在掌面，作快速抖动，使期门穴及整个胁部产生振动。

作用

疏肝理气：治疗慢性肝炎、胆囊炎、胆石症引起的胸胁疼痛，以及肋间神经痛等病症；健脾和胃：在期门穴处按摩，对呕吐、腹胀满、伤食等胃肠病亦有一定的防治效果。

中脘防治胃肠病

识湿心得

中脘，经穴名。它是任脉与手太阳小肠经、手少阳三焦经、足阳明胃经交会的穴位，是胃、大肠、小肠、三焦、膀胱、胆六腑精气会聚之所。脘，指部位。《新华字典》解释：胃的内腔；《康熙字典》释义：胃之受水谷者曰脘。经穴有上脘、中脘和下脘，分别位于胃体的上、中、下，中脘位于胃体的中部，故有此名。

取穴

腹中线，胸骨下端和肚脐连线的中央，大约在肚脐往上一掌处。

方法

【按法】用拇指、食指或中指指端按中脘穴。

【擦法】将手掌大鱼际放在中脘穴处推擦。

【揉法】用拇指、食指或中指指腹在中脘穴处揉动。

【摩法】以中脘为中心，先顺时针方向摩动，再按逆时针方向摩动。

作用

调节胃肠功能，防治胃肠病，用于防治胃痛、腹痛、腹胀、呕逆、反胃、肠鸣、泄泻、便秘。并多用于喘息不止、失眠、脏躁、癫痫、荨麻疹等。

天枢调胃肠

《黄帝内经》说人的上半身天气主之，下半身地气主之。那么划分上下的界线是什么？是天枢穴。天枢在腹部，平脐旁开2寸，属于足阳明胃经穴位。它位于脐旁，在人体上下之间，占有枢要的地位，具有升降气机、斡旋上下、调节胃肠功能的作用。在天枢穴处按摩，有助于治疗泄泻、便秘等病症。

取穴

天枢穴在腹部，平脐旁开2寸，左右各一穴。取穴时以脐中央即神阙为一点，由神阙引垂直于腹部正中线的水平线，再引乳头内侧距腹部正中线2寸处的垂直线，两线的交叉点处即是。

方法

【按法】用拇指或食指指端按压天枢穴。

【推法】用拇指指端在天枢穴处推动。

【摩法】食指或中指指腹在天枢穴处，作有节律地环旋摩动。也可以掌心对准天枢穴，用整个掌面摩抚。

【揉法】用拇指指腹按揉，或食、中二指并拢揉动。

按摩时局部会有酸胀温热的感觉，肠鸣会增多。两侧天枢穴可同时按摩，并可配合摩腹，摩遍整个腹部。

作用

调节胃肠功能：在天枢穴处按摩，能起到调节胃肠功能的作用，有助于治疗腹胀、腹痛、泄泻、便秘及胃肠功能紊乱为主的各种胃肠病症。妇女保健：防治妇女月经不调、经来腹痛、赤白带下及不孕症。

关元强壮补益

识湿心得

《扁鹊心书》记载，南宋年间，有一老者，年至九十，面色依然润泽，身强不减壮年。问他是否有异术，老人回答：哪有什么异术，只是每年夏秋之交，我都会用艾绒灸关元穴，久而久之便不畏寒暑。灸关元，按摩关元，均有温阳补虚的保健作用。

取穴

关元穴在腹部，脐下3寸处。取穴时，先定腹部正中线，再用手指同身寸指量法，四指并拢，用第1、2指关节的宽度由神阙向下量4横指即是。

方法

【点法】拇指伸直，指端按在关元穴上，压而点之。

【按法】用拇指指端按压，逐渐用力，深压捻动。也可用掌根按压捻动。

【揉法】拇指指腹按定于关元穴处，手臂及腕部放松，以肘为支点，作前臂主动摆动，带动腕和掌指作轻柔和缓地摆动。也可用手掌大鱼际或掌根揉动。

【摩法】以食指或中指指端对准关元穴，作有节律地环旋摩动。也可以掌心对准关元穴，用整个掌面来摩抚以关元为中心的腹部。

按摩力量宜加大，以小腹、前阴有酸胀感为宜。在按、揉、摩或点法后，可配合擦法，用掌根擦动整个腹部，并可作以关元穴为中心的摩动，可按顺时针方向摩动36次，再按逆时针方向摩动36次。

作用

关元穴名寓有深意。关，是枢纽、机关开合之处，是关闭、关藏、闭藏的意思；元，是元气、天气，是万物生长的根本。关元穴在脐下3寸，是人体真气、元气生发的地方。在关元穴处按摩，有强壮补益的作用，慢性病者补益强壮，平素体弱者健身补虚，均宜于按摩。阳痿、遗精、遗尿、尿闭、腹痛、泄泻、脱肛等病症，多由于肾阳亏虚，可以通过按摩关元穴来达到防治的目的。并有暖宫散寒的功效，妇女月经不调，痛经，宫寒不孕，带下清稀，均可在关元穴处按摩。

髀关治腿疾

识湿心得

　　髀，股部，大腿骨，指穴位所在的部位；关，关卡，意指胃经气血、脾经精华在此沉降，堆积于穴位周围，如被卡在关卡一般，故名髀关。髀关穴具有舒经活络、强壮腰膝、解痉止痛的功效，可用于治疗腰痛膝冷，下肢麻木，下肢酸软，痿痹，腹痛，肌无力，腹股沟淋巴肿大疼痛等。如因站立或蹲坐时间久，出现下肢麻木，用中指指腹按揉两侧髀关穴3~5min，不适症状很快就会缓解。

取穴

　　髀关穴在大腿前侧，髌骨上缘12寸处，当髂前上棘与髌骨外侧的连线上。仰卧时，由髂前上棘与髌骨外侧缘作一连线，该连线交于腹股沟一点，由此点用手指同身寸指量法，向下量两横指即是。

方法

【按法】拇指按放在髀关穴处作点按活动。
【推法】掌根对准髀关穴，作有节律而缓慢均匀地推动。
【擦法】将手掌大鱼际放在髀关穴处推擦。
【揉法】用拇指或食指指腹按揉髀关穴，和缓地揉动。

作用

　　刺激髀关，有防治各种腰腿疾病的作用，除足部保健外，凡腰神经痛、上股部肌肉痉挛及疼痛、足部麻木等，均宜于按摩。点按髀关时，以局部酸胀或酸胀感向膝部传导为佳，点按的角度宜垂直向内。

  ## 伏兔抗过敏

识湿心得

　　伏兔穴的准确位置位于大腿前髂前上棘与髌底外端连接处，可以有效治疗腰腿疼痛、下肢瘫痪、荨麻疹，还能舒筋活血，促进全身的血液循环。并有祛风除湿、散寒止痛作用，可以治疗风湿性关节炎、下肢痹痛、脚气。

老中医施氏祛湿防治200题

取穴

伏兔穴在髌骨上缘上6寸，当髂前上棘与髌骨外侧缘的连线上。仰卧，下肢伸直，足尖用力向前屈，可见到膝上股前有一肌肉隆起，状如小兔藏伏，故而名之。

方法

【点法】用拇指指指端按放在伏兔穴处，作点按活动。

【推法】掌根对准伏兔穴，有节律而缓慢均匀地推动。

【擦法】张掌，掌根对准伏兔穴按擦。

作用

中医古籍《针灸大成》介绍伏兔穴的主治有"身瘾疹"一条，明确了伏兔的防治荨麻疹的作用。防治荨麻疹等过敏性疾病，在伏兔穴处按摩，有一定的作用。并可用于腰痛膝冷、下肢麻痹、疝气、脚气的防治。

梁丘调节胃经气血

识湿心得　　梁丘是足阳明胃经的重要穴位，刺激该穴有很好的调养脾胃的作用，对于胃痉挛、胃肠功能紊乱、腹泻、便秘等有调治的效果。《针灸探微》：理气和胃，祛风化湿。

取穴

梁丘穴在髌骨之上，外侧缘直上2寸凹陷处。取穴时屈膝，在大腿前面，当髂前上棘与髌底外侧端的连线上，髌底上2寸。

方法

【掐法】四指按放在大腿外侧，拇指指端对准梁丘穴，用指端甲缘作按掐活动。

【擦法】张掌，大鱼际对准梁丘穴按擦。

【揉法】用拇指指腹按揉。

作用

梁丘能快速调节胃经气血的有余与不足状态。按摩此穴，有助于防治膝胫痹痛、鹤膝风、胃痛、胃痉挛、腹泻、膝盖头痛、乳痈等。

阴陵泉健脾祛湿

识湿心得

　　阴陵泉位于小腿的内侧，是足太阴脾经的合穴，有健脾祛湿的作用。刺激该穴可用于治疗痰湿肥胖、下肢水肿、遗尿、排尿不利、白带异常等。《针灸甲乙经》说，腹中气盛，腹胀逆不得卧，阴陵泉主之；腹中气胀，嗑嗑不嗜食，胁下满，阴陵泉主之；肾腰痛不可俯仰，阴陵泉主之；溏不化食，寒热不节，阴陵泉主之；妇人阴中痛，少腹坚急痛，阴陵泉主之。

取穴

仰卧或正坐，胫骨内侧髁后下方45°凹陷处就是阴陵泉的位置。取穴时，坐位或仰卧位，用拇指沿小腿胫骨内侧由下向上推，拇指推到膝关节下时，胫骨向内上弯曲处之凹陷处即是。

方法

【按法】拇指指端按压在阴陵泉穴上，逐渐用力，深压捻动。

【拨法】拇指指端按放在阴陵泉穴处，将力集中于指端，尽力按压，然后推拨该处的筋肉。

【揉法】拇指指腹按压在两侧阴陵泉穴上，和缓地揉动。

按揉时，取最舒适的体位，可两手同时用力，让刺激充分达到肌肉组织的深层，并产生酸、麻、胀、痛、热和走窜等感觉，维持一定力度。

作用

按摩阴陵泉，能治疗膝关节病，缓解膝关节疼痛。另有健脾祛湿、消肿利尿等重要作用，被称为健脾祛湿第一穴，可以治疗下肢水肿和体内水湿停滞病症，还可以治疗泌尿系统病症，如遗尿、前列腺增生等。同时对一些妇科疾病，如月经不调、痛经、白带异常等，都有帮助。

阳陵泉保健肝胆

阳为阴之对，外为阳，陵即丘陵，泉即水泉，膝外侧腓骨小头隆起如陵，穴在其下陷中，犹如水泉，故名阳陵泉。阳陵泉能降浊除湿，有疏肝利胆、舒筋活络、强健腰膝的作用。

取穴

阳陵泉穴在腓骨小头前下部。正坐屈膝，膝外侧尖节下，腓骨小头前缘交叉处陷中。

方法

【按法】两手拇指按压在两侧阴陵泉上，逐渐用力，深压捻动。

【揉法】两手拇指按压在两侧阴陵泉上，和缓揉动。

【擦法】张掌，用掌根在阳陵泉穴处搓擦。

作用

阳陵泉主治半身不遂，下肢痿痹，麻木，膝膑肿痛，脚气，胁肋痛，口苦，呕吐，黄疸，小儿惊风。现多用于坐骨神经痛、肝炎、胆囊炎、胆道蛔虫症、膝关节炎、小儿舞蹈病等。它是足少阳胆经合穴，也是八会穴中之筋会，按之能疏泄肝胆，清利湿热，舒筋健膝。可以用来治疗肝胆疾病，解除血管和肌肉痉挛，对头颈部的疼痛起到缓解作用，对颈部关节的活动起到改善作用。

足三里抗衰老

《四总穴歌》有关于足三里的歌诀，即是"肚腹三里留"。歌诀中的肚腹，即指胃肠疾病。足三里穴属于足阳明胃经的穴位，其经络从头下行，经过肚腹，抵达足部。在足三里穴处按摩，有健脾养胃、调节胃肠功能的作用，有助于防治胃肠病症。古人将身上1寸比之为1里，由于足三里穴在足部的外膝眼下3寸处，所以用"足三里"来命名。

取穴

屈膝成90°，找到外膝眼，再向下量4横指，在腓骨与胫骨之间，距胫骨嵴约1横指，即是该穴。或由髌骨向下摸到胫骨上端一突起，即胫骨粗隆，其外下缘直下1寸处即是。

方法

【掐法】拇指指端甲缘按放在足三里穴处，作下掐上提活动，一掐一提，反复为之。

【点法】拇指指端着力于足三里穴处，拇指伸直，力贯注于指端，按而压之。

【按法】将拇指或食指指端按压在足三里穴处，逐渐用力，深压捻动。

【推法】拇指指端着力于足三里穴处，以腕关节活动带动拇指作左右摆动。

【拨法】拇指指端按放在足三里穴处；将力集中于指端，尽力按压，然后推拨该处的筋肉。

【揉法】拇指或食指指腹放在足三里穴处，手臂及腕部放松，以肘为支点，作前臂主动摆动，带动腕和掌指作轻柔缓和的摆动。

可直接向内按掐，也可向下斜按。按、揉、掐、点、拨或一指禅推法后，可配合搓法，上下搓擦整个小腿。

作用

调节胃肠功能：按摩足三里穴，能防治胃痛、呕吐、呃逆、腹痛、腹胀、泄泻、便秘、痢疾及阑尾炎等病症；并能增强胃肠的消化吸收功能，健胃开食，使气血健旺，人体抵抗力增强。强筋健骨：治疗膝关节疼痛、胫骨疼痛、下肢酸软、肌肉萎缩、瘫痪等。强壮防病：能防治各种神经系统和泌尿生殖系统疾病，并能防治感冒，预防中风。抗过敏：按摩足三里，对过敏性疾病有较好的防治作用。抗衰老：常按摩足三里，不但对常见的老年病防治有很好效果，并且能抗衰老，延年益寿。

上巨虚治腹痛

　　上巨虚为足阳明胃经腧穴，可以治疗胃肠疾病。《灵枢·邪气脏腑病形》：大肠病者，肠中切痛，而鸣濯濯，冬日重感于寒即泻，当脐而痛，不能久立，与胃同候，取巨虚上廉。现代认为按揉巨虚可治疗过敏性肠炎。

取穴

　　上巨虚穴在外膝眼下6寸，距胫骨前缘一横指处，即足三里穴（在小腿前外侧，当外膝眼下3寸，距胫骨前缘一横指处）下3寸。取穴时屈膝，从外膝眼向下直量两个四横指，当腓骨与胫骨之间。

方法

　　【掐法】拇指指端甲缘按放在上巨虚穴处，作下掐上提活动，一掐一提，反复为之。

　　【点法】拇指指端着力于上巨虚穴处，拇指伸直，力贯注于指端，按而压之。

　　【按法】将拇指或食指指端按压在上巨虚穴处，逐渐用力，深压捻动。

　　【推法】拇指指端着力于上巨虚穴处，以腕关节活动带动拇指作左右摆动。

　　【擦法】拇指指腹在上巨虚处擦动，连续擦动3min。

　　【揉法】拇指或食指指腹放在上巨虚穴处，手臂及腕部放松，以肘为支点，作前臂主动摆动，带动腕和掌指作轻柔缓和的摆动。

作用

　　刺激上巨虚，有一定的防治胃肠病效果，腹痛、便秘、腹泻、痢疾，以及饮食积滞、胃脘胀痛等，均宜于采用。并有助于防治腿部疾病，中风后下肢功能障碍、脚气病，均可配合按摩。

丰隆助化痰

丰隆，被古今医学家公认为治痰之要穴。《备急千金要方》云：丰隆主狂妄行，登高而歌，弃衣而走。《玉龙歌》云：痰多宜向丰隆寻。《医学纲目》指出：风痰头痛，丰隆，灸亦得。诸痰为病，头风喘嗽，一切痰饮，取丰隆、中脘。均肯定了丰隆穴治痰的地位和作用。

取穴

丰隆穴在在小腿前外侧，当外踝尖上8寸，即外膝眼与外踝前缘连线的中点，距胫骨前嵴约两横指处。该穴所在，正当肌肉丰满隆起处，故以丰隆命名。

方法

【掐法】一手四指并拢，拇指按放在丰隆穴处，以拇指指端甲缘着力，作按掐活动。

【按法】将拇指或食指指端按压在丰隆穴处，逐渐用力，深压捻动。

【擦法】用拇指指腹推擦丰隆穴。

【揉法】将食指或拇指放在丰隆穴上，用力作按揉活动。

作用

丰隆有化痰的功用，故按之有效。刺激丰隆，并有助于防治高脂血症、支气管哮喘、梅尼埃病、失眠、癫痫、精神分裂症等与痰湿有关的疾病。此外，对于小腿痉挛、下肢痿痹、腿膝疼痛及脚气病等腿部疾病，胃痛、腹痛、便秘等胃肠病，以及咳嗽、呕吐、梅核气、水肿、癫痫、狂证、闭经、崩漏等，均有治疗效果。

漏谷温中散寒

漏谷穴为足太阴脾经的常用腧穴之一。漏，渗漏也；谷，指凹陷处。功能为渗湿利尿，且穴性为谷，故名"漏谷"。按摩漏谷，有温中散寒、健脾利湿的作用，有助于治疗腹胀、肠鸣、小便不利、失精、下肢痿痹。

取穴

在小腿内侧，内踝尖上6寸，胫骨内侧缘后际。

方法

【点法】屈曲食指，以屈曲的骨突部对准漏谷穴，压而点之。

【掐法】用拇指指端甲缘按掐，一掐一提，反复为之。

【按法】拇指指端按在漏谷穴，逐渐用力，深压捻动。

【滚法】用掌背近小指侧附着于漏谷穴处，以肘为支点，前臂摆动，带动腕部作伸屈和前臂旋转的往返滚动运动。

【揉法】用拇指指腹在漏谷穴处轻柔缓和地揉动。

作用

漏谷穴具有健脾、渗湿、利水的功效，临床用于治疗腹胀、肠鸣、小便不利、遗精、下肢痿痹。用于防治消化系统疾病，如急慢性肠炎、肠鸣音亢进、消化不良等；用于运动系统疾病，如肩胛部疼痛、下肢麻痹等；还用于尿路感染、精神病等的治疗。

承山治肛疾

有关承山穴的歌诀很多，《玉龙歌》：九般痔漏最伤人，必刺承山效若神；《灵光赋》有"承山转筋并久痔"之句；《十四经要穴主治歌》有"承山主针诸痔漏，亦治寒冷转筋灵"之句。从这些歌诀不难发现，承山对痔疮的治疗是颇为有用的。

取穴

承山穴在腓肠肌肌腹下，腓肠肌两肌腹交界下端。它属于足太阳膀胱经的穴位。取穴一：直立，足尖着地，足跟尽力上提，小腿肚正中因肌肉紧张而出现"人"字形，"人"字尖下凹陷处即是承山穴。取穴二：先取委中穴，再由该穴直下至外踝尖处作一联线，连线的中点即是承山穴。委中穴在腘窝横纹正中央，于两筋之间取之。

方法

【掐法】用拇指指端甲缘按掐，或一掐一提，或连续按掐数分钟。

【按法】拇指指端按放承山穴处，逐渐用力，深压捻动。

【擦法】以手掌大鱼际作上下擦动。

【拨法】中指指端按放在承山穴处，尽力按压，然后推拨该处的筋肉。

【拿法】拇指指端对准承山穴，余四指相对用力，作一紧松的提拿。

【揉法】拇指指腹按放承山穴处，轻柔和缓地揉动。

按、掐、擦等按摩施术后，可配合搓法，搓擦承山穴上下部位或整个小腿。

作用

治肛肠疾病：按摩承山穴，能有效地防治痔疮、肛裂、便血、便秘、脱肛等肛肠疾病。

治腰腿病：可用于治疗腰背疼痛、坐骨神经痛、腰膝无力及下肢酸软。

消除腿足疲劳：激烈运动或长途跋涉后，搓擦承山穴，能迅速消除腿足疲劳。

治落枕：按或掐承山穴，配合头颈部前屈后仰，左右旋转，落枕引起的颈部疼痛可较快消除或减轻。

三阴交助健脾

识湿心得　　　三阴交穴在足内踝尖上3寸，胫骨后缘处。它属于足太阴脾经穴位，又与足厥阴肝经和足少阴肾经交会，可谓是一穴交三阴，所以有着健脾补肝益肾的效用，统治三阴经的病症，是治疗消化系统、泌尿生殖系统，尤其是妇女病的重要穴位。现代研究发现，刺激三阴交穴，对心脑血管及血液系统均有良性影响，能增加心脑血流量，可用于冠心病、中风预防及其后遗症的康复。

取穴

三阴交在小腿处。取穴时，先找到内踝尖，再并拢四指，来确定内踝尖上3寸这一点，再找到胫骨后缘，即是三阴交穴。

方法

【掐法】用拇指指端甲缘按掐，一掐一提，反复为之。

【点法】屈曲食指，以屈曲的骨突部对准三阴交穴，压而点之。

【按法】拇指指端按在三阴交穴处，逐渐用力，深压捻动。

【滚法】用掌背近小指侧附着于三阴交穴处，以肘为支点，前臂摆动，带动腕部作伸屈和前臂旋转的往返滚动。

【揉法】用拇指指腹在三阴交穴处作轻柔缓和的揉动。

按摩三阴交穴，局部会有酸胀感。按、掐、揉、滚或点后，可配合摩法，以手掌掌面摩抚三阴交为中心的小腿部。

作用

健脾益气：治疗脾胃虚弱，脘腹胀满、不思饮食、四肢困重、肠鸣便溏、食入不化；补肝益肾：治疗头晕目糊、心悸不宁、失眠多梦、遇事善忘、肢体酸痛麻木、腰膝酸软、阳痿、早泄、遗精、遗尿及排尿困难；妇女保健：妇女一切经、带、胎、产病症，均可按摩三阴交穴，而收祛病健身效果。按摩三阴交，还会对心脑血管及血液系统会产生良好影响，能增加心脑血流量，可用于防治冠心病、脑卒中及其后遗症。

解溪除胀满

识湿心得

　　解溪的命名，是因该穴位于足背踝关节横纹中央凹陷如溪处，亦当系解鞋带处，故名。本穴为足阳明胃经穴位，有清胃降逆、舒筋活络、化痰涤浊的功用。《备急千金要方》：腹大下重，膝重脚转筋湿痹。《医宗金鉴》：主治风气面浮，腹胀足肿，喘满咳嗽，气逆发嚏，头痛目眩，悲泣癫狂，惊悸怔忡等。

取穴

解溪穴在足踝关节前面的横纹中央，第2足趾直上两筋内。

方法

【掐法】一腿屈膝，横向对侧，另侧小腿竖起，同侧手拇指指端按放在解溪穴处，以拇指指端甲缘着力，作按掐。

【擦法】一腿内收，将拇指指腹按放在同侧腿的解溪穴处，以指腹着力，按擦解溪穴。

【揉法】用拇指指腹在解溪穴处作轻柔缓和的揉动。

作用

古医籍记载，解溪穴主治腹胀满、吐泻，内庭穴有调治胃肠道病症的作用。在解溪穴、内庭穴处按摩，有着健脾和胃、调节胃肠功能的作用，有助于胃肠功能紊乱的治疗。

公孙治泻痢

 识湿心得 人体内十二经中，冲脉涵养十二经的全部气血，调理冲脉便可疏导十二经气血。公孙穴通冲脉，对舒筋、引血、行瘀有重要作用。通过按摩公孙穴，能消除血气阻滞，调理脾胃，改善胃肠功能。

取穴

公孙穴在足内侧缘，当第1跖骨基底的前下方赤白肉际处。

方法

【掐法】被按摩侧足屈膝搁置另侧大腿上，拇指指端在公孙穴处，以拇指甲缘着力，作按掐活动。

【按法】用拇指指腹按压公孙穴。

【擦法】用拇指指腹推擦公孙穴。

【揉法】用拇指指腹在公孙穴处作轻柔缓和的揉动。

作用

刺激公孙对于泄泻、痢疾、便秘、胃痛、呕吐、腹痛、消化不良等有一定的防治效果，并有助于阳痿、遗精、早泄、失眠、多梦、癫痫、癔病及妇女月经不调、带下等的防治。

内庭防治急慢性肠炎

识湿心得

内庭，内，入也；庭，指门庭。其穴正当足背第2、3趾间缝纹端。趾缝如门，喻穴在纳入门庭之处。文献记述，内庭穴有助于防治齿痛、鼻衄、口喎、口噤、口臭、胃热上冲、喉痹、腹胀满、肠疝痛、泄泻、赤白痢、便秘、足背肿痛、发热、烦躁、嘈杂、食不化、胫痛不可屈伸、疟疾、不嗜食、恶食、小便出血、小腹满、石蛊、肠鸣、瘾疹、耳鸣等。现代报道，内庭可用于牙痛、三叉神经痛、急慢性肠炎、肠疝痛、脚气。

取穴

内庭穴位于足背，在第2、3趾缝间，当第2跖趾关节前外侧凹陷中。

方法

【掐法】一腿内收，将拇指指端放在同侧腿的内庭穴处，以指端甲缘着力，作按掐活动。

【按法】用拇指指腹按压内庭穴。

【擦法】用拇指指腹推擦内庭穴。

【揉法】用拇指指腹在内庭穴处作轻柔缓和的揉动。

作用

治疗齿痛、咽喉肿痛、鼻衄、扁桃体炎等五官热性病症；防治热病；防治吐酸、腹泻、痢疾、便秘等肠胃病；缓解足背肿痛，跖趾关节痛。

足临泣袪风除湿

足临泣穴是足少阳胆经的穴位，位于足背部，第4、5趾骨结合部的前方凹陷。在凹陷中可以摸到一根肌腱，是第5趾的趾长伸肌腱，在肌腱外侧和结合部可以摸到凹陷，足临泣穴就在凹陷中。刺激该穴，可以治疗肝胆疾患、头面部疾患，并能提高睡眠质量。

取穴

足临泣穴在第4、5跖骨结合部之前，第4、5跖趾关节后5分处。

方法

【掐法】坐凳上，屈膝，将拇指指端按放在足临泣穴处，以拇指指端甲缘着力，作按掐活动。

【按法】用拇指指腹按压足临泣穴。

【擦法】用拇指指腹推擦足临泣穴。

【揉法】用拇指指腹在足临泣穴处作轻柔缓和的揉动。

作用

足临泣为胆经输穴，有袪风除湿、舒筋活络、调和气血、祛瘀止痛功用，主治中风偏瘫、痛痹不仁、足跗肿痛等。它还是八脉交会穴之一，通于带脉，具有平肝息风、清肝明目、通络止痛之功，主治头痛、目眩、目外眦痛等。它归于足少阳胆经，具有疏肝利胆、理气活血、利胁止痛、通乳络、消痈肿之功，主治胁肋痛、乳痈、瘰疬、中风偏瘫等。

涌泉强筋力

涌泉穴在足底部，当足掌心的前1/3与中1/3交界处。该穴系足少阴肾经的起始穴。肾主藏精，有摄纳、贮存、封藏精气的生理功能，主管着人体的生长、发育和生殖。在涌泉穴处按摩，通过经络的传递作用，能使肾脏产生良好的效应，激发其内在活力，加强它对机体各脏腑组织的温煦、滋养作用，从而使人精神健旺，精力充沛，步履矫健，强劲有力。

取穴

涌泉穴在足底部，当足掌心的前1/3与中1/3的交界处。取穴时，五趾蜷曲，屈足掌，足底掌心前面正中现一凹陷，约在足底正中前1/3与中1/3的交界处，当第2、3跖趾关节后，即是。

方法

【掐法】用拇指指端甲缘按掐，连掐数秒或数分钟。

【点法】屈指点，将食指屈曲，以屈曲的骨突部对准涌泉穴，压而点之。

【推法】可用拳背推，即握拳，以拳背在涌泉穴处有节律而缓慢均匀地推动。

【擦法】手掌大鱼际附着于涌泉穴处，进行往返擦动，擦的范围可尽量大些。

【揉法】用拇指指端揉动涌泉穴。

按摩涌泉穴时，要有一定的力度，以足掌、踝部有酸痛感为好。掐、推、揉、点或擦后，可配合搓擦足掌、足背部，尤以每晚温水洗脚后进行为佳。

作用

补肾强筋：防治腰膝酸软、足胫无力、足踝疼痛。降火气：防治咳嗽咯血、口干咽肿、鼻出血、高血压。宁心安神：在涌泉穴处按摩，有助于防治眩晕、心悸、失眠、遗精等神经衰弱病症。调理脾胃：按摩涌泉穴，能收到调理脾胃的效用，可防治呕吐、呃逆、腹胀、腹痛、泄泻及便秘等消化系统病症。

医经医家论湿

　　《黄帝内经》论及湿的发病、症状和治则，《金匮要略》更有处方用药示例，为后人所师法。

　　清代温病学家对湿有很大突破。薛生白《湿热病篇》以湿热病的症状表现为纲，列出46条，给出治疗用药；陆廷珍《六因条辨》专列伤湿条辨，采用条辨形式，融会前人学说，参附己见，深入论述；娄杰《温病指南》将温病分成"温热"与"湿温"两大类，强调细审温邪之兼湿与否、湿温二邪孰多孰少，区别用药。胡安邦《湿温大论》对湿温证的病因、病机、证候、治法作了详尽的阐述，提出治疗湿温的12类要药，订有辛苦香淡汤。

　　当代名医刘渡舟《湿证论》认为湿病无不与太阴脾密切相关，强调在这一认识的前提下辨治湿证。杨志一《治湿十三法》从理论、适应证、用药、用方、方证等方面作了系统论述。

　　笔者曾就严用和论治痰饮、王孟英论治湿温作了专题探讨，所述内容关乎湿病防治，特收于录本章中。

《黄帝内经》论湿

《黄帝内经》是我国最早的医学典籍，成书于战国至秦汉时期。是书阐发人体生理、病理、诊断、治疗和预防等医学理论，基本内容包括整体观念、阴阳五行、藏象经络、病因病机、诊法治则、预防养生和运气学说等。其关于湿证的论述穿插在《至真要大论》《生气通天论》等篇章中，本文辑集相关内容以飨读者。

《至真要大论》：诸湿肿满，皆属于脾。诸痉项强，皆属于湿。太阴司天，其化以湿。湿气大来，土之胜也，寒水受邪，肾病生焉。风气大来，木之胜也，土湿受邪，脾病生焉。湿淫于内，治以苦热，佐以酸淡，以苦燥之，以淡泄之。

《生气通天论》：因于湿，首如裹。湿热不攘，大筋软短，小筋弛长。软短为拘，弛长为痿。汗出见湿，乃生痤痱。秋伤于湿，上逆而咳，发为痿厥。

《痹论》：风寒湿三气杂至，合而为痹也。湿气胜者，为着痹也。不与风寒湿气合，故不为痹。其多汗而濡者，此其逢湿甚也。阳气少，阴气盛，两气相感，故汗出而濡也。

《太阴阳明论》：故阳受风气，阴受湿气。伤于风者，上先受之；伤于湿者，下先受之。

《调经论》：寒湿之中人也，皮肤不收，肌肉坚紧，营血泣，卫气去，故曰虚。虚者，聂辟气不足，按之则气足以温之，故快然而不痛。

《刺志论》：谷入多而气少者，得之有所脱血，湿居下也。

《脏气法时论》：脾苦湿，急食苦以燥之，禁湿地濡衣。

《阴阳应象大论》：湿胜则濡泻。秋伤于湿，冬生咳嗽。地之湿气，感则害人皮肉筋脉。

《五常政大论》：敦阜之纪，大雨时行，湿气乃用。太阳司天，湿气变物。太阴司天，湿气下临。

《六元正纪大论》：寒湿之气，持于气交，民病寒湿，发肌肉萎，足痿不收，濡泻，血溢。民病寒湿，腹满，身䐜愤，胕肿，痞逆寒厥拘急。太阴所至为湿生，终为注雨。

《痿论》：肉痿者，得之湿地也。

《脉要精微论》：中盛脏满，气胜伤恐者，声如从室中言，是中气之湿也。

《五营运大论》：湿伤肉，风胜湿。

《通评虚实论》：跛，寒风湿之病也。

《长刺节论》：肌肤尽痛，名曰肌痹，伤于寒湿。

《百病始生》：风雨则伤上，清湿则伤下。

《邪气脏腑病形》：身半以上者，邪中之也；身半以下者，湿中之也。

《宣明五气》：脾恶湿。

《五癃津液别》：天寒则腠理闭，气湿不行，水下流于膀胱，则为溺与气。

《九宫八风》：两实一虚，犯其两湿之地，则为痿。

《五色》：厥逆者，寒湿之起也。

《金匮要略》论湿

识湿心得

《金匮要略》是张仲景《伤寒杂病论》中的杂病部分，是我国现存最早的一部论述杂病诊治的专书。是书论述的病症以内科杂病为主，兼及外科、妇科疾病及急救卒死、饮食禁忌等，其中有许多关于湿的论述。本文辑集有关湿的内容，涉及发病、症状、治法和方药，对于湿的防治有指导意义。

湿家之为病，一身尽疼，发热，身色如熏黄也。

湿家，其人但头汗出，背强，欲得被覆向火。若下之早则哕，或胸满，小便不利。舌上如苔者，以丹田有热，胸上有寒，渴欲得水而不能饮，则口燥烦也。

湿家，下之，额上汗出，微喘，小便利者，死；若下利不止者，亦死。

风湿相搏，一身尽疼痛，法当汗出而解。值天阴雨不止，医云此可发汗，汗之病不愈者，何也？盖发其汗，汗大出者，但风气去，湿气在，是故不愈也。若治风湿者，发其汗，但微微似欲出汗者，风湿俱去也。

湿家病，身疼发热，面黄而喘，头痛鼻塞而烦，其脉大，自能饮食，腹中和无病，病在头中寒湿，故鼻塞，纳药鼻中则愈。

湿家，身烦疼，可与麻黄加术汤。发其汗为宜，慎不以火攻之。

麻黄加术汤方：麻黄（去节）90g，桂技（去皮）60g，甘草（炙）30g，杏仁（去皮尖）70个，白术120g。上五味，以水九升，先煮麻黄，减二升，去上沫，纳诸药，煮取二升半，去滓，温服八合，覆取微似汗。

病者一身尽疼，发热，日晡所剧者，名风湿。此病伤于汗出当风，或久伤取冷所致也，可与麻黄杏仁薏苡甘草汤。

麻黄杏仁薏苡甘草汤方：麻黄（去节，汤泡）15g，甘草（炙）30g，薏苡仁15g，杏仁（去皮尖，炒）10个。上到麻豆大，每服12g，水1盏半，煮八分，去滓，温服，有微汗避风。

风湿脉浮，身重，汗出，恶风者，防己黄芪汤主之。

防己黄芪汤方：防己30g，甘草（炒）15g，白术22.5g，黄芪（去芦）30.3g。上到麻豆大，每抄五钱匕，生姜4片，大枣1枚，水盏半，煎八分，去滓，温服，良久再服。喘者加麻黄15g，胃中不和者加芍药2.1g，气上冲者加桂枝0.9g，下有陈寒者加细辛0.9g。服后当如虫行皮中，从腰下如冰，后坐被上，又以一被绕腰下，温令微汗，瘥。

伤寒八九日，风湿相搏，身体疼烦，不能自转侧，不呕，不渴，脉浮虚而涩者，桂枝附子汤主之。若大便坚，小便自利者，去桂加白术汤主之。

桂枝附子汤方：桂枝（去皮）120g，生姜（切）90g，附子（炮，去皮，破八片）3枚，甘草（炙）60g，大枣（擘）12枚。上五味，以水6升，煮取2升，去滓，分温三服。

白术附子汤方：白术60g，附子（炮，去皮）1枚半，甘草（炙）30g，生姜（切）45g，大枣6枚。上五味，以水3升，煮取1升，去滓，分温3服。一服觉身痹，半日许再服，三服都尽，其人如冒状，勿怪，即是术、附并走皮中，逐水气未得除故耳。

风湿相搏，骨节疼烦，掣痛不得屈伸，近之则痛剧，汗出短气，小便不利，恶风不欲去衣，或身微肿者，甘草附子汤主之。

甘草附子汤方：甘草（炙）60g，附子（炮，去皮）1枚，白术60g，桂枝（去皮）120g。上四味，以水6升，煮取3升，去滓，温服1升，日三服。初服得微汗则解。能食汗出复烦者，服五合。恐1升多者，服六七合为妙。

薛生白《湿热病篇》

识湿心得

见于《温热经纬》。据王孟英述，此篇始见于舒松摩重刻《医师秘籍》，是否为薛生白撰写存疑。其书以条款形式编写，《温热经纬》收录时，每条下均有"自注"和王孟英按语。本文仅摘录原文，以作介绍。

湿热证，始恶寒，后但热不寒，汗出，胸痞，舌白，口渴不引饮。

湿热证，恶寒无汗，身重头痛，湿在表分，宜藿香、香薷、羌活、苍术皮、薄荷、牛蒡子等味，头不痛者去羌活。

湿热证，恶寒发热，身重关节疼痛，湿在肌肉，不为汗解，宜滑石、大豆黄卷、茯苓皮、苍术皮、藿香叶、鲜荷叶、白通草、桔梗等味，不恶寒者去苍术皮。

湿热证，三四日即口噤，四肢牵引拘急，甚则角弓反张，此湿热侵入经络脉隧中，宜鲜地龙、秦艽、威灵仙、滑石、苍耳子、丝瓜藤、海风藤、酒炒黄连等味。

湿热证，壮热口渴，舌黄或焦红，发痉神昏，谵语或笑，邪灼心包，荣血已耗，宜犀黄、羚羊角、连翘、生地、元参、钩藤、银花露、鲜菖蒲、至宝丹等味。

湿热证，发痉神昏笑妄，脉洪数有力，开泄不效者，湿热蕴结胸膈，宜仿凉膈散，若大便数日不通者，热邪闭结肠胃，宜仿承气微下之例。

湿热证，壮热烦渴，舌焦红或缩，斑疹胸痞，自利神昏，痉厥，热邪充斥表三焦，宜大剂犀角、羚羊角、生地、元参、银花露、紫草、方诸水、金汁、鲜菖蒲等味。

湿热证，寒热如疟，湿热阻遏膜原，宜柴胡、厚朴、槟榔、草果、藿香、苍术、半夏、干菖蒲、六一散等味。

湿热证，数日后，脘中湿闷，知饥不食，湿邪蒙绕三焦，宜藿香叶、薄荷叶、鲜荷叶、枇杷叶、佩兰叶、芦尖、冬瓜仁等味。

湿热证初起，发热汗出，胸痞口渴舌白，湿伏中焦，宜藿梗、蔻仁、杏仁、枳壳、桔梗、郁金、苍术、厚朴、草果、半夏、干菖蒲、佩兰叶、六一散等味。

湿热证，数日后自利溺赤，口渴，湿流下焦，宜滑石、猪苓、茯苓、泽泻、萆薢、通草等味。

湿热证，舌遍体白，口渴，湿滞阳明，宜用辛开，如厚朴、草果、半夏、干菖蒲等味。

湿热证，舌根白，舌尖红，湿渐化热，余湿犹滞，宜辛泄佐清热，如蔻仁、半夏、干菖蒲、大豆黄卷、连翘、绿豆衣、六一散等味。

湿热证，初起即胸闷不知人，瞀乱大叫痛，湿热阻闭中上二焦，宜草果、槟榔、鲜菖蒲、芫荽、六一散各重用，或加皂角，地浆水煎。

湿热证四五日，口大渴胸闷欲绝，干呕不止，脉细数，舌光如镜，胃液受劫，胆火上冲，宜西瓜汁、金汁、鲜生地汁、甘蔗汁，磨服郁金、木香、香附、乌药等味。

湿热证呕吐清水，或痰多，湿热内留，木火上逆，宜温胆汤加瓜蒌、碧玉散等味。

湿热证呕恶不止，昼夜不瘥欲死者，肺胃不和，胃热移肺，肺不受邪也，宜用川连三四分，苏叶二三分，两味煎汤呷下即止。

湿热证，咳嗽，昼夜不安，甚至喘不得眠者，暑邪入于肺络，宜葶苈、枇杷叶、六一散等味。

湿热证十余日，大势已退，惟口渴汗出，骨节痛，余邪留滞经络，元米汤泡於术，隔一宿去术煎饮。

湿热证数日后，汗出热不除，或痉，忽头痛不止者，营液大亏，厥阳风火上升，宜羚羊角、蔓荆子、钩藤、元参、生地、女贞子等味。

湿热证胸痞发热，肌肉微疼，始终无汗者，腠理暑邪内闭，宜六一散一两，薄荷叶三四分，泡汤调下即汗解。

湿热证按法治之，数日后忽吐下一时并至者，中气亏损，升降悖逆，宜生谷芽、莲心、扁豆、米仁、半夏、甘草、茯苓等味，甚者用理中法。

湿热证十余日后，左关弦数，腹时痛，时圊血，肛门热痛，血液内燥，热邪传入厥阴之证，宜仿白头翁法。

湿热证十余日后，尺脉数，下利或咽痛，口渴心烦，下泉不足，热邪直犯少阴之阴，宜仿猪肤汤凉润法。

湿热证身冷脉细，汗泄胸痞，口渴舌白，湿中少阴之阳，宜人参、白术、附子、茯苓、益智等味。

暑月病初起，但恶寒，面黄口不渴，神倦，四肢懒，脉沉弱，腹痛下利，湿困太阴之阳，宜仿缩脾饮，甚则大顺散、来复丹等法。

湿热证按法治之，诸证皆退，惟目瞑则惊悸梦惕，余邪内留，胆气未舒，宜酒浸郁李仁、姜汁炒枣仁、猪胆皮等味。

湿热证曾开泄下夺，恶候皆平，独神思不清，倦语不思食，溺数，唇齿干，胃气不输，肺气不布，元神大亏，宜人参、麦冬、石斛、木瓜、生甘草、生谷芽、鲜莲子等味。

湿热证四五日，忽大汗出，手足冷，脉细如丝或绝，口渴茎痛，而起坐自如，神清语亮，乃汗出过多，卫外之阳暂亡，湿热之邪仍结，一时表不通，脉故伏，非真阳外脱也，宜五苓散去术，加滑石、酒炒川连、生地、芪皮等味。

湿热证发痉神昏，足冷阴缩，下体外受客寒，仍宜从湿热治，只用辛温之品，煎汤熏洗。

湿热证初起，壮热口渴，脘闷懊侬，眼欲闭，时谵语，浊邪蒙闭上焦，宜涌泄，用枳壳、桔梗、淡豆豉、生山栀，无汗者加葛根。

湿热证经水适来，壮热口渴，谵语神昏，胸腹痛，或舌无苔，脉滑数，邪陷营分，宜大剂犀角、紫草、茜根、贯众、连翘、鲜菖蒲、金银花露等味。

热证上下失血或汗血，毒邪深入营分，走窜欲泄，宜大剂犀角、生地、赤芍、丹皮、连翘、紫草、茜根、金银花等味。

湿热证七八日，口不渴，声不出，与饮食亦不却，默默不语，神识昏迷，进辛香凉泄，芳香逐秽，俱不效，此邪入厥阴，主客浑受，宜仿吴又可三甲散，醉地鳖虫、醋炒鳖甲、土炒穿山甲、生僵蚕、柴胡、桃仁泥等味。

湿热证口渴，苔黄起刺，脉弦缓，囊缩舌硬，谵语昏不知人，两手搐搦，津枯邪滞，宜鲜芦根、生首乌、鲜稻根等味，若脉有力，大便不通者，大黄亦可加入。

湿热证发痉撮空，神昏笑妄，舌苔干黄起刺，或转黑色，大便不通者，热邪闭结胃腑，宜用承气汤下之。

湿热证，壮热口渴，自汗身重，胸痞，脉洪大而长者，此太阴之湿与阳明之热相合，宜白虎加苍术汤。

湿热证，湿热伤气，四肢困倦，精神减少，身热气高，心烦溺黄，口渴自汗，脉虚者，东垣用清暑益气汤主治。

暑月热伤元气，气短倦怠，口渴多汗，肺虚而咳者，宜人参、麦冬、五味子等味。

暑月乘凉饮冷，阳气为阴寒所遏，皮肤蒸热，凛凛畏寒，头痛头重，自汗烦渴，或腹痛吐泻者，宜香薷、厚朴、扁豆等味。

湿热内滞太阴，郁久而为滞下，其证胸痞腹痛，下坠窘迫，脓血稠黏，里结后重，脉软数者，宜厚朴、黄芩、神曲、广皮、木香、槟榔、柴胡、煨葛根、金银花炭、荆芥炭等味。

痢久伤阳，脉虚滑脱者，真人养脏汤加甘草、当归、白芍。

痢久伤阴，虚坐努责者，宜用熟地炭、炒当归、炒白芍、炙甘草、广皮之属。

暑湿内袭，腹痛吐利，胸痞脉缓者，湿浊内阻太阴，宜缩脾饮。

暑月饮冷过多，寒湿内留，水谷不分，上吐下泻，肢冷脉浮者，宜大顺散。

腹痛下利，胸痞烦躁口渴，脉数大，按之豁然空者，宜冷香饮子。

陆廷珍伤湿条辨

识湿心得

清代陆廷珍著有《六因条辨》，伤湿条辨是其中的内容。书名"六因"，是以风、寒、暑、湿、燥、火六因为纲，采用条辨形式，融会前人学说，参附己见，分别论述春温、伤暑、中暑、中热、伏暑、秋燥、冬温、温毒、伤湿、暴感风寒、伤风、风温等多种病症。是书内容简要，却能兼采众家之长，而又颇有临床心得。本章收录其中伤湿条辨，共14条。

伤湿辨论

夫湿乃重浊之邪，其伤人也最广。考《难经》《金匮》有伤湿、中湿、风湿、湿温之名。殆伤则伤其表，表者，乃阳明之表，肌内也，四肢也；中则中其内，内者，乃太阴之内，脾阴也，湿土也。故伤表则肢节必痛，中里则脘腹必闷。及湿与风搏，而周身痛楚，湿与热合，而烦闷热蒸，都甚于夏秋。

盖江南地卑气湿，沿江濒海，雾露风潮，较别处尤甚，且易感染。故医者，亦不务伤寒，专事湿温。

然比之伤寒，尤为琐屑，更难调治。所谓能医大江南之病者，思过半矣。矧其症，不独夏秋，四时兼有。其湿之盛者，犹有微热恶寒，身痛、舌白、胸痞、溺赤等症可凭。若湿之微者，依然外无痛楚，内不烦扰，但觉倦怠嗜卧，脉证缓弱，一如虚损。

斯候也，误补之则湿遂化热而病反增剧，误消之则湿留正损而更觉难堪。又要分别阳湿阴湿，阳湿者，胃热恒多，即为湿热；阴湿者，脾阳必衰，即为湿寒。更审其伤内伤外，伤内者，脾土必虚，《内经》所谓卑隘之土，易于聚湿，胸腹必满，气机必滞；伤外者，阳气必亏，河间所谓表虚之体，易于着湿，肢体必重，关节必痛，伤内者，理脾为主；伤外者，宣气为先。阳湿者，主以苦辛；阴湿者，主以苦温，俱当以淡渗佐之。苟能明其阴阳，分其内外，临机应变，神而明之，庶不愧为医中之司命焉。

伤湿条辨第一

伤湿初起，无汗恶寒，发热头痛，身重肢节痛楚，舌白脉缓，此阳湿伤表，宜用羌活、防风、薄荷、大力、杏仁、厚朴、豆卷、通草、赤苓、薏苡仁等味祛风利湿也。

此言阳湿伤表。阳湿者，即湿温也。凡人坐卧湿地，披着汗衣，皆能为息。盖其重浊熏之气，阻遏卫阳，则恶寒而无汗；闭塞腠理，则发热而身重。且阳明者，胃也，中州之土也，其主肌肉，又主四肢，湿邪袭之，则经气不宣，关节久利，而致头痛身疼，斯时之脉缓而且大，皆为湿热熏蒸而然。须知湿为土余，非风不胜，故用羌活、防风、薄荷、大力扶风走表，杏仁、厚朴苦温理脾，豆卷、薏苡仁、赤苓、通草淡渗利湿，正合《内经》湿淫于内，治以苦温，佐以淡渗之旨也。

伤湿条辨第二

伤湿汗多，头额不痛，而肢节欠利，渴不引饮，身热脉大，此湿渐化热。宜用杏仁、厚朴、连翘、黄芩、豆卷、滑石、通草、芦根、鲜荷叶、枇杷叶等味，利湿清热也。

上条无汗头痛，湿袭卫阳之表，仲景云：湿家忌汗，汗之则变痉者，为伤阴也。所以垂训后人，不可过于升散，以伤阴液为戒。此条既汗而头不痛，是表邪已泄，而湿犹未化，所以肢节仍痛，湿从热化，则液不升而口渴，热被湿蕴，则气不清不喜引饮；脉渐大者，燎原之势渐炽也，须用杏仁、厚朴苦温理脾，连翘、黄芩苦寒清热，仍兼豆卷、滑石、通草、芦根甘渗湿，荷叶、枇杷叶辛凉清气，俾湿化热清，阴液不伤，庶无热陷昏谵之险耳。

伤湿条辨第三

伤湿肢节不和，舌苔渐黄，口渴喜饮，溺赤烦冤，此湿遏热蒸。宜用葛根、花粉、黄芩、木通、杏仁、厚朴、滑石、豆卷、芦根、淡竹叶等味，清肺理湿也。

上条湿热参半，故宜苦辛凉解。此条热甚于湿，渐灼肺津，势等燎原，所以肢节欠利，口渴舌黄，烦热溺赤，身中阴液皆被消烁，岂可再杂温燥，以伤气液，只宜葛根、花粉清上焦，黄芩、木通宣经隧，杏仁、厚朴运脾气，滑石、芦根、豆卷、竹叶甘凉淡渗以清气分，庶不致阴伤风动也。

伤湿条辨第四

伤湿烦蒸身痛，舌黄尖绛，脉大而洪，此阳明气热，宜用苍术白虎汤加连翘、元参、杏仁、通草、芦根、滑石等味，清气化热也。

上条热甚于湿，湿尚留连，故清凉淡渗之中，少杂苦温以运脾阳。此条湿渐化热，热甚于湿，传入阳明，则蒸热烦躁，逼犯心营，则舌尖渐绛，脉渐洪大，此邪在阳明，将欲入营，故用白虎汤加元参、连翘以清气热，合滑石、芦根、通草甘凉淡渗，以驱湿热，仍用苍术者，以身尚疼痛，余师未尽耳。

伤湿条辨第五

伤湿热不解，舌黄鲜绛，神昏谵语，脉大而数，此气血燔蒸，热陷心营，宜用玉女煎加连翘心、元参心、鲜石斛、鲜菖蒲、青竹叶、牛黄丸等味，两清气血也。

此条湿尽化热，气血俱病也。热在气分，则舌黄，既灼血分，则鲜绛，及燔于心营，则神昏谵妄，故用玉女煎之生地凉血，石膏清气，知母、石斛养胃阴，连翘、元参清内热，菖蒲、竹叶清心，牛黄丸宣窍，务得气爽神清，不使热烁津耗，而成痉厥为要。

伤湿条辨第六

伤湿身热，烦躁，舌绛而黑，神昏谵妄，斑疹隐隐，脉数而促，此热陷入血，宜用犀角地黄汤加元参心、连翘心、鲜石斛、鲜菖蒲、人中黄、青竹叶、至宝丹等味，凉血化斑也。

上条气血两燔，此条热陷入血，致舌绛而黑。心主血，心热则谵妄，血热则斑现，热极则脉促。凡脉见数促，其热已极。《脉经》谓渐退则生，渐进则死。非借犀角地黄汤凉血，合连翘、元参清热，石斛、人中黄化斑，菖蒲、竹叶汁清心，兼至宝丹芳香逐秽，恐难速效，然亦已险焉。

伤湿条辨第七

伤湿恶寒发热，肢体重痛，胸膈满闷，或呕或泻，脉浮而缓，此湿伤表里，宜用杏仁、厚朴、橘红、香薷、薄荷、藿香、豆卷、泽泻、通草等味，两清表里也。

凡湿伤于表，则恶寒发热，身重而痛，伤于内，则呕恶泄泻，脘满而闷，脉见浮缓者，表里俱病也，故宜香薷、薄荷透表，橘红、厚朴温中，杏仁、藿香宜上焦，豆卷、泽泻泄下焦，使三焦表里之邪，一齐分清，则湿邪不攻自走矣。

伤湿条辨第八

伤湿恶寒微热，舌白不渴，肢节酸楚，胸脘满闷，脉缓而小，此阴湿伤内，宜用藿香正气散加豆卷、通草等味，温脾利湿也。

此条阴湿伤阳，必由烦冗过度，气弱阳衰，时令之湿，得以乘之。初起虽恶寒而不甚发热，舌白不渴，湿壅中焦，则弥漫上下，所以胸脘不舒，肢节酸楚并见矣，故用正气散中之藿、朴、陈、苓温脾阳，术、曲、苏、夏宣脾气，加豆卷、通草理湿气，俾脾阳得运，三焦宣畅，则重浊之邪，由此俱化矣。

伤湿条辨第九

伤湿舌白肢冷，脘痛欲呕，脉弦而小，此冷湿伤脾，宜用理中汤去术，加半夏、益智、吴萸、附子等味，扶阳泄湿也。

上条脾阳内虚，湿自外侵；此条脾阳不足，湿自内壅。故并无寒热身疼，但见脘痛肢冷，舌白脉缓，若非辛温健脾，湿何由解，故用理中汤以运中阳，去术恐其壅滞，加半夏、益智则通阳，吴萸则泄浊，寒甚者再加附子温之。

伤湿条辨第十

伤湿发热微寒，舌黄溺赤，口渴不食，身倦脉大，汗多气泛，此阳湿伤胃，宜用鲜佩兰、鲜藿香、鲜石斛、鲜荷叶、六一散、芦根、淡竹叶等味，理湿清热也。

前条阴湿伤脾，例宜温散。此条阳湿伤胃，必由多食煎炙，恣情酒色，致阴虚胃热，值暑湿之令，内外燔蒸，故外无头痛身疼，内无呕恶胸闷，但见发热，而略似恶寒。直至舌黄溺赤，口渴不食，势已燎原，兼之身倦脉大，汗多气泛，皆阴虚阳亢之候。故用佩兰、荷叶、藿香、石斛，俱取鲜者，得气轻力薄以却热邪，犹恐拘留不解，再兼六一、芦根、竹叶清之利之。此法既不伤正，又能祛邪，舍此而投滋腻，恐反增剧矣。

伤湿条辨第十一

伤湿肢体倦怠，嗜卧不食，舌腻便溏，脉虚无力，此气虚挟湿。宜用东垣清暑益气汤，升清降浊。

凡人中气素馁，湿邪易蕴，至夏则大气开泄，不克支持，忽而肢体倦怠，嗜卧不食。经云：伤于湿，则身重不举。又云，脾病则脉涩嗜卧。且舌腻便溏，脉虚无力，皆脾衰湿盛之症。故用参、芪、术、甘补中州，葛根、升麻升清阳，茯苓、泽泻降浊阴，神曲、麦芽疏脾气，兼之麦冬清心，五味敛肺，合升降疏补俱备，而并力补土，又能清热敛液者也。此东垣先师化裁制方之妙，岂流俗所能测哉。

伤湿条辨第十二

伤湿头重，倦卧懒言，烦热汗多，口渴溺赤，脉洪，此湿热伤气。宜用清暑益气汤加熟石膏、知母、鲜荷叶等味，益气清热也。

《内经》云，伤于湿则头似蒙，首如裹。又云：言迟则气虚。今头重懒言，更兼烦热汗多，气虚之象昭然矣。况液不升则口渴，湿内蕴则溺赤，故用清暑益气汤大补中州，加熟石膏、知母、鲜荷叶大清气热，然须细察精详，慎勿轻忽以误入也可。

伤湿条辨第十三

伤湿身倦嗜卧，目黄溲黄，此脾虚湿蕴，将成谷疸，宜用茵陈、茅术、厚朴、薏苡仁、赤苓、车前、神曲、谷芽等味，运脾理湿也。

脾气内虚，则身倦嗜卧；湿蕴中焦，则目溲俱黄。斯湿热与谷气熏蒸蕴酿，必成黄疸，故用茅术、厚朴、赤苓、薏苡仁健脾，神曲、谷芽疏脾，车前、茵陈分利膀胱，俾脾气健运，则湿热自化也。

伤湿条辨第十四

伤湿目黄，身倦便溏，溺赤，腹膨跗肿，此脾虚湿泛，将成肿满，宜用小温中丸加茵陈、车前子等味，补土逐湿也。

上条目黄溲黄，湿蕴热蒸，必成黄疸；此条目黄便溏，腹膨跗肿湿盛化水，渍于肌内，必成浮肿。用小温中丸苦温理脾，加车前、茵陈分利膀胱，犹开支河以通水道之理也。

刘渡舟湿证论

识湿心得

　　刘渡舟，辽宁营口人，时任北京中医学院教授。注重对中医经典著作，特别是《伤寒论》的研究，成果有《伤寒论通俗讲话》《伤寒论十四讲》《伤寒论诠解》等，深入浅出地介绍了《伤寒论》的六经辨证理论体系，影响颇著。

湿为六气之一。湿邪发病，比比皆是，何止万千。《素问·至真要大论》云："诸湿肿满，皆属于脾。"《伤寒论》的气化学说认为太阴本湿而标阴，因其标本之气相同，故太阴病从本湿之化。从《内经》到《伤寒论》所论之湿病，无不与太阴脾家密切相连。这是一条主干线，必须在其指导下辨湿证。

寒湿

《伤寒论》第273条云："太阴之为病，腹满而吐，食不下，自利益甚，时腹自痛，若下之，必胸下结硬。"这一条乃是太阴脾家寒湿的纲领。张仲景点出了三个特点：一下利，二腹满，三自利益甚。抓住了三个特点，做到心中有数，才能坚定不移地按照太阴脾寒湿论治。

银川杨某，患肝硬化腹水，腿与阴囊皆肿，病势告急，专程来京求治。切其脉沉，望其面色晦暗，舌质反见红绛，齿上挂有血痕。乃问曰：腹胀乎？尿不利乎？点头称然。又问大便日几行？每日三四次而不成形。余曰：太阴病腹满自利益甚，又云：自利不渴者，属太阴也，以其脏有寒故也。此证肝病传脾，脾寒土湿，寒湿不化，中州气机成痞，观其腿与阴囊皆肿，则知非独在脾，而肾气已衰。为疏：附子12g，干姜12g，红参12g，白术12g，炙甘草10g。时女儿宝华在侧，见方曰：患者舌色红绛，齿挂血痕，为阴虚有热之反映。今投大剂附子理中汤，其与伤阴动血何？余曰：此人腹水如瓮，腿肿如象，而又阴囊积水不消，皆为水气蓄积。水，津液也。今津变为水，水聚成灾，必然失其润濡之常，因而出现阴虚有热之象。吾用附子理中汤，温脾肾以燠土，燥令行而胜湿寒，天开云雾，气化得行，则亦何虑之有耶？服药至7剂，下利减至2次，腹胀见消，尿量有增，坚持温药化气行水，转危为安而愈。

《素问·至真要大论》云："湿气大来，土之胜也，寒水受邪，肾病生焉……所谓感邪而生病也。"我认为这两句话解释《金匮要略》的"肾著"的病理机制则是天衣无缝，非常恰当。仲景用了一个"著"字，指出其邪为湿，湿性黏着，从脾而来。脾主土，土之气为湿，土能克水，湿能着肾，而又随手点出了湿的来路。根据临床观察，"肾著"之证，而以酸凝作楚为主，至于疼痛则其次也。此证在男子多见阴囊潮湿，形同水渍；在女子则多见带下淋漓不断。因此，书中的"如坐水中，形如水状"，则义有双关，非仅为"腰冷溶溶坐水泉"一证设也。

刘某，女，37岁。患腰部酸楚，兼见白带淋漓不断，其味臭秽难闻。切其脉沉缓无力，视其舌胖大而嫩。其人形体肥胖，气怯乏力。余辨此证，为寒湿下注，痹着于肾，属于《金匮要略》的"肾著"病症。疏方：干姜9g，茯苓20g，白术16g，炙甘草6g，炒杜仲10g，续断10g。此方连服7剂而病愈。湿性黏着，又易腐化。寒湿下郁，带下有臭味，世人每以为热，孰知一曝脾阳则愈。

下面再谈谈"寒湿脚气"与"脚气冲心"的问题。由我校编撰的《名医经验录》内有宋孝志教授临床治疗寒湿脚气总结一文，验之于临床，其实用价值颇高，应当加以推广。在治疗心衰水肿过程中，宋教授尤其对风心病心衰的辨治有其独特见解和经验。他提出以开肺散肝、温散寒湿之法治疗风心病心衰水肿，而并不刻意单纯消肿利水。并推出以鸡鸣散为主方，苦降酸收，温散寒湿。数十年来，他以此法治疗了许多风心病心衰的患者，收到了显著的疗效。宋老认为，风心病心衰的特殊发病机制是初期为风、寒、湿三邪合而为病，尤以寒湿为重。因寒湿困阻肝脉，流注于四肢关节，久则经络痹阻，寒湿凝滞，气血失和，发为水肿。因肝为心之子，母病及子，故久病寒湿上冲于心，旁及于肺，而见心悸、喘憋等证。治疗当以开上导下、温经散寒、宣降湿浊为主。并以此为机理，选用鸡鸣散为主方。

鸡鸣散一方出自于宋代朱君辅的《类编朱氏集验医方》一书。原为治疗"湿脚气"两腿肿之要方，组方以"着者行之"为原则，以槟榔、橘皮、木瓜、吴茱萸、柴胡、苏叶、桔梗、生姜行气降浊湿，化寒湿。方中诸药均以气为胜，因治肿必治水，治水必治气，气行则水散。方中苏叶温散风寒，桔梗开宣上焦，橘皮开中焦之气，吴茱萸泄降寒浊，槟榔重坠至达下焦，而成三焦同治。同时木瓜配吴茱萸可平冲心上逆之气，而使湿邪不得上冲。总之，诸药皆主以气，使寒湿之邪或从汗出而解，或从下利而出。必须强调此方宜在鸡鸣五更时冷服为佳，以从阳注阴，从阴解邪。加减之法：寒重加附子，心阳虚加桂枝，痰中带血加小量桃仁，水肿较甚加茯苓、泽泻，妇女月经不调加香附、桃仁、益母草。

鸡鸣散以治疗寒湿脚气与脚气冲心而为专长，余在临床治疗水气腿肿，每以五苓散与防己黄芪汤取效，然有时也并不见效。而患者催促消肿，势如风火，急不可耐，往往使我无从措手足。就在这个时刻，使我想起了宋老推出的鸡鸣散，治疗腿肿甚至肾囊也肿，疗效惊人，使我为之惊叹。

由上述可见，湿从中焦可下着于肾，又可从下焦而上冲于心。凡是物质都有运动的特点，水本润下，犹有上冲之证，况其他乎？肾著与寒湿脚气，皆属寒湿伤气，气滞寒凝之证，然未及于血也。现在介绍一个寒湿伤血的证治。

刘男，76岁。在家淋浴，喷头水出烫人，急呼放凉水，而水又过凉似冰。从此左腿肌肉泛发红紫色之斑，凡3块。如同缠腰火丹，疼痛颇剧。据统计，凉药服过龙胆泻肝汤，散寒药服过小续命汤，活血解毒药也服过仙方活命饮。服药虽多，皆无效可言，而疼痛日甚。其友赵君延余为治，切其脉缓阔无力，视其舌苔白腻而润。其痛处尚有紫斑3块，已2月未退。痛时自觉肌肉拘急而与筋骨无关，痛处遇风寒则加重。余凭脉辨证，认为是寒湿伤血，而非热邪之证。处方：苍术10g，陈皮10g，厚朴14g，枳壳10g，桔梗10g，麻黄3g，桂枝10g，附子5g，干姜5g，当归14g，川芎8g，赤芍10g，葱白2段，生姜3片。此方服至第2剂而痛减，至第3剂，则出了一身透汗，从此其病痊愈。此方为宋人五积散加减而成，擅治寒湿伤血诸般疼痛，而有药到病除之妙。

张仲景治疗寒湿而身体烦痛的，则用麻黄汤以散寒，加白术以除湿，并要求服药后"微汗"为嘱。麻黄加术汤不但能治寒湿一身烦疼，而且也治疗水肿，其效果极佳。从麻黄剂治水肿，应当说有两张方子，一张方子是越婢加术汤，另一张方子就是麻黄加术汤。

高女，37岁。浮肿8年，一直未消，每因触冒风寒而加重。曾经西医诊断为黏液性水肿，多方医治，而无效可言。水肿以面目为突出，兼见恶寒，胸满，肢体沉重酸痛，小便不利，大便常秘，舌苔白滑，脉来浮弦。根据上述脉证，辨为寒湿客表，三焦不利，肺的治节之令不行。治用：麻黄9g，桂枝6g，杏仁10g，炙甘草3g，苍术10g。每次服药后，均出微微之汗，3剂服尽，肿消尿利，其他各证亦随之而愈。麻黄加术汤，是张仲景治疗湿家身烦疼的一张名方。烦疼，疼剧之义，它是说寒湿之证。今用它治疗水肿，仲景未曾提过。如果说"上肿宜乎汗"，借用它"开鬼门"以消肿，则又有何不可？况且麻黄宣手太阴之肺以行三焦之气，白术运足太阴之脾以化一身之湿，成为治疗"两太阴湿病"而设，岂能用发汗之一法尽之。至此乃叩案歌之曰：寒湿身疼不得安，借用治肿理不偏，微微似欲汗出好，术四麻三要细参。

风湿与湿热

风湿一身尽疼，而以发热日晡所剧者为其特点。

张仲景治疗风湿用麻黄杏仁薏苡甘草汤。此方治疗风湿，剂量宜轻不宜重。轻能去实，味淡则能化浊。《外台秘要》的剂量为麻黄四两，其义难从。

吴鞠通的三仁汤是从麻杏苡甘汤发展而来。他的辨治湿温格局，创出了三焦辨证的学说。"三焦者，决渎之官，水道出焉"。所以吴氏的三焦说紧紧扣住了湿病的传变规律，而又暗藏甲兵，指出了治疗湿温病的一定法则。三仁汤以杏仁利上焦肺气，肺能通调水道。肺气一利，则水湿之邪逐流而下，无处潜藏。白蔻仁辛香味窜，沁脾化湿，以苏醒呆滞之气机；薏苡仁利湿破结，清除湿热，以行下焦之滞塞。药味虽有三焦之分，融会贯通，又有其协同作用。开上焦而有助于利中焦之气，枢转中焦之气，又有宣上导下之功；开利下焦，使湿有出路，自无湿热纠缠不开之虑。至此三焦通畅，大气一转，则湿热浊秽尽化，而氤氲之气乃行。

吴氏天才地发展了仲景之学，在医坛上建立了不朽的功勋。但他又有畏惧麻黄的思想。由于他在使用麻黄问题上踌躇不前，对仲景的"云龙三现"这一伟大奇观，反而湮没无闻。

何谓"云龙三现"？古人把麻黄叫"青龙"，龙为神物，行云布雨，变化莫测。一见于治寒喘的小青龙汤，二见于治热喘的麻杏石甘汤，三见于治疗湿喘的麻杏苡甘汤。

可能有人要问：麻杏苡甘汤，仲景只言治疗风湿发热身疼等症，而未曾论及治喘问题。余听此言，哑然而笑曰：此方既有麻黄、杏仁，而与麻黄杏仁甘草石膏汤仅为一味石膏之差，彼能治热喘，而不允许本方治湿喘，则岂有此理耶？夫治喘必用麻黄，但有其一定范围而井然不紊。仲景把腾云驾雾的神龙，用点睛之笔写出"云龙三现"这一伟大奇观，可以说叹为稀有了。然而使我为之惊讶的是，国内外对湿证咳喘用麻黄治疗则寥若晨星，报道极为稀少，也可以说在当今温病学中是个冷门。

下边不揣肤浅，谈一谈湿温作喘的问题。根据中医的人与天地之气相参理论，由于自然界的气候变化，人们生活水平的提高，则使人的体质朝着"湿热型"发展。所以，普天之下，无论外感内伤，则随湿化热，一拍即合。湿热纠缠，如油入面，难解难分，天长日久，则依三焦划为湿病。在上者则有湿性咳喘，在中者则有谷疸，在下者则有肾炎、肝炎。湿热作喘，如果按照风寒火热医治，非但不见功效，而且越治越重。根据临床观察，本病痰多而稠黏，痰白或黄，胸中发满，脘胀纳呆，身体困倦，咽喉不利，兼有低烧哺热，小便色黄，大便黏腻不爽，其脉濡，苔白腻。辨证要点以咳喘胸满，舌苔白腻，脉来浮濡为主。

治疗此病余用过许多方剂，如石沉大海百无一效。最后选用了《温热经纬》中的甘露消毒丹。这张方子又名普济解毒丹，原为治疗湿温与温疫一张药方。药物组成：菖蒲、贝母、射干、藿香、茵陈、黄芩、白蔻仁、连翘、滑石、木通、薄荷。余用此方时，必加紫菀、杏仁、薏苡仁，减去木通，换上通草代替。本方用了芳香药物的菖蒲、藿香以化湿浊，射干、贝母清化痰热以利肺咽，茵陈、黄芩苦寒清利湿热之邪，连翘、薄荷辛凉轻扬，而能透热于湿上，三仁则利三焦之湿热而斡旋上下之气机，滑石、通草寒凉渗利，善清湿热黏滞之邪，紫菀止咳平喘而有提壶揭盖之功能。

赵男，6岁。有过敏性哮喘，每因异味诱发先嚏后咳，继之则发生气喘。近来病情加重，喘而倚息，不能平卧。西医检查：两肺有哮鸣音并伴有细小的啰音，白细胞及嗜酸性细胞均有增高。体温37.9℃。诊断为过敏性哮喘合并肺炎。治疗用抗生素与氯苯那敏、氨茶碱等，而无效可言。余从其胸满、痰多、舌苔白厚，辨为湿热羁肺，积而生痰，痰湿上痹而使肺气不利发生咳喘。当用芳香化浊，清热利湿，宣肺平喘而为急务。用药：浙贝母12g，菖蒲10g，射干10g，白蔻仁10g，茵陈10g，滑石12g，藿香8g，杏仁10g，薏苡仁12g，黄芩6g，栀子8g，通草10g，桔梗10g，厚朴12g，前胡10g，紫菀10g。此方连服7剂，咳喘明显减轻，夜能平卧，胸满已除。照方又服7剂，则咳止喘平。两肺哮鸣音及湿啰音全部消失，血象正常。

肺居于上，为相傅之官，功司治节，其性清肃而主一身之气。肺畏火，也最忌痰湿之邪而使其宣降之气不利。本案气喘而身热不扬，胸满，纳呆，小便短赤，舌苔白腻而厚，反映了湿邪上痹肺气。治疗之方，选用了甘露消毒丹与三仁汤合方，芳香化湿，宣肺清热，利气导滞，治疗湿喘，可称百发百中而得心应手。

有一次治疗一位徐姓患者，48岁。其证为喘重咳轻，痰多而难出，咳逆倚息不能卧。切其脉浮濡，视其舌苔则为白腻。余胸有成竹，一见而认为湿喘，用甘露消毒丹治疗。但事与愿违，患者服药以后而无效可言，下一步棋如何走？自念仲景治喘首推麻黄，如青龙、麻膏等方，然皆未言治疗湿喘。而且湿邪又有麻黄之禁，令人奈若何耶？于是我检索《金匮要略方论》在论湿门中载有"病者一身尽疼，发热，日晡所剧者，名风湿。此病伤于汗出当风，或久伤取冷所致也，可与麻黄杏仁薏苡甘草汤"。我从此方治疗风湿在表，悟出了湿温羁肺作喘的治疗方案。所谓心有灵犀一点通，不禁拍案而起曰："治疗湿喘非麻杏苡甘汤而莫属也。"麻杏苡甘汤组方之妙在于麻黄一味仅用半两，不在于多，又经汤泡，义在轻宣上焦，先开肺气，而发微汗，此乃治湿之法也。佐以杏仁、薏苡仁利肺气导湿浊，使从三焦而出。夫肺不宣，则三焦不利，三焦不利，又可使肺气不宣。所以一开一降，一宣一利，妙在清轻，玲珑剔透。一经深思，弥觉妙义无穷，方虽古而治犹新，"云龙三现"这一伟大奇观昭然成立。在湿温学中添了新鲜空气，谁云"继承之中而无发展"？于是，我在甘露消毒丹中加入麻黄2g，先煎去上沫。徐媪改服此方，凡3剂则喘平人安，痰清气爽，快然而愈。从此以后，何止千百患者，依法而效。我认为《温病学》中最大的成就，在于它的"湿温学说"，湿温最杂，而治法最难。在辨证论治中写的精义横生，极见功夫。为了由博返约，举一反三，应首先揭其湿温为病之特点，计有四项而与众不同：湿为黏腻之邪，而能使气机不利；湿邪发热，身热不扬，日晡则甚；湿热伤人，身重酸楚，懒于活动；脉来浮濡，舌苔白腻。歌曰：湿温苔白脉来濡，胸满脘胀不欲食，发热不扬身酸楚，四大特点辨证时。

治疗湿温虽有上、中、下三焦之不同，其中代表方剂有三仁汤、甘露消毒丹、藿香正气散，为治疗湿温的名方代表。抓住这一核心，便能冲锋陷阵而建奇功。

湿温病浓缩到以上的程度，还不能说一了百了。还有一张名方叫作"加减木防己汤"，能治疗"湿热痹"，百发百中，必须一提。加减木防己汤出自吴鞠通的《温病条辨》，他说："暑湿痹者，加减木防己汤主之。"暑为热邪，暑湿痹即是湿热痹的代称。加减木防己汤是治疗湿热痹的一张名方。

自从《素问·痹论》指出"风寒湿三气杂至，合而为痹也。其风气胜者为行痹，寒气胜者为痛痹，湿气胜者为着痹"，后世医家遵经重道，咸宗其论，论治痹证，莫不以风寒湿三气为先。湿热痹兴于后世，乃是清代医家研究出来的科研成果。本证由于外感热邪与湿相并，或素体阳盛有余感受外邪，易从热化；或因风寒湿痹，积久不解，郁遏阳气，化而为热；或在治疗之中，过服温热药品等原因，都可以导致湿热痹的发生。

《金匮翼·热痹》云："热痹者，闭热于内也……脏腑经络，先有蓄热，而复遇风寒湿气客之。热为寒郁，气不得通，久之寒亦化热则作痹然而闷也。"由此看来，湿热痹证，客于经络关节之间，湿滞热蒸，蕴结不开，荣卫气血经脉受阻，运行不通，不通则痛，因而成为热痹。辨湿热痹证，首先要辨出一个"热"字，切不要一见身痛便当寒邪断也。此证为热邪肆虐，多伴见口干而渴，小便黄赤而短，大便或见干燥，肢节烦痛为剧，有的患者可出现对称性结节红斑。湿热痹的脉象多见滑数，或滑大有力；舌质红绛，舌苔则黄白厚腻。

治疗湿热痹，禁用羌活、独活、防风等风燥药。必须清热利湿，疏通经络，少佐通卫行气之品。药用加减木防己汤：防己、生石膏、桂枝、海桐皮、薏苡仁、通草、滑石、杏仁、片姜黄。使用本方，要重用生石膏，以清热邪而为主，配以滑石、杏仁、通草、防己、薏苡仁清利三焦之湿热，导湿利肺而为佐，桂枝温通卫气外散风邪，片姜黄活血通络而止疼痛。全方之药，配伍相合，共奏清热利湿、通气活络、开痹止痛的作用。因其效果非凡，吴鞠通称之谓"治痹之祖方"。

吴鞠通治疗湿热痹的贡献非常之大，实际上对旧说的"三气"为痹，从辛温治疗一跃成为辛凉止疼，乃是一次重大的改革，它的生命力至今未衰，读者幸勿忽视。

王男，15岁。右膝与踝关节红肿疼痛达半年之久，伴有脚板抽掣，右肩关节疼痛，小便黄赤，大便干结，口干喜饮。血沉测定50mm/h，脉来滑数，舌苔黄腻。余凭脉辨证为湿热痹证。方用：木防己15g，桂枝10g，杏仁10g，滑石15g，通草10g，生石膏30g，苍术10g，蚕沙10g，薏苡仁30g，海桐皮12g，片姜黄10g。上方加减，服至30余剂，关节之疼痛明显减轻。血沉测定25mm/h。原方又加赤小豆、金银花各12g，右侧关节之红斑逐渐消退，血沉测定3mm/h。共服60余剂而痊愈。

索男，50岁。两膝关节红肿热痛，屡服祛寒散风之药而无效可言。其人小便黄短，大便不爽，脉来滑数，舌红而苔腻。余辨为湿热痹，乃用木防己汤进行治疗，服药60余剂而病愈。

治疗湿热痹还需要注意以下几个问题。湿热相因为邪，纠缠不清，难以速除，应守法守方，不能操之过急。湿热内蕴，相蒸则黄，其人巩膜、舌苔、小便色黄，叫"三黄反应"，以测湿热痹与黄疸初萌非常准确。本方之生石膏必须重用，热甚者可加知母，痛甚者可加大片姜黄、海桐皮的剂量。在治疗过程中，常可根据其兼证进行加减。热伤营血，出现皮下红斑者，可加紫草、茜草、丹皮、紫花地丁、生地清热凉血解毒之品；湿邪盛而小便不利者，可加龙胆草、车前子、苍术、黄柏清热利湿之品；如气血瘀滞，疼痛突出的，则加乳香、没药、炮山甲活血止痛之品；治疗湿热痹必须忌口，不得食肥甘酒肉，包括高脂肪、高蛋白等食品，以及各种补药在内。

湿热为病，除痹证以外，对湿热下注而病腰腿疼痛的也大有人在。当然湿热病的腰腿疼痛也属于痹证之例。湿为土之气而亲于下，无论外湿与内湿，则其发病的规律中都有"湿热下注"而发生腰腿疼痛的临床常见病、多发病。所以才有"上病多风，下病多湿"的一句格言。治疗湿热性的腰腿疼痛也非易事，关键在于辨证之准确，论治之效应，没有一定的经验则是难以达到的。

闻女，45岁。1993年10月5日，患者从臀至腿肥胖粗大，其肿如象，非常沉重，行步维艰。余按其腿，肌肉胀不见凹陷。问其小便色黄而味臭秽，兼有带下淋漓。切其脉沉缓，视其舌苔黄而腻。辨证为湿热下注，似肿非肿，湿凝气阻，气血不利所致。治疗清下焦之湿热，利气脉之瘀滞。选用《医宗金鉴》加味苍柏散。用药：知母、黄柏各10g，防己12g，木通10g，当归10g，白芍10g，独活6g，羌活6g，苍术10g，白术20g，木瓜10g，槟榔10g，牛膝10g，生地10g。上方服完5剂，腿胖肿变成松软，带下大减。效不更方，又服5剂，则腿之肿胀明显消退。此时患者感觉周身无力，此乃湿邪去而显露正气不足之象。于法当用扶正之药，而又恐恋邪为患。转方乃用治疗气血两虚，而又有湿邪存留的当归拈痛汤。用药：当归15g，党参12g，茵陈12g，白术12g，茯苓20g，猪苓20g，泽泻15g，防己12g，苦参10g，升麻3g，黄芩6g，羌活6g，独活6g，防风6g，葛根10g，苍术10g。此方连服5剂，两腿肿胀大减。切脉为软，舌色淡嫩，自称疲倦少力。辨为湿邪虽解，脾气之虚象已露，乃改用补中益气汤加二妙汤，连服5剂，体力大增。本案之腿胀酸楚非为水气，乃是湿邪下注，与脾不化湿有关。所见尿黄、味秽、带下，舌苔黄腻，脉来沉缓，无不关乎湿热邪气。如从脉缓分析，则太阴脾虚亦不例外。治疗本证，总以清热、利湿、健脾、导滞为法。

杨志一治湿十三法

识湿心得　　杨志一为经方大家曹颖甫先生的得意门生，一生致力于《伤寒论》和《金匮要略》的研究，在六经辨证的研究与应用方面有独到见解，对肝病与湿证治法有深入阐述。治湿十三法从理论、适应证、用药、用方、方证对比等方面作了系统介绍，具有重要的临床指导作用。

　　湿为六淫之一。湿邪为病，在临床上颇为多见，究其原因，有以下几个方面：一是人体感受湿邪机会较多，如居处潮湿，汗出当风，淋雨涉水，感受雾露，以及过食肥腻生冷瓜果等，都可导致湿邪为患。二是湿邪可兼夹其他病邪为患，如湿为阴邪，常与寒邪相夹而为寒湿；风为百病之长，湿与风合而为风湿；湿邪阻滞气机，气郁化热而为湿热；暑热天湿与暑相合而为暑湿等。三是湿邪可侵犯人体多个部位，如湿邪侵犯肌表而成表湿证；湿邪侵犯脾胃等脏腑而成里湿证；湿邪流窜经络而成痹证；湿邪侵犯皮肤又可出现湿疹、疮毒等疾患。四是湿邪重浊而缠绵，病难速已，病程较长，湿邪还可进一步发展为痰为饮为水等，因而相对而言，湿病就显得比较多。

　　湿证的临床表现是多方面的，由于湿邪具有重浊趋下，凝滞缠绵，污秽不洁等特点，可将其基本症状概括为以下10点。

　　◎舌苔滑腻，或白或黄，脉缓，或濡或涩。

　　◎头身沉重，或头有紧束感、重压感，或关节疼痛而肿。

　　◎汗出不透，或齐颈而还，或齐腰而还。

　　◎肢体或面目浮肿，尤其多表现在下肢，或呈目下有卧蚕。

　　◎面色黄滞或暗滞，或有黄疸。

　　◎口不渴，或口渴而饮水不多，或喜热饮，喝水后反觉不舒。

　　◎胸闷，胃脘或腹部满闷，不思食或不知饥。

　　◎皮肤瘙痒有湿疹，或阴囊潮湿起疹，或有脚癣。

◎小便不利或浑浊不清，有沉淀，或有淋浊白带。

◎大便溏软，不成形，解出不畅。

以上10点，当然不必悉具，只要见其中一二症，或三四症，便要考虑到湿邪的存在了。

治湿的方法很多，现根据文献资料、临床报道及个人体会，概括为以下十三法。

解表散湿

这是针对湿邪在表的一种治法。常用药有羌活、独活、防风、麻黄等，并常和其他解表药、祛风药配合应用。代表方剂有羌活胜湿汤，适用于湿邪在表，见恶寒发热，头痛头重，身重疼痛，无汗脉浮，苔白或有腻象等；若里有热者，又当改用九味羌活汤。在《金匮要略》中，治疗湿邪在表，并不用一般解表散湿药，而是以麻黄配以利湿化湿的药物，以达到发表祛湿的作用。如寒湿在表，身烦疼者，用麻黄加术汤，方中用麻黄等散寒，用白术以除湿，且麻黄得术，虽发汗不至多汗，术得麻黄，可行表里之湿；又如风湿在表，见"一身尽疼，发热日晡所剧者"，用麻杏薏甘汤，方中以麻黄解表，薏苡除湿，杏仁宣降肺气以行湿，甘草补中。

解表散湿一法，应注意不可发汗太过。《金匮要略》便指出"汗大出者，但风气去，湿气在，是故不愈也。若治风湿者，发其汗，但微微似欲汗出者，风湿俱去也"。因湿性黏滞留着，用药透湿通阳，使微微汗出则湿气易去。

此外，尚有祛风胜湿一法，适用于风湿在经络而成为痹证者。症状以关节疼痛为主，可用秦艽、桑枝、桂枝、羌活、独活、桑寄生、五加皮、海桐皮和豨莶草等治疗。

芳香化湿

如同辛凉解表、甘寒养阴和辛香开窍等治法一样，芳香化湿一法是温病学派对传统治疗方法的发展。芳香化湿就是用芳香药物透化湿邪的一种方法，适用于湿邪郁遏，气机不畅之证，其病位偏于上焦，此正所谓上焦宜化，中焦宜燥，下焦宜利的方法。常用药物有藿香、佩兰、菖蒲、郁金、薄荷、蔻仁等。如外感邪气，表里俱湿，见寒热身痛，呕吐泄泻，口黏苔腻等，用藿香正气散；又如湿温初起，邪在气分，用甘露消毒丹，此方不仅适用于温病，即杂病中湿热郁遏之黄疸，若辨证得当，往往可收到较好疗效；若湿温经久不退，侵入营血，蒙闭清窍，而见舌苔垢腻，神志不清者，可用菖蒲郁金汤，这和热入心包，用安宫、至宝之类清心开窍有所不同。临床所见久热不退的患者，常有因湿遏热伏而致者，宜用芳香宣透化湿之品，湿化则热邪得透，不重在清热，而热邪可清。若一见发热便用寒凉之属，则更使热邪郁遏不透，发热缠绵难愈。

苦寒燥湿

《内经》指出湿淫于内，"以苦燥之"，但有苦寒和苦温之别。苦能燥湿，寒能清热，用味苦性寒的药物以燥湿清热的方法，称为苦寒燥湿。主要适用于湿热之邪蕴结于胃肠之证，见舌苔厚腻，口苦口黏，胃脘胀闷，不思饮食等症。代表药有黄连、黄芩、黄柏、山栀和秦皮等。在方剂的应用方面，如湿热蕴结发为痢疾，可用白头翁汤；湿热内盛，热甚便秘，舌红苔黄腻，发为黄疸重证者，可用栀子金花汤；湿温汗出热解，继而复热者，用黄芩滑石汤；湿热或痰热蕴于胆胃，而见口苦苔黄，眩晕泛恶，或心烦失眠者，用黄连温胆汤；湿热下注而见下肢疼痛，甚则成痿者，用二妙丸。

苦寒燥湿和清热利湿相近，常难以截然划分，且往往一个方剂中，既有苦寒燥湿又有清热利湿，如龙胆泻肝汤、茵陈蒿汤等便是。它们的区别在于苦寒燥湿适用于中焦湿热内盛，肠胃症状比较突出，清热利湿适用于湿热注于下焦，泌尿系症状比较突出；前者味苦性寒，后者味甘淡而性凉。再者，必须注意苦寒药和甘寒药的鉴别应用，甘寒适用于有热无湿，或热邪伤阴，或素体阴虚之证，这与苦寒药用于湿热之证，是大不相同的。

苦温燥湿

用性温味苦的药物燥化湿邪的方法称为苦温燥湿，此即《素问·至真要大论》"湿淫于内，治以苦热"的方法。适用于湿邪内盛或寒湿内盛之证，多见舌苔白腻，口黏口腻，脘腹痞满，倦怠恶食，甚则肢冷怯寒等症。主要药物有苍术、厚朴、法半夏和陈皮等，代表方剂有平胃散；若湿积成痰，或痰湿内盛者，又宜用二陈汤。湿温病，湿热蕴结或湿重于热者，亦常在清热利湿方中加入一二味苦温燥湿药物，如藿朴夏苓汤中用厚朴、半夏便是例子。亦有用苦寒燥湿合苦温燥湿以治湿热证者，如二妙丸以黄柏合苍术治湿热下注之证，便是例子。

脾主湿，中焦病多与湿邪有关，故平胃散便成为调理脾胃的一个常用方剂。如中焦有湿而见胃脘胀痛痛不适者，加木香、砂仁，名香砂平胃散；出现泄泻痢疾者，合香连丸，名香连平胃散；兼有脾虚者，加党参、茯苓，名参苓平胃散；兼痰湿咳嗽者，合二陈汤，名平陈汤；湿盛尿少，见泄泻或浮肿者，合五苓散，名胃苓汤；疟疾寒热往来而湿盛者，合小柴胡汤，名柴平煎；湿邪或暑湿内盛而呕吐不食者，加藿香、半夏，名不换金正气散，等等。

淡渗利湿

以甘淡渗利之剂，使湿邪从小便排出的方法，称为淡渗利湿，此即《内经》"以淡泄之"之法。湿邪郁滞在机体之内，主要症状之一为小便不利，小便通利则湿邪自能排出体外，《金匮要略》指出"湿痹之候，小便不利，大便反快，但当利其小便"；《河间六书》也指出"治湿之法，不利小便，非其治也"。

淡渗利湿虽然比较适宜于湿阻下焦，但其他治湿方法往往与淡渗利湿一法配用，它已成为治疗湿邪最常用最普遍的方法。淡渗利湿的代表药物有茯苓、猪苓、泽泻、薏苡仁等，代表方剂是四苓散。若湿邪停滞而膀胱气化不利者，则以五苓散较为合适；若湿邪停滞而兼阴虚者，则以猪苓汤较为合适。淡渗利湿的药物多甘淡平和，而清热利湿药多偏于寒凉，这是两者的不同处。

清热利湿

湿热停滞于体内，尤其是停滞于下焦，出现小便短赤、灼热作痛，或小便淋涩不畅者，应当用清热利湿的方法治疗。代表药物有白茅根、车前、滑石、竹叶、茵陈蒿、大蓟、小蓟、金钱草、海金砂和木通等。这类药物多味甘淡而偏寒凉，一方面能清热，一方面能利尿。代表方剂中，如小便短赤，而伴有心烦失眠舌尖红者，可用导赤散；暑天小便赤涩作痛，可用六一散，湿重者用桂苓甘露饮；小便淋沥不畅，甚则癃闭不通，伴有苔黄腻，脉数有力者，用八正散，夹有砂石者，再加海金砂、金钱草等，或改用石苇散加味；小便尿血而淋沥作痛者，用小蓟饮子；湿热熏蒸发黄，而大小便不利者，宜用茵陈蒿汤；肝经湿热下注，小便淋浊，外阴肿痒，或为白带，宜用龙胆泻肝汤；湿热蕴于经络，见关节肿痛而热者，清热利湿兼以宣通经络，宜用宣痹汤；湿热聚于肠间而便血者，又当用赤小豆当归散。下焦为肝肾所居之地，肝主血，肾主阴，湿热久居下焦，可导致阴血不足，故清热利湿法有时和滋阴养血法合用，这和苦寒燥湿治在中焦，有时配用调理脾胃药物是有所区别的。

理气化湿

水湿在人体的代谢，和肺、脾、肾三脏关系最为密切。若肺气失于通调，脾气不能运行，肾气难以制化，则水湿调节失常，停滞于体内而为病。

其治疗便当用理气的药物调理气机，导滞化湿，以达到气化则湿化，气行则湿行的目的，这在治湿方法中占有很重要的地位。代表药物有陈皮、大腹皮、杏仁、蔻仁和郁金等。在方剂的运用方面，虽然单纯理气化湿的比较少，但在方剂中配用这一方法的例子却是很多的。如治疗湿温的著名方剂三仁汤，方中杏仁宣通肺气以开上焦，蔻仁醒脾和胃以宣中焦，使气机条达则湿邪易去；吴鞠通5个加减正气散，用陈皮、大腹皮、杏仁以理气行气；治疗水湿内盛的五皮饮，方中桑白皮泻肺降气，陈皮理气和中，大腹皮行气化滞，是理气化湿作用比较突出的方剂；上焦肺郁湿阻用的宣痹汤，亦具有宣肺解郁，理气以化湿的作用；至于用陈皮以理气化湿的二陈汤，则更是临床上常用的方剂。

益气化湿

气机郁滞不能布津行湿，固然可以导致湿邪为病，气虚而气化无力，脾虚运化失常，也是湿病的常见原因。此时的治疗当益气健脾以行湿化湿，即益气化湿，或称为健脾化湿，主要药物有黄芪、党参、白术和茯苓等。代表方剂中有防己黄芪汤，此方原用以治疗风湿在表的表虚证，主要症状有"脉浮身重，汗出恶风"。方中用黄芪补气化湿，白术健脾利湿，防己祛湿利水。不仅气虚湿邪在表者可用，就是一般气虚湿重或气虚水肿的患者也可用。如慢性肾炎见气虚者，守方服用，有的可收到肿退肾功能恢复的较好效果。再者还有李东垣的清暑益气汤，此方一方面用黄芪、党参、甘草、大枣等益气健脾，另一方面用黄柏、泽泻、苍术、白术等清暑化湿。适用于既有发热口苦，苔黄腻尿黄，又有身倦气短，汗出脉虚的暑湿伤气之证。东垣的清暑益气汤和王孟英治疗暑热伤阴之清暑益气汤自有不同，而王孟英评论李氏方"虽有清暑之名，而无清暑之实"，未免太偏。再如治疗脾虚泄泻的参苓白术散，脾虚带下的完带汤，也都是益气健脾化湿的常用方剂。

温阳祛湿

温阳祛湿是用辛温或甘温的药物治疗湿邪的方法，适用于阳虚而寒湿内盛之证。此等证忌用寒凉渗利之品，故《医门法律》指出"凡治湿病，当利小便，而阳虚者一概利之，医之罪也"。温阳祛湿的主要药物有附子、干姜、桂枝、白术等。代表方剂有《金匮要略》治疗湿盛阳虚的3个附子汤。如阳虚而湿邪在表者，用桂枝附子汤，以桂枝配附子，助表阳而散湿；阳虚而湿邪在里者，用白术配附子，助里阳而燥湿；表里阳俱虚，湿邪盛者，用甘草附子汤，桂、术、附三药同用，君以甘温的炙甘草，温阳补中而祛湿。这种根据不同证候而严格挑选药物的手法，是很值得我们借鉴的。再者，治疗寒湿着于腰部的肾着汤，方中以甘姜苓术四药相配，也是温阳燥湿的著名方剂。

在黄疸病中，由于阳虚寒湿内盛所致的阴黄，治用茵陈四逆汤、茵陈术附汤等，也属于温阳祛湿的范围。

升阳除湿

升阳除湿一法在李东垣的《脾胃论》中强调得比较突出。他认为在一般情况下用利湿之法是可行的，但在脾胃久衰，清阳不升的患者则不行："用淡渗之剂以除之，病虽即已，是降之又降，是复益其阴而重竭其阳气矣，是阳气愈削而精神愈短矣，是阴重强而阳重衰矣，反助其邪之谓也，故必用升阳风药即差。"所谓升阳风药是指羌活、独活、柴胡、升麻、防风等，或再配以黄芪。风药能胜湿，清阳升则湿邪去，为治湿另辟一法。这种治湿方法，在《脾胃论》中多处可见。如治疗湿热成痿的除风湿羌活汤，治疗湿热肠澼的升阳除湿防风汤，治疗泄泻的升阳汤和升阳除湿汤，四方中防风、升麻、柴胡凡三用，都体现了升阳除湿这一方法。喻嘉言治疗表邪入里所引起的痢疾，用人参败毒饮以"逆流挽舟"，还有前已提及的东垣清暑益气汤，都包含有升阳除湿的作用在内。

苦辛泄湿

苦辛泄湿是以辛开苦降的药物以宣降湿邪方法，前人所谓"湿热之邪，非辛不通，非苦不降"，指的便是此法。

凡湿邪困于中焦、脾胃升降失调，见脘腹满闷食少，呕吐恶心，肠鸣便溏或泄泻等症，当用苦辛泄湿的方法。一方面用能开能通的辛味药，如生姜、干姜、菖蒲、香豉、郁金之属，宣透湿邪，升清醒脾；一方面用能泄能降的苦味药，如黄连、黄芩、厚朴之类，苦以燥湿，和胃降逆。此外，尚有半夏一药，味辛而善降，能和中燥湿、散结除满，为此法中的常用药。在杂病中，因湿邪留恋，寒热中阻，升降失调，而见脘腹痞满痛胀，呕吐下利诸症者，半夏泻心汤为常用方。方中干姜、半夏辛开散结以和阴，黄连、黄芩苦降补脾以建中，而四味药又均具有燥湿之功，此外更配参枣补脾建中，用此法治疗肠胃疾患常可收到较好疗效。在温病中，湿热之邪阻滞中焦，见满闷呕恶诸症，宜用王氏连朴饮。方中除用半夏外，还用菖蒲、豆豉之辛宣以透湿邪，同时又用黄连、厚朴之苦燥湿和胃，为治疗中焦湿温证一常用方。苦辛泄湿法升中有降，开而能泄，既善治中焦湿热，又能恢复脾胃升降功能，是药味配伍得当的一种治法。在此法中，最常用的是黄连和辛味药的配伍。如配吴茱萸成左金丸，主治肝胃之气上逆而夹有湿热者；和木香配而成香连丸，主治湿热痢疾；配苏叶成苏连丸，主治妊娠湿热呕吐之证。黄连也是其他苦辛泄湿方剂中的主药。此外，黄连配肉桂而成交泰丸，主治心肾不交之失眠。至于苦辛药的比例，一般为苦多辛少，但也可依据病情而灵活掌握。

燥湿化浊

燥湿化浊为针对湿浊在里的一种治疗方法。所谓湿浊是湿邪的进一步发展，其含义有二。一为湿邪深结在里，根深蒂固，非一般治湿药所能治愈者；二为湿邪凝聚成形。其临床表现为面色油垢，或晦滞而黯，腹部胀大，舌苔垢腻，大便深黑污垢，小便浑浊不清，或有浊块杂下，或尿中沉淀甚多等。从这些症状可以看出，这和一般的湿气或水湿是有所不同的，如果认为"湿浊即湿气"，未免过于笼统。在具体的治疗方面，如湿浊随温邪深伏膜原，见壮热恶寒，或寒热往来，舌苔垢腻，胸闷呕恶等，宜用达原饮，除用黄芩、知母清热外，选用槟榔、草果、厚朴三味慓悍之品直达病所以化湿浊；湿偏重者，宜用雷氏宣透膜原法。又如湿浊下注，致小便浑浊或如乳泔，宜用萆薢分清饮，方中以萆薢为君以清理湿浊。再如膀胱湿热内盛，而成赤白浊之证，又宜用《医学心悟》萆薢分清饮，用萆薢、茯苓、车前子、黄柏等清化湿浊。

解毒燥湿

解毒燥湿是针对湿毒为患的一种治疗方法。所谓湿毒，可从两方面理解。第一，表现出湿象，同时又有突出的热象、火象者，也称之为湿热毒。其症状有舌苔黄腻，咽喉痛，小便浑浊短赤，并有痛感，前后阴热如火燎，妇女带下黏稠腥臭。其治疗用苦寒燥湿的方法，但剂量宜加重，并加上清热解毒之品。第二，湿邪郁于肌肤引起皮肤病者。如带状疱疹、各种湿疹、接触性皮炎、脓疱疮等，常出现皮肤起疱、糜烂、渗水、瘙痒等症状，且多具有病程较长，缠绵难愈的特点。治疗应以燥湿败毒为主，可根据具体情况选用龙胆泻肝汤、萆薢渗湿汤、清解片、消风散等，代表性的药物有土茯苓、苦参、黄柏、苍术、白鲜皮、紫荆皮、地肤子等。此外，除了各种药膏外涂，还可选用蛇床子、明矾、艾叶、黄柏、苍术、苦参、防风、百部等煎汤外洗，或熏蒸患部以燥湿解毒，祛风杀虫，比单纯用内服药收效更捷。

严用和痰饮论治

严用和，江西南康人。著有《济生方》《济生续方》。其书方论并举，议论平正，条分缕析，往往深中肯綮。其中对痰饮的论治，颇多创见。笔者参与了《济生方》的重订工作，还对严用和有关痰饮的论述作了整理，撰文发表于1983年第4期《浙江中医学院学报》。

析病机　津气痰相关

"人之气道贵乎顺，顺则津液流通，决无痰饮之患。调摄失宜，气道闭塞，水饮停于胸膈，结而成痰"。这是严氏对痰饮立论的要点，它明确地阐述了津气痰三者之间的相互关系，扼要地概括了痰饮的病机实质。

严氏所说的"气道"，主要是指三焦。"三焦者，水谷之道路，气之所终始也"（《难经·三十一难》）。它是通行诸气，运行水谷的道路，故称为"气道"。"人之气道贵乎顺"，气道顺则"津液各走其道"（《灵枢·五癃津液别》），无生痰之由。倘若三焦气道闭塞，失于通达，则津液不得布散，痰饮由之而生，也即严氏所谓气道闭塞，水饮内停，结而成痰。

究其闭塞之因，责之脏气逆乱。严氏认为，六淫外侵，先伤于肺，肺脏不调，清道壅塞，七情泊乱，内殊五脏，脏气壅滞，津液不能流通；饮食劳倦，脾胃先戕，胃气虚弱，三焦痞塞，则水谷不能宣行。总之，六淫七情之所伤，五脏之气冲逆，均可导致血气交诊，三焦气道闭塞；精微不化，变生痰饮。

详病变　变化多端

"痰即人之津液，无非水谷之所化"（《景岳全书》）。它因脏气失调，三焦闭塞而产生，且由于三焦主通行诸气，"经历于五脏六腑"（《难经·三十八难》），故迫其形成，又常随气流走，影响全身的功能活动，或随气而止，停着某一部位，从而出现不同的病症。

严氏尝谓，痰饮之为病，症状非一，为喘，为咳，为呕，为泄，为眩晕、心嘈怔忡，为惧惕寒热疼痛，为肿满挛癖，为癃闭痞隔。严氏在痰饮、咳嗽、喘、眩晕、怔忡、癫痫、头痛、积聚、胀满、诸痹等论治篇中，反复论证其学术主张，力倡痰饮致病说。认为痰饮结聚胸臆之间，令人头目昏眩，胸膈胀满，咳嗽气急，呕逆腹痛；痰积中脘，眈瞑呕吐，头疼恶心，时吐酸水；留蓄心包，怔忡惊惕；留滞下焦，足膝拘挛，肿满疼痛；流注关节，手足麻痹；随气上逆，令人眩晕，眉棱骨痛，眼不可开。条陈款列，辨析入微。朱丹溪深得此中旨趣，他说："百病，多有兼痰。"明代李梃的《医学入门》还设有"百病兼痰"专论。唐宗海《本草问答》说："盖痰即水也，水即气之所化也，无一病不关于气，故无一病而不有痰。"当然，严氏所说的痰，既指咯出视之可见的有形之痰；又指津液在体内停留积聚，隐伏不见的痰、饮、水气等无形之痰。虽曰无形，但有痰饮之体征可察，病机亦不外乎气失和顺、水液停蓄。诊治之际，明乎此理，审因论治，自可取效。

创大法　顺气治痰

基于对痰饮病机的认识，严氏创立了"顺气为先"的治痰大法。他认为气滞是痰饮之根，唯先顺气，方切契机。气顺则津液流通，痰饮运下，自小便中出。如果见痰蠲痰，见饮涤饮，表证或可得一时缓解，但终是劫津伤气，痰饮随生。

顺气为先，意指治痰当先顺气，如严氏治一切痰厥的导痰汤（半夏、橘红、天南星、枳实、赤茯苓、炙甘草、生姜），化痰饮的五套丸（半夏、南星、干姜、高良姜、茯苓、白术、木香、丁香、青皮、陈皮），破痰癖的香棱丸（木香、丁香、三棱、莪术、青皮、川楝子、茴香），以及专治痰的二生汤（生附子、生半夏）等，此类方剂，大都系辛温之属。盖辛温之性能行、能宣、能通，可使气机调达，气道通顺，一则既成之痰饮自然消散，再则津液流通，自无停聚成痰之弊。

其他如赤石脂散（赤石脂）治痰饮吐水无时，独用一味赤石脂，坠胸胃间痰涎，取其体重性涩，降逆气而顺之。其书中还有治痰涎壅滞之缘于三焦积热者，方用三黄丸（大黄、黄连、黄芩）取苦泄之芩连与走而不守之大黄相配，直泻其火，使火降则气泄，痰自得下。

选方药　注重流动

本顺气以治痰的法则，严氏选方择药，时时注重选用理气流动之品。如治疗不问外感风寒，内伤生冷，痰饮停积的一切咳嗽，他首推《局方》杏子汤（杏仁、人参、半夏、茯苓、细辛、干姜、官桂、白芍、炙甘草、五味子、生姜），以其药味多辛辣，其性稍热。治疗痰饮渍肺，胸膈痞塞，咳喘痰涎的导痰汤，主以既能燥湿以化痰涎，又能利气以通气机的半夏、陈皮。两方立法，不囿于咳嗽之标，着眼于痰饮之本，立意顺气，选药流动，冀其气道通利，痰饮得行，喘嗽乃安。又如严氏用治肺脏蕴热痰嗽、胸膈塞满的半夏丸（瓜蒌子、半夏），方用瓜蒌仁以清肺之蕴热，半夏以剿肺之伏痰，两相配合，冀热清痰除，咳嗽自除。他反对漫投乌梅、罂粟壳之类酸涩止咳，盖酸涩收敛之用，有悖气机流动之性，反而壅气道而资痰饮。

从《重订严氏济生方》中有关治痰饮方剂分析，发现严氏喜用半夏、陈皮。盖两物为温燥之品，均能燥湿化痰以治标，又能健脾和中以治本。在配伍上，严氏善于随机变通，权宜从事。偏寒选加厚朴、附子，偏热选配牛蒡、瓜蒌、黄芩，呕逆选用旋覆花、生姜、干姜、竹茹，喘咳益以细辛、五味子、杏仁，气滞用木香，气壅用枳壳，气结用三棱、莪术，环环相扣，药随症变，但究其旨意，仍不离顺气。

或曰：仲景有明训："病痰饮者，当以温药和之。"严氏别出心裁，独言顺气，不与经旨抵牾乎？其实不然。仲师之言痰饮，实则偏指"水走肠间，沥沥有声"之淡饮。所谓"痰"通"淡"，而"淡"又通"澹"，为水饮动摇貌可证。其立法亦偏于斯。饮为阴邪，非阳不化，非温不行，故以温药和之乃是大法。考严氏之言痰饮，实则包括痰和饮两方面。痰与饮，同出一源，往往并称，但饮质清稀，多见于胸腹四肢，变症少而有定处，温药最为对的；痰质稠滑，来往无定，聚散无常，遍及全身，病变多而怪证百出，它既可因气逆而横肆，又可随火而上僭，温药殊难和之。严氏洞察痰饮症结，确认其病机实质，开宗明义地提出了"顺气为先"的治痰法则，具有广泛的临床指导意义。

识湿心得｜王孟英湿温论治

王孟英，浙江海宁人。温病学派代表人物，著有《温热经纬》《随息居重订霍乱论》等医书十几种。王氏以治温病最有成效，后人将他与叶天士、薛生白、吴鞠通并称为"温病四大家"。笔者曾广泛搜集研读王孟英医著，衰辑其中有关温病的医论、医案和方药，编写成《温病贯珠集》一书。书中对其湿温论治经验有专篇论述，这里择要介绍。

湿温发病分为三类

王孟英《温热经纬》说："湿温即暑兼湿为病也，亦曰湿热。"湿温是湿热病中最常见的一种病症。王氏认为，湿温的发病，按其机制，有3种不同的类型。

一类是夏秋季节感受暑湿病邪发病。他说，既受湿，又感暑，即是湿温。长夏湿旺之令，暑以蒸之，所谓土润溽暑，故暑湿易于兼病。

一类是人体本身多蕴湿，复受暑侵，暑湿相合而致病。薛生白曾说，太阴内伤，湿饮停聚，客邪再至，内外相引，而病湿热，即是这一类型。王氏说，湿温者，湿蕴久而从时令之感以化热。内湿素盛者，暑邪入之，易于留著，而成湿温病。

一类是或内有蕴湿，或外侵之湿，蕴久从热而化，湿既未去，热复内起，相伙为虐，遂病湿热。王氏说：湿热证，亦有湿邪久伏而化热者。湿郁成热，故反恶热，所谓六气皆从火化也，况与暑合，则化热尤易也。

虽有3种不同的发病类型，但其病变的发生，不离湿、热二邪，故其病症也有着湿热病邪致病的特点——发病较缓，病情缠绵，病程较长，病变重心在脾胃，多发生于夏秋季节。

病变重心在脾胃

薛生白论湿热指出："湿热病属阳明太阴经者居多，中气实则病在阳明，中气虚则病在太阴。"是言湿温的病变重心在于中焦脾胃。王氏赞同薛氏这一观点，并作了深入阐发，指出湿温之所以多脾胃病变，主要原因在于湿邪易趋于胃，脾易生湿。他说，湿为中土之气，胃为中土之腑，故胃受之。太饱则脾困，过逸则脾滞，脾气因滞而少健运，则饮停湿聚矣，较之饥伤而脾馁，劳伤而脾乏者，则彼尤不足，而此尚有余也。

脾胃同居中焦，职司运化，脾喜燥恶湿，胃喜润恶燥，脾胃运馁，或劳逸饮食，脾运困滞，则湿自内生。内湿既易化热，变生湿热，同时对暑湿之邪，又有亲和性，使其稽留中焦，蕴郁成病。故而湿温为病，多关乎脾胃。

湿温的传变，也有卫气营血的变化规律，但因其发病与脾胃水湿有关，故多中焦气分病变，初起即兼见气分病症。若能及时清化湿热，则病变可以从此截断，转向康复。如治不得法，或正气不足，或邪毒过盛，湿热可化燥化火，传入营血，出现发热夜甚，烦躁不安，神昏谵语，大便下血，舌质红绛诸症。薛生白论湿热致厥，温暑之邪，本伤阳气，及至热极，逼入营阴，则津液耗而阴亦病，心包受灼，神识昏乱。王氏注释道：此谓邪之初感必先干阳分而伤气也，虽夹湿邪日久，已从热化，在气不能清解，必至逼营，昏谵乃将厥之兆也。

两分湿热求消弭

脾胃虚馁，内湿素盛之体，易病湿温。本病既成，湿热之邪，阻滞气机，更能加深脾胃运化功能的失调。脾运更加困顿，气机弥形困壅，病症多表现为身热不扬，汗出不畅，头痛身疼，胸闷脘痞，口渴不引饮，苔白或黄而腻，脉濡缓等。湿热阻遏，脾运失常，是其总病机。治法要在分解湿热，疏利气机，恢复脾胃的正常运化功能。王氏分析：热得湿则郁遏而不宣，故愈炽，湿得热则蒸腾而上熏，故愈横。两邪相合，为病最多。丹溪有云，湿热为病，十居八九。故病之繁且苛者，莫如夏月为最，以无形之热，蒸动有形之湿，素有湿热之人，易患湿温。误发其汗，则湿热混合为一，而成死证，名曰重暍也。

基于此，王氏在施治上讲究清泄宣化，两分湿热，使邪气消弭，气机和畅。湿盛的宣之、燥之、利之，佐以清泄，热盛的凉解、苦泄、寒泻，配用宣化，湿热两重的，清宣疏化并投。

在两分湿热的同时，王氏还特别重视助其脾运，祛其内湿。认为脾运健则内湿不生，内湿祛则脾运无滞，虽感暑湿，治之亦易。他说，内湿不盛者，暑邪无所依傍，虽患湿温，治之易愈。

同时，清热也不宜过用寒凉，虑在损伤阳气，转为寒中。薛生白认识到湿热因寒凉过度，可转为寒湿证，王氏发挥道：此湿热病之类证，乃寒湿也，故伤人之阳气。或湿热证，治不如法，但与清热，失于化湿，亦有此变。

湿温转为寒湿，与误治有关。另一方面，误用辛燥，湿温亦可以从热化燥，薛生白说，湿热两合，则身中少火悉化为壮火，上下充斥，内外煎熬，为病最为酷烈。王氏注云：湿热一合，业已阴从阳化，如此披猖，况热多湿少乎？急宜清热，有不待言矣。因此，权衡湿热两邪的孰轻孰重，确立相应的治疗原则，分解其势，促其消弥，是提高湿温治疗效果的关键。

祛其痰浊展气机

湿温病变，多夹痰浊为患，主要原因在于痰湿内盛之体易病湿温，而暑湿之邪侵入，蕴伏热化，又可烁津生痰。痰湿既盛，则益资暑湿，更壅气机，使病情变得更为复杂。肢厥面赤，耳聋喘逆，涎沫上涌，便秘尿涩，苔黄而腻，脉乱无恒，即是其症。其时若误补则痞塞中焦，妄攻则流窜隧络，变症蜂起，唯有开泄宣通，祛痰化浊，廓清气道，才是正法。王氏说，欲清气道之邪，必先去其邪所依附之痰，盖津液既为邪热灼烁以成痰，而痰反即为邪热之山险也。

某年秋末，顾听泉邀王氏给康康候副转诊病。切其脉，滑数而右歇左促，肝部间有雀啄，气口又兼解索；望其面，宛如熏黄，头汗自出，呼吸粗促，似不接续，坐卧无须臾之宁；便溺涩滞，混赤极臭，心下坚硬拒按，形若覆碗；观其舌色，边紫苔黄，殊不甚干燥，问其所苦，曰口渴甜腻，不欲饮食，苟一合眼，即气升欲喘，烦躁不能自持，胸中懊恼，莫可言状。王氏说，这是因湿热误补，病邪漫无出路，充斥三焦，气机阻塞不流行；蔓延日久，津液凝滞，形成痰饮。而医者见其肢冷自汗，不知病由壅闭而然，欲以培正，而邪气方张，得补反为树帜，这样做是"资寇兵而赍盗粮"。王氏指出，非其类也锄而去之，乃为吃紧之治。顾听泉连忙点头称是。问起病缘由，初闻心悸少寐，以为虚而补之，时值出差办事，暑湿外侵，受而不觉，迨闻差未竣，其病斯发，而诸医之药，总不外乎温补，以致愈补愈剧。王氏说，脉证多怪，皆属于痰，今胸痞如斯，略无痰吐，是由痰能阻气，气不能运痰，宜于温胆汤中加薤白、瓜蒌仁通其胸中之阳，又合小陷胸汤为治饮痞之圣法，参以山栀、豆豉泄其久郁之热以除懊恼，佐以兰草涤其陈腐之气而醒脾胃。结果连服二剂，诸症减轻，脉亦转为平和。而病者以为既系实证，何妨一泻而去之，连服大黄丸二次，承气汤半帖。王氏得知后急忙制止，这病畏虚进补固非，欲速妄攻亦谬。是因湿蒸为热，灼液成痰，病非一朝一夕而成，治以上下分消为是，不比热邪传腑，可一荡而愈也。王氏与顾听泉商议，以前法加黄芩，合泻心汤意，再配雪羹汤投之，痰果渐吐，痞亦日消，而自腹至足以及茎囊，肿势日加。王氏谓势已如此，难以逮消，但从三焦设法，则自上而下，病必无虞。与听泉商，用河间桂苓甘露饮意。

又如治蜀人石符生案，王氏诊之，脉沉而涩滞，模糊不分至数，肢凉畏冷，涎沫上涌，二便涩少，神气不爽。分析道，此途次感风湿之邪，失于解散，已从热化，加以温补，致气机愈形窒塞，邪热漫无出路，必致烁液成痰，逆行而上，但与舒展气机，则痰行热降，诸恙自瘳矣。以黄连、黄芩、枳实、橘皮、栀子、淡豆豉、桔梗、杏仁、贝母、郁金、通草、紫菀、竹茹、莱菔汁等药，三服而起，调理匝旬遂愈。

某年秋，许芷卿夫人患感，连服温散，转为肢厥便秘，面赤冷汗，脉来一息一歇，举家惶惶，虑即脱变。王氏视其舌苔黄腻，不渴，按其胸闷而不舒，且闻其嗅诸食物，无不极臭，断为暑湿内伏，夹痰阻肺。肺主一身之气，气壅不行，法宜开降。是虚脱之反面也，设投补药，则内闭而外脱，昧者犹以为投补迟疑而不及救，孰知真实类虚，不必以老年怀成见，总须以对证为良药。果一剂而脉至不歇，转为弦滑；再服汗止肢和，便行进粥，数帖而痊。所用药物：紫菀、白前、竹茹、枳实、旋覆花、浙贝、杏仁、瓜蒌、马兜铃、枇杷叶。

又，钱友琴，59岁，曾于七月间患滞下，自服大黄一剂而瘥。季秋患寒热时作，脉滑右甚，苔色腻黄，便秘溲短，胸痞，不沾粒米。乃暑湿夹痰阻于气分，治宜开泄，白虎不可投也。用瓜蒌、薤白、枳实、厚朴、黄连、半夏、竹茹、黄芩、紫菀、桔梗，服三剂，二便既畅，胸次豁然而愈。

升散燥烈最当慎

湿胜者燥之，但湿温之病，湿与热兼，治湿要顾其所兼之热，不能过用温燥，肆意升散。不识透此理，升散燥烈，浪用漫投，则不唯湿邪不去，且劫其津，资其邪热，暑湿漫无出路，动其肝阳，夹痰湿上逆攻窜，而有昏厥，殒命之祸。

邵某患感，杨某作疟治之不应，请王氏诊治。患者脉软汗多，热不甚吐，苔色厚腻，呕恶烦躁，痰多腿酸，王氏知是湿温病症，告知其家人，病湿温，是湿蕴久而从时令之感以化热，不可从表治，更勿畏虚率补。与宣解一剂，各种病症消减不少。奈众楚交咻，谓病由心力劳瘁而来，况汗多防脱，岂可不顾本原？在众多医者附和下，服用了人参、当归、熟地之类补药，以致病程日益加剧，即是惨痛教训。

再看一案。癸卯春，邵男，年近六旬，患寒热如疟者久矣，诸医杂治罔效。王氏视之，曰：此湿邪久蕴，已从热化，误投提补，动其肝阳，痰饮因而上逆。与通降之法，寒热即减。观前医用生脉散补益，王氏说此滋腻阻滞气机，清阳不司旋运，痰饮闭滞隧络，非脱象也，补药不可再进。以瓜蒌薤白合小陷胸加竹茹、菖蒲、旋覆花、贝母、杏仁、紫菀、枇杷叶投之，呃止脉出，大有转机。而某医谓病固属痰，须温热以宣通，勿寒凉而凝遏，病家又疑惑，姜桂频投。既而唇肿咽疼，不能进饮，舌干短硬，难出语言，复请王氏救疗。与犀角地黄汤加元参、知母、金银花、天竺黄、天花粉、胆南星、石菖蒲、竹沥之类，六七剂，吐出极臭胶痰甚多，粥饮渐进。奈狂澜莫障，邪说横行，辄以凉药不宜擅服，久病必定元虚，甘言悦耳，遂至升散温补，各逞所能，符咒乱方，罔不遍试。延至仲夏，腭腐龈糜，唇高数寸，竟成燎原莫救。

王氏注释《薛生白湿热病篇》湿热流注经络证，谓湿热壅盛，火动风生，则筋脉挛急"地龙殊可不必，加以羚羊、竹茹、桑枝等亦可"；风煽火炽，则神识迷乱，忌用温燥，"设再投桂葛以助其风，则燎原莫救矣"。议论细及芒锋，用药审慎如斯，值得吾辈深思。

湿热化燥宜下夺

湿温忌下，下之则洞泄，这是吴鞠通的观点。是因湿温病在脾胃，湿热氤氲，气机愆滞，升降不调，但宜清化疏达，祛除湿热，促其脾运。若用苦寒攻下，则有损伤脾阳，变生泄泻之虞。但是这不是绝对的。湿热之邪，最易热化，俟其化燥成实，邪结胃肠，就宜用下。其时，泻之则热泄壅溃，证情可随之而减，不泻则邪结气闭，昏乱由之而添。王氏说，湿热病原有可下之证，唯湿未化燥，腑实未结者，不可下耳。下之则利不止，如已燥结，亟宜下夺，否则垢浊熏蒸，神明蔽塞，腐肠烁液，莫可挽回，较彼伤寒之下不嫌迟，去死更速也。

杨某，患感旬日，初则便溏，医与温散，泻止热不退，昼夜静卧，饮食不进。王氏诊脉迟缓，浮取甚微，目眵，舌色光红，口不渴，溲亦行，胸腹无所苦，语懒音低，寻即睡去。是暑湿内伏，而有燥矢在胃，机关为之不利也。先与清营通胃药两剂，热退舌淡，而脉证依然，加以酒洗大黄、省头草，即下坚黑燥矢甚多，而睡减啜粥；继以凉润，旬日而痊。

王氏湿热成燥用下的主张，还体现在他对《薛生白湿热病篇》第23条的按语之中。薛氏原文称，湿热证十余日后，左关脉弦数，有时腹痛圊血，肛门热痛，是热邪传入厥阴，血液内燥之证，宜仿白头翁法。原注云，热入厥阴而下利，即不圊血，亦当宗仲景治热利法，若竟逼入营阴，安得不用白头翁汤凉血而散邪乎？设热入阳明而下利，即不圊血，又宜师仲景下利谵语，用小承气汤之法矣。王氏按云：章氏谓小承气汤乃治厥阴热利，若热入阳明而下利，当用黄芩汤，此不知伤寒有简误之文也。本文云下利谵语者，有燥矢也，宜小承气汤。既有燥矢，则为太阴转入阳明之证，与厥阴无涉矣。湿热入阳明而下利，原宜宗黄芩汤为法，其有燥矢而谵语者，未尝无其候也，则小承气亦可援例引用焉。

湿温病在太阴，不能妄攻，若化燥成结，转归阳明，就宜急下。王氏用下的指征在于燥结阳明成实，"有燥矢而谵语"，这确是临证所得。

保养阴精用滋养

王氏治温，拳拳于颐护阴精，湿温之治，亦不例外。他认为湿热可化燥化火，燔灼阴津，阴津亏虚，则液枯气壅，湿热之邪永无出路，不能松达外泄。故对阴津亏耗的湿温病症，他不囿润下锢邪之说，治用滋润甘养，以求津充阴长，气达邪松。当然，他常选用清养灵动类的药物，如玄参、知母、沙参、石斛、天花粉、海蜇、荸荠等，鲜用熟地、龟甲类滋腻厚味，呆补锢邪。

海盐任斐庭，馆于吴琴楚家，季夏患感，黄某闻其身热而时有微寒也，进以姜、萸、紫、枣等药数帖，热愈壮而二便不行，更医连进渗利之剂，初服溲略通，既而益闭，居停以为忧，始延孟英视焉。证交十四日，骨瘦如柴，脉弦细而涩，舌色光紫，满布白糜，夜不成寐，渴不多饮，粒米不进，少腹拒按，势将喘逆，此虽属下证，而形脉如斯，法难直授。先令取大田螺一枚，鲜车前草一握，大蒜六瓣，共捣烂，加麝香少许，罨脐下水分穴，用药玄参、紫菀、栀子、知母、花粉、海蜇、荸荠、苁蓉、牛膝、天冬，加鲜生地黄汁服之。其夜小溲即行，气平略寐。又两剂，大便始下，热退而渐进稀糜，乃去雪羹、栀子、紫菀、苁蓉、牛膝、地黄汁，加西洋参、麦冬、石斛、干生地、竹茹、金银花等药，又服十余帖，凡三解黑矢，而苔色复于红润，眠食渐安而起。（《王氏医案续编·卷七》）

如治汤西塍，年逾花甲，感证初起，周身肤赤，满口苔黄，头痛、腰痛，便溏，溲痛，伊亲家何新之诊为险候，嘱延王氏诊之。脉见弦而软，乃阴虚劳倦，湿温毒重之证，清解之中须寓存明。以犀角、羚羊、茯苓、竹茹、金银花、连翘、桑叶、苇茎、通草、兰叶为方，煎以冬瓜汤服之，遍身赤疹，而左眼胞忽肿，右臂酸疼不举，耳聋，神不清爽。亟以玄参、丹皮、菊花、栀子、桑枝、丝瓜络、石斛、淡竹叶，煎调神犀丹为剂。偶邀疡科视外患，亦知病因湿热，连进木通等药，脉更细弱，神益昏惫，饮食不进，溲涩愈痛，新之以为难挽矣。王氏曰：急救阴液，尚可转机。援以复脉汤去姜、桂，麻仁易西洋参，加知母、花粉、淡竹叶、蔗浆灌之。一剂神苏脉起，再服苔退知饥，三啜身凉溺畅，六帖后肤蜕安眠，目开舌润。或疑甘柔滑腻之药，何以能清湿热？孟英曰：阴虚内热之人，蕴湿易于化火，火能烁液，濡布无权，频溉甘凉，津回气达，徒知利湿，阴气先亡，须脉症参详，法难执一也。又服数剂后，忽然肢肿，遍发风块，瘙痒异常，或又疑证之有变也，王氏曰，此阴津充而余邪自寻出路也耳。与轻清药数帖，果瘥。

娄杰温病指南

> **识湿心得**　娄杰，浙江绍兴人，后客居河南，于清光绪癸卯年（1903）孟春完成了《温病指南》一书的编写。其书概括温病辨治大纲，据证推介医方，为学习温病提供了帮助。笔者撰写了《温病学说传承与创新》一书中"娄杰"资料部分，录于后。

辨暑温与湿温

《温病指南·温病总论》：湿热合邪之证，凡热多于湿者，皆可以暑温法治之；湿多于热者，皆可以湿温法治之，不必拘定夏秋时令。亦有其人本体有湿，外感温热而病者，不拘四时，皆为湿温，治法并同。古书分时论证，但言其大概耳。

娄氏将温病分成"温热（风热）"与"湿温"两大类，强调在治法上，只须细审温邪之兼湿与否，湿温二邪孰多孰少，区别用药。其编写方法，把温邪不兼湿者统归风温类，列为上卷；温邪之兼湿者，统归湿温类，列为下卷。然后按三焦分为三篇，从理、法、方、药上通俗简要地加以阐述。这种执简驭繁的做法颇受认可，谢仲墨曾赞扬："娄氏此论，简明扼要，是温病治疗的大纲。"

分三焦论治

《温病指南》卷上分上、中、下三焦论述。湿温在上焦，治宜清化，论中首列三仁汤；温疫同治，列有金蒲汤、达原饮等。

湿温初起，头痛恶寒，身重疼痛，面色淡黄，舌白不渴，胸闷不饥，午后身热，脉弦细而濡者，邪在上焦气分也，三仁汤主之。三仁汤：杏仁7.5g，飞滑石9g，白通草3g，白蔻仁3g，淡竹叶3g，厚朴3g，生薏苡仁9g，半夏7.5g，甘澜水煎服。

湿温神昏谵语，舌赤无苔者，邪传心包，化燥伤阴，内窍将闭也，金蒲汤主之。金蒲汤：犀角4.5g，郁金4.5g，连翘9g，金银花9g，鲜石斛9g，鲜菖蒲9g，鲜生地6g，鲜淡竹叶4.5g，芦根汁（冲）9g，竹沥（冲）6g，生姜汁（冲）1滴。水煎服。

湿温误表，以致神昏，四肢厥逆者，邪陷心包，循经入络也，加减清宫汤煎送至宝丹或紫雪丹。加减清宫汤：犀角3g，连翘心9g，玄参心6g，淡竹叶心6g，金银花6g，赤小豆皮9g。

温疫盛行之时，陡然得病，憎寒壮热，头痛身痛，若不可支，午后益甚，舌苔白腻如积粉，板贴不松，脉象极数，或沉伏者，疫毒由人传染，自口鼻入踞募原也，达原饮主之。达原饮：厚朴3g，草果1.5g，知母3g，白芍3g，黄芩3g，甘草1.5g，槟榔6g。水二杯，煎八分，午后服。

论中收录了王孟英的清暑益气汤：暑温，四肢倦怠、精神减少、身热气高、心烦、溺黄、口渴、自汗、脉虚者，王氏益气汤主之。王氏益气汤：西洋参9g，石斛9g，麦冬6g，淡竹叶6g，荷梗3g，知母6g，甘草2.4g，西瓜翠衣9g，粳米9g。水煎服。热甚者酌加炒山栀。

"湿温中焦篇"收录了吴氏的五加正气散，并列一加半夏泻心汤、二加半夏泻心汤等。三焦湿郁，脘连腹胀，大便不爽者，升降失司，表里俱病也，一加正气散主之。湿郁三焦，舌白、脘闷、身痛、便溏、脉象模糊者，经络着湿也，二加正气散主之。秽湿着里，舌黄脘闷、气机不宣者，湿将化热也，三加正气散主之。秽湿着里，舌白滑、脉右缓者，湿阻气分也，四加正气散主之。秽湿着里，脘闷便泄者，脾胃俱伤也，五加正气散主之。一加正气散：藿香梗6g，厚朴6g，杏仁6g，茯苓皮3g，广陈皮6g，神曲4.5g，麦芽4.5g，茵陈6g，大腹皮3g。二加正气散：藿香梗9g，广陈皮6g，厚朴6g，茯苓皮9g，防己9g，大豆黄卷6g，通草4.5g，薏苡仁9g。三加正气散：藿香9g，茯苓9g，厚朴6g，广陈皮4.5g，杏仁9g，滑石15g。四加正气散：藿香梗9g，厚朴6g，茯苓9g，广陈皮4.5g，草果3g，山楂15g，神曲6g。五加正气散：藿香梗6g，广陈皮4.5g，茯苓9g，厚朴6g，大腹皮4.5g，谷芽3g，苍术6g。娄氏评价：今人以藿香正气一方，统治四时感冒，而时令病情各有不同，未免互有妨碍，如此变通，方丝丝入扣，为学人开无限法门，宜细玩之。

阳明湿温，呕而不渴者，湿多热少也，小半夏加茯苓汤主之。呕甚而痞者，热邪内陷与停饮相搏也，一加半夏泻心汤主之。一加半夏泻心汤：半夏9g，黄连3g，黄芩4.5g，枳实4.5g，生姜4.5g。水煎服。虚者加人参、大枣。

阳明暑温，脉滑数，不食不饥不便，浊痰凝聚，心下痞者，湿热互结，阻滞中焦气分也，二加半夏泻心汤主之。二加半夏泻心汤：半夏9g，黄连2.1g，黄芩3g，枳实2.1g，杏仁3g。水煎服。虚者加人参2.1g，大枣1个。

"湿温下焦篇"，既有湿温浸淫下焦的宣清导浊汤，又有湿困阳气的半硫丸，还有暑邪深入少阴的连梅汤、暑邪深入厥阴的椒梅汤。椒梅汤为寒热并用，以扶正祛邪为法，乃从仲景乌梅丸方化出。

湿温久羁，三焦弥漫，神昏窍阻，少腹硬满，大便不下者，湿郁下焦气分也，宣清导浊汤主之。宣清导浊汤：猪苓7.5g，茯苓7.5g，寒水石9g，晚蚕沙6g，皂荚子4.5g。水煎服。

湿凝气阻，三焦俱闭，二便不通者，肾中真阳为湿所困也，半硫丸主之。半硫丸：石硫黄、制半夏，二味各等分，为细末，蒸饼为丸，梧子大，每服3~6g，白开水送下。

暑邪深入少阴消渴者，心火独亢，肾液受亏也。深入厥阴麻痹者，热邪伤阴，筋失所养也，俱连梅汤主之。心热烦躁神迷甚者，先服紫雪丹，再服连梅汤。连梅汤：乌梅4.5g，黄连3g，麦冬4.5g，生地黄4.5g，阿胶3g。水煎服。脉虚大而芤者加人参。

暑邪深入厥阴，舌灰消渴，心下板实，呕恶吐蛔，寒热，泻血水，甚至声音不出，上下格拒者，土败木乘，正虚邪炽危候也，椒梅汤主之。椒梅汤：黄连3g，黄芩3g，干姜3g，生白芍4.5g，川椒4.5g，乌梅4.5g，人参3g，枳实2.4g，半夏3g。水煎服。

辨苔论治

辨苔是温病学的重要内容，娄氏《温病指南》列出附篇，讲述"温病治法要略"，首论苔舌。

论述白苔主病及论治。从白苔判断病位：白而薄、滑润，为邪在气分；白而干燥，为肺胃津伤。从舌苔判断病邪性质：润而厚者为湿痰重，干燥而白为肺胃津伤，白如积粉、板贴不松为疫毒入踞募原。从苔色确定治法：白而滑、润，是痰是湿，是在肺胃，治在宣解；由白转黄，可用攻下；白如积粉，板贴不松，先以银翘散透解，再用达原饮法。白苔，凡白苔之润而薄者，为滑白，初病邪在气分也。润而厚者为腻白，湿痰重也；干燥而白者为干白，肺胃津伤，未及化黄而已干也，先以甘寒润之，待其转黄再议攻下，俟黄退见薄滑新苔，乃为病愈。若白如积粉，板贴不松者，为粉白，乃疫毒入踞募原也，温病见此最重，先以银翘散透解，如不效，再用达原饮法。

论黄苔，有底而厚者为厚黄，甚则老黄灰黄燥裂有纹，宜用增液承气下之。虽黄而润，或薄而滑者，热未伤津也，犹可清热透表；若薄而干者，宜甘寒养津，忌苦重之药；黄白相兼，乃气分之邪未全入里，宜用表里兼治法。

论黑苔，苔黑而燥者，为燥黑，甚则生芒刺，乃胃大热而津枯也，宜酌用白虎承气等剂。如黑而润者为阴亏，不可攻下；滑黑无苔为胃燥，宜甘寒养胃。又有当下而下，病已减而舌仍黑者，乃苔皮焦枯未脱，不久自脱，勿再误下也。

论绛舌，无苔而深红色为绛舌，绛而兼黄白色者，气分之邪未全入里，宜两清营卫，绛色中有黄白碎点，或大红点者，热毒盛也，宜黄连、金汁等清之。纯绛鲜色者，邪已入营，包络受病也，宜犀角、鲜生地、郁金、石菖蒲等味，重则牛黄丸、至宝丹开之。若舌色紫暗，乃其人素有瘀血，与邪相搏，当加散血之品，如丹皮、丹参、琥珀、桃仁之类；虽绛而干枯不鲜者，肾阴涸也，急以阿胶、鸡子黄、地黄、天冬等救之。

胡安邦湿温大论

识湿心得

胡安邦，字修之，浙江四明人。他对温病，特别是湿温尤有研究，于1935年著《湿温大论》。其书对湿温证的病因、病机、证候、治法作了详尽阐述，提出了治疗湿温的12类要药，拟订有辛苦香淡汤。秦伯未评价称"语多中肯，法合应用。其辛苦香淡汤一方，取辛开苦降芳香淡渗之义，尤具匠心"。中国中医药出版社出版的笔者撰写《温病学说传承与创新》一书中胡安邦部分，录于下。

重视分期论治

胡氏称湿温为时病中之最缠绵者，其病情变化多端，无一定之证型。大抵初起病时，饮食少思，四肢酸软，微有恶寒，身热，有汗或无汗，热来之时，每在午后。一二日后，恶寒罢，汗出胸痞。六七日后，热度增高，亦有天天如此，热势不稍高低者。

湿温为病，病轻者胸闷泛恶，神怠艰寐，面色淡黄，大便或闭或泄泻，小溲短赤，恶见阳光，滴水不饮，即饮亦不多，口中黏腻；重者精神委顿，神昏谵语，肌肉瘦削，头胀耳聋，亦有精神反形兴奋发狂者。

湿温的热势有轻有重，但病情的轻重并不与热度成正比。胡氏强调，不得以高为凶，以低为轻。盖高是温盛，低仍湿重也。此时若症势轻而调治得法，热得退则已，否则非但不能速解，其热度在旬日后依然继续，且或加高。

对于湿温的治疗，胡氏重视分期论治。初期辛凉解表，因湿温病初起，即有身重、脉濡数、苔滑腻之证候，其治法自当辛凉解表，佐入清化之品，如薄荷、藿梗、半夏、滑石之类。苟能预测知为本症之前驱症，则径用新订辛苦香淡汤加辛凉解表之品，获效尤捷。中期芳香化浊、苦寒燥湿、淡渗辛开，订有辛苦香淡汤一方；末期养阴生津，同时注意变症之救治。

类归治疗用药

胡氏将湿温治疗用药分为7类，对所用药物依功用进行类归。

第一类辛凉解表药，共9种：豆卷、薄荷、苏叶梗、芥穗、牛蒡子、桑叶、蝉蜕、桔梗、豆豉，用于治疗湿温初表邪病症。如内热而恶寒者，若见骨楚，湿重内热轻，恶寒甚而无汗之表症时，则当用香薷、羌活、苍术皮之类。

第二类芳香利气药，共10种：藿香、厚朴、半夏、佩兰、枳实、陈皮、薏苡仁、杏仁、蔻仁、甘露消毒丹。此类药芳香化浊，利气化湿，是治疗湿温不可或缺之要药。如湿温几经调治而至末期，舌尖如镜，或糙焦无津，胸闷不尽退除，余邪未告肃清，而胃液已经见乏之时，则苦寒药动辄见咎，用本类药合养阴药，可收去邪存正攻补之功效于一时。

第三类苦寒燥湿药，共6种：黄连、黄芩、山栀、黄柏、连翘、苦参。苦寒燥湿药用于湿温渴甚，舌苔垢腻，或白滑或黄滑之时。如至舌光如镜，或绛或焦红而糙，及无津液之时，虽有胸闷之湿候，毕竟津液告伤，决不可妄用，虑其有劫液化火之弊。

第四类轻清甘寒药，共6种：金银花、淡竹叶、竹茹、荷叶、芦根、茅根。胡氏认为，轻清甘寒药为清热之重要副药，湿温初中末三期，始终可以任用，前三味有解血液之毒，清气分之热，除烦止恶之用；后三味合辛凉解表药以疏透清热，其效尤显。

第五类下夺逐邪药，共5味：大黄、芒硝、玄明粉、凉膈散、枳实导滞丸。胡氏认为，湿温初起便闭者，或数日不通者，或腹满便溏而湿热胶滞者，皆当下夺宣达，实为开门祛贼之法。既经宣达，则病症自少变幻，并可缩短病程。同时强调，能否用下法，须以舌象为依据。若舌绛而舌苔黄，若苔黄垢腻，宜下；至于苔黄起刺，苔焦黑，舌短，舌硬，舌卷，舌裂等证，宜急下。一经下夺，肠胃松动，即当宗成法进治。

第六类淡渗湿热，共12种：滑石、猪苓、通草、赤苓、泽泻、车前、茯苓、大腹皮、六一散、益元散、萆薢、茵陈蒿。淡渗湿热，能分利湿热，佐化湿药之不及，通利小便，为治疗湿温之重要副药，如湿水蕴滞而小溲欠利者，则尤需重用。

第七类养阴生津药，共12种：石斛、生地、银柴胡、白薇、西洋参、北沙参、花粉、鲜首乌、青蒿、玉竹、地骨皮、麦冬。养阴生津药是清凉阴虚发热之必要药，也是湿温病至末期，将瘥而未尽瘥，或邪去正伤之调养善后之补品。用药指征：舌必淡黄而尖，或绛赤而焦糙，或舌光而中剥黄苔，或熏黄乏津，或萎黑如滑，其实是光若镜，凡见是者，皆阴阳液匮之见征，在所当用。

药分7类，据证用药，症可轻减，日渐向安。但病难预料，证有变故，或有例外者，胡氏同时分列出大寒解毒药8种、温阳补气药11种、消食化滞药10种、辛烈燥湿药6种、攻下瘀血药5种，以应变证之需。

医案举例

胡三弟，年八岁。于去岁仲秋，因衣食不慎，感受时邪，身热恶寒，头痛咳嗽，口渴喜饮，腹痛便闭，舌苔黄厚而腻，脉滑数。当时愚断为食滞感冒，内热已炽，为立辛凉解表、消导清化之剂。薄荷叶（后下）2.4g，牛蒡子7.5g，枯芩7.5g，金银花7.5g，枳实6g，神曲9g，山楂9g，象贝9g，荆芥6g，谷麦芽各9g，芦根30g。

翌日未见来邀，直至一候后，又招愚。比至，察其舌赤绛而干，脉滑数有力，神昏谵语，胸闷不舒，白痦隐布，身热烦躁，时时汗出，口干不欲饮。据其家人云：自服愚方后，头痛腹痛俱止，而寒热未退。乃延儿科专家姚云江诊治数次，而寒热依然。又改延朱子云，初投银翘豆豉辈，继进神犀丹亦无效，而病情日变，热势更甚，以致于是。愚曰：症属湿温，而今化火矣。恙势虽凶，可保无虑，但非短期内所可告愈耳，进犀角地黄汤加味。犀角1.2g，生地12g，丹皮9g，赤芍9g，藿香4.5g，黄芩9g，厚朴2.4g，竹沥半夏6g，薏苡仁12g，金银花9g，滑石9g。

三诊：药后神昏谵语止，胸闷见宽，自汗亦少，热度略退，脉舌稍和。辛苦香淡汤去川连，加生地、淡竹叶、金银花主之。以黄连之苦寒易于化火，故去之。鲜生地12g，黄芩4.5g，半夏6g，厚朴2.4g，藿香6g，佩兰4.5g，滑石12g，枳实6g，薏苡仁12g，淡竹叶4.5g，金银花4.5g。

四诊：症势已入佳境，病症大瘥，热亦大退，二便畅行，唯口渴喜饮，舌绛已转黄而光。此湿温之余邪未尽，而胃阴已告匮矣。原方去生地、滑石、厚朴，加石斛9g，白薇9g，出入调理四日，遂占勿药。

按：时在秋令，燥邪为害，燥热之症赫然，兼有湿邪，故见恶寒、咳嗽、腹痛、苔厚腻、脉滑，治投辛凉。无仍病家见寒热未退，即转他医，而病情日变，热势更甚，出现舌赤绛而干，脉滑数有力，神昏谵语，胸闷不舒，白㾦隐布，身热烦躁，时时汗出，口干不欲饮。病入营血，投犀角地黄汤加味乃向安。药后神昏谵语止，胸闷见宽，自汗亦少，热度略退，脉舌稍和，即按湿温正治之法，用辛苦香淡汤，去川连意在免苦寒化火，加生地、淡竹叶、金银花重在养阴。四诊时念及余邪未尽，而胃阴已匮，原方去生地、滑石、厚朴，加石斛、白薇，其重阴救津之心昭然。

治湿袪百病

　　严用和论痰饮，谓症状多多，为病不一。朱丹溪说百病多兼痰。实际上，湿之为病更多于痰饮，可谓百病多兼湿。

　　遍览古今医案，湿者何止百病。本章只收录最为常见者。其中有按温病特点命名的湿阻、湿温、暑湿、湿热、寒湿；有按传统疾病命名的感冒、发热、眩晕、失眠、嗜睡、忧郁证、饮酒中伤、噎膈、腹泻、湿热痢、便秘、肥胖、黄疸、遗精、淋证、风湿痹病、龟背、疳积、郁火、疮痒、皮疹、湿疹、荨麻疹、丹毒、掉发；更多的是按现代疾病命名的，如脑萎缩、耳鸣、支气管炎、肺结节病、抑郁性精神病、慢性胃炎、慢性结肠炎、肠息肉、慢性胆囊炎、急性肝炎、慢性肝炎、肝硬化、脂肪肝、高脂血症、颈动脉硬化、糖尿病、肾盂肾炎、慢性肾炎、肾病综合征、尿毒症、肾萎缩、系统性红斑狼疮、痛风、坐骨神经痛、膝关节病、类风湿性关节炎、多囊卵巢综合征、盆腔炎、阴道炎、妊娠呕吐、妊娠综合征、口疮、角膜炎、结节病、扁平疣等。

　　古代现代病名不同，不作考据，不作比对，唯求方便阅读。

感冒

沈凤阁治某女，不明原因发烧，西医诊断为上呼吸道感染，历用抗生素、抗病毒、激素治疗及支持补液一周，仍然持续高温40.5℃左右。症见高热，头重身困，少汗，并感胃脘部痞满，口淡口苦，不思饮食，面色萎黄，舌淡暗，苔黄腻，脉濡数。证属外感湿邪，湿阻气机，郁久化热，治以清热利湿，方选藿朴夏苓汤加减。用药：藿香12g，佩兰12g，厚朴10g，半夏10g，猪苓12g，茯苓15g，黄连6g，栀子10g，白豆蔻6g，杏仁10g，砂仁（后下）5g，生薏苡仁30g。水煎服。服一剂即开始出汗，解大量黄色小便，高烧退去，头身困重减轻。继服二剂，症状消除。

张镜人治陆女，38岁。有2型糖尿病史，10天前突然发热，39℃~40℃持续不退，伴畏寒，口渴咽干，有汗，全身酸楚，无胸痛咳嗽，用抗生素治疗无效。舌红苔薄黄腻，脉滑数。辨证：暑热外侵，兼有湿阻。诊断：上呼吸道感染，2型糖尿病。治法：清暑泄热，宣气化湿。用药：清水豆卷12g，连翘9g，金银花藤30g，青蒿梗9g，鸭跖草30g，鲜佩兰9g，生薏苡仁12g，白蔻仁（后下）3g，白杏仁9g，鲜芦根30g，鲜荷叶1方，鸡苏散（包煎）9g，炒桑枝12g。3剂。药后体温渐趋下降，二诊以原方去鸭跖草加黄芩9g，3剂后热退身凉，诸症均平。

杨继荪治陈男，71岁。乏力、纳差10天，因疲劳后感受外邪发热，服西药、中药热退，尚感乏力，纳呆，口腔糜烂，舌苔黄而厚腻，脉细。湿阻，湿热中阻，感冒（胃肠型），拟清热化湿。用药：川连3g，厚朴12g，蒲公英30g，大豆黄卷12g，金银花20g，佩兰12g，生薏苡仁30g，淡竹叶12g，川石斛30g，鸡内金9g，炒谷芽30g，炒陈皮9g，神曲12g。5剂。药后咽痛减轻，纳渐增，苔腻趋薄。

发热

裴永清治史女，62岁。发热一年之久，体温下午高于上午，身体沉重，困倦无力，畏热喜凉，口渴喜冷饮，口舌干燥无津液，晨起口苦，大便稀溏，黏滞不爽。舌苔黄腻，中有裂纹，舌体胖大，脉沉细而数。西医诊断：发热待查；中医诊断：湿温。辨证：少阳郁热兼阳明里热夹湿，湿热合邪发为湿温。治法：清少阳和阳明气分邪热，兼化其湿邪，拟苍术白虎汤加味。用药：苍术15g，生石膏（先煎）30g，知母9g，生甘草6g，柴胡12g，黄芩9g，草果仁6g，芦根30g。3剂，水煎服。每剂分2次服，每隔2小时服1次，直至热退为止。二诊：服药1剂后热已降至37.5℃，晨口苦已无，当日夜间就没有口渴现象，畏热基本消失。舌苔仍黄腻，脉仍沉细数，此乃少阳郁热已解，阳明邪热已减，而湿邪尚盛。原方去生甘草、柴胡、黄芩，加清半夏12g，杏仁9g，白蔻仁6g，生薏苡仁30g，厚朴12g，白通草6g，飞滑石（包煎）g，淡竹叶6g。即苍术白虎汤合三仁汤再加芦根、草果仁而成，欲增其化湿之力。5剂，水煎服，日服一剂半，分早、中、晚3次温服。三诊：体温已降至36.3℃~36.8℃，身体轻松，口舌已不干燥，口中有津液，舌仍胖大，苔腻罩黄，脉沉弦细，知阳明里热已除，而湿邪尚存，改投三仁汤加茯苓30g。连服10剂，以善其后。

章真如治李男，55岁。发热已10日，起病开始微恶风寒，继之发热，后但热不寒，口渴不欲饮，身体疲乏沉重无力，汗出而低热不退，体温37.5~38.5℃，大便始见微溏，近日反干结，入院7日，体温时有上升至39℃。表情淡漠，默默少语，自述头昏，身体重着，时有汗出，汗出身凉，移时复热，自觉热势时起时伏，口似干但不欲饮，胸脘痞塞，不欲食纳，摸其胸背部颇凉，而头部则热，脉濡数，舌质暗淡，苔黄腻。此乃湿热证，因时值仲夏，雨水连绵，初晴暴暖，湿热交蒸，正气虚弱易患此证，按甘露消毒丹法，清热化湿。用药：射干10g，连翘10g，滑石20g，茵陈15g，石菖蒲10g，大贝母10g，通草10g，藿香10g，黄芩10g，薄荷3g，蔻仁6g，薏仁30g。服1剂热未再作，汗亦不出，2剂诸症消失。

头痛

邓耘治某男，28岁。头痛3年，汗后淋雨过河，诱发间断性呕吐1周余，前医屡治罔效。诊见：头重如裹，呕吐食物及苦酸水，面红目赤，周身酸楚，以腰两侧为甚，脘腹闷胀，大便溏不爽，日达5次，小便微浑。舌苔黄腻，脉滑数。诊为呕吐。证属寒湿内蕴，入里化热，胃失和降，治宜祛风胜湿，佐以和胃降逆，方用羌活胜湿汤加味。用药：羌活、独活各9g，藁本、防风、川芎、炙甘草各6g，蔓荆子、荷叶、法半夏各10g，苍术12g，黄连12g。3剂，水煎冷服。二诊：药后吐泻止，头痛减轻，药已中病，续服3剂而愈。

笔者治吴女，45岁。头痛多发，平素多头重，耳鸣，肩颈不适，三天前感冒，头痛加重，全身酸痛、困重，肩颈痛，晨起指掌僵硬，活动不利，恶风，口中发淡，呕恶不适，胃纳差，苔白腻，舌淡，脉濡细，拟羌活胜湿汤合三仁汤出入。用药：杏仁、豆蔻、生薏苡仁、姜半夏、厚朴、滑石、防己、通草、淡竹叶等。

湿阻

刘渡舟治杨男，55岁。面色晦暗，周身胀痛，肩膀手臂尤甚，头重，身疲，略浮肿，舌淡苔白，脉浮缓。时逢春季多雨，外感风湿，没用发汗祛湿解表，且连续输液，湿气更甚，阳气不能升发，经络、肌表被风湿阻闭，以致周身胀痛；湿为阴邪，阴盛则阳衰，故头面晦暗，头重身疲。治法发汗升阳，祛风祛湿，处方羌活胜湿汤。用药：羌活10g，独活10g，蔓荆子10g，藁本10g，防风12g，川芎10g，甘草3g。4剂，水煎，日服1剂。二诊：服用上方后症状消除，为巩固疗效，拟法益气扶正，祛除余邪，以补中益气汤加减。

钱女，46岁。头昏沉如裹重物1年余，诊见形体稍胖，面色㿠白，肢体困重，舌淡胖，舌边有齿痕，苔白腻，脉滑。痰湿困阻，清阳不升。用药：槟榔15g，厚朴15g，草果15g，陈皮10g，法半夏10g，茯苓5g，莱菔子10g，炒谷芽30g，炒麦芽30g，升麻10g。14剂。二诊：头昏沉，神疲乏力较前好转，时有腹胀，大小便正常，予二陈汤制成水丸继续服用。三诊：自诉头脑清晰，身轻如燕，苔去，舌边无齿痕，饮食、睡眠、大小便正常。

《临证指南医案》：倪，六七。阳伤湿聚，便溏足肿。桂枝、生白术、木防己、茯苓、泽泻。又，脉紧，足肿便溏，阳微湿聚，气不流畅，怕成单胀，照前方加茵陈。又，晨泄肢肿。生白术、桂枝、淡附子、茯苓、泽泻。

湿温

丁甘仁治俞男，湿温5天，身热不解，有汗恶风，遍体骨楚，胸闷泛恶，不能饮食，舌苔腻布而垢，脉象濡迟。伏温夹湿夹滞，互阻中焦，太阳表邪郁遏，太阴里湿弥漫，清不升而浊不降，胃乏展和之权，邪势正在鸱张，拟五苓合平胃散加减。用药：桂枝24g，赤苓9g，猪苓9g，泽泻4.5g，清水豆卷12g，制厚朴3g，陈皮3g，半夏3g，制苍术3g，枳实炭3g，六神曲9g，鲜藿梗4.5g，鲜佩兰4.5g。

何任治丁男，29岁。身热形寒已有旬余，胸闷脘胀，饮食不下，白细胞偏高。此乃湿温之证，以解热除湿为治。用药：连翘9g，炒金银花12g，黄芩6g，佩兰6g，薏苡仁12g，蔻仁3g，杏仁9g，生山栀9g，益元散（包煎）12g。2剂。二诊：药后身热已除，胃纳略展，胸闷较瘥，唯手指尚有寒意，食后嗳气，大便溏泄，续以疏解理脾为治。用药：连翘9g，炒金银花12g，生山栀9g，白术9g，茯苓皮9g，薏苡仁12g，佩兰6g，厚朴4.5g，蔻仁3g，藿香6g，净滑石12g。3剂。

《临证指南医案》：某，二九。湿温阻于肺卫，咽痛，足跗痹痛，当清上焦，湿走气自和。飞滑石、淡竹叶心、连翘、桔梗、射干、芦根。周，病起旬日，犹然头胀，渐至耳聋，正如《内经》病能篇所云，因于湿，首如裹，此呃忒鼻衄，皆邪混气之象，况舌色带白，咽喉欲闭，邪阻上窍空虚之所，谅非苦寒直入胃中可以治病。病名湿温，不能自解，即有昏痉之变。连翘、牛蒡子、金银花、马勃、射干、金汁。

暑湿

赵绍琴治张男，65岁。雨后天晴，暑热湿动，起居不慎，感邪致病。今觉身热头晕，胸脘满闷，周身酸楚乏力，微有恶心，胃不思纳，小溲不畅，舌苔白腻，脉濡数略滑。病属暑热外迫，湿阻中、上焦，气机不畅，法当芳香宣化，辛开苦泄。用药：鲜佩兰（后下）10g，鲜藿香（后下）10g，大豆卷10g，半夏10g，制厚朴6g，陈皮6g，川连3g，六一散（包煎）10g。1剂。二诊：药后遍体小汗，身热渐退，头晕已减，身酸楚亦轻，但中脘仍闷，略有恶心，舌白苔腻，脉象濡滑，再以前方增损，原方加草豆蔻1g，杏仁10g，3剂而愈。

高辉远治张男，20岁。时值大暑，住院3天，曾用阿斯匹林及抗生素等。鼻塞高热，体温40℃，发热以头部及躯干为显，四肢发凉，食纳不佳，腹微满，便溏日二三次，夹不消化食物，口干不思饮，饮水则恶心欲吐，小便黄，舌质淡红，苔薄白中稍厚，脉沉数。暑湿夹食，治宜清暑化湿，兼以消食和胃，用藿香正气散加减。用药：藿香、香薷、苏叶、法半夏、炒麦芽、神曲、六一散（包煎）各10g，陈皮8g，厚朴6g，薏苡仁15g，生姜3片，大枣5枚。3剂，热退汗出，食欲转佳，思饮，大便稍溏，小便正常，苔退，脉沉微滑。续服健脾化湿之品3剂，诸症消失。

张镜人治王男，55岁。近半月来，低热午后为甚，持续37.7~38.2℃，头胀胸闷，精神疲乏，口干而喜热饮，舌苔黄腻，脉濡细。暑湿交阻，困遏气机，治法清热化湿。用药：清水豆卷9g，水炙银柴胡6g，苍术9g，白术9g，白豆蔻3g，白杏仁9g，生薏苡仁9g，熟薏苡仁9g，佛手片6g，青蒿9g，通草3g，谷芽12g，甘露消毒丹（包煎）12g。7剂。二诊：身热朝衰暮甚，低热退而未尽，头胀胸闷，困倦乏力，渴而欲饮，舌苔白腻中部带黄，脉濡细，暑湿交阻，湿中夹热，拟宣气化湿，佐以清热。用药：清水豆卷9g，水炙银柴胡6g，苍术9g，白术9g，藿香9g，佩梗9g，炒黄芩9g，制半夏5g，炒陈皮5g，白豆蔻3g，杏仁9g，生薏苡仁12g，泽泻15g，通草3g，谷芽12g，六一散（包煎）9g。7剂。上方加减共治疗20天，低热退尽，胸闷头胀均愈，余无不适。

湿热

刘男，56岁。口黏腻，有异味，纳呆，胸闷腹胀，身困乏力，胃时作痛，口干渴，喜冷饮，大便不爽，舌体胖大，边有齿痕，舌质红，苔黄腻，脉滑数。辨证属湿热中阻，治以分消走泄，清热利湿，方予三仁汤加味。用药：杏仁15g，白蔻仁15g，薏苡仁40g，半夏10g，黄芩10g，藿香15g，佩兰15g，栀子8g，石膏（先煎）30g，五灵脂15g，蒲黄（包煎）15g，延胡索15g，枳实15g，厚朴20g，炒麦芽30g，滑石（包煎）20g，甘草10g。5剂，水煎，早晚服。二诊：服药后疼痛消失，口黏腻、口干、口渴以及腹胀等均大减，黄腻苔减退，脉滑数，上方去五灵脂、蒲黄、延胡索，继进5剂。

笔者治张女，57岁。畏寒发热，最高38℃，吃退热药热退后，第二天早上10时又发热至40℃，热甚头痛，服用退热药汗出、热退。5天后住院，抗生素治疗20余天，仍须吃退热药。现手心潮热，畏寒畏风，无明显咳嗽，无胸闷心慌。苔根黄浊厚腻，舌暗红体胖，舌下静脉瘀阻，脉浮细数，寸口脉浮甚。从湿热阻滞论治，重在清化湿热，宣畅气机，拟三仁汤加味。用药：苦杏仁9g，白豆蔻9g，生薏苡仁30g，滑石粉（包煎）20，厚朴9g，姜半夏9g，通草6g，淡竹叶9g，生栀子9g，淡豆豉15g，生石膏（先煎）45g，甘草5g，紫花地丁30g，益母草15g。7剂，水煎服。

《随息居重订霍乱论》：仲韶弟主于叶氏，乙卯新秋，陡患洞泻如注，即浑身汗出如洗，恹恹一息，夤夜速余往勘。脉来沉细，身不发热，俨似虚寒之证，唯苔色黄腻，小溲全无，乃湿热病也。予桂苓甘露饮加厚朴，投匕而瘳。

寒湿

笔者治涂男，56岁。腰胀重痛8年多，遇天气变化发作或加重，两膝酸痛，小腿抽筋，手指麻，苔浊腻，质胖，舌红，脉沉弦。寒湿侵入，筋脉痹阻，治法温寒祛湿，蠲痛逐痹。用药：桂枝、北细辛、秦艽、苍术、炒黄柏、炒薏苡仁、制草乌、骨碎补、鬼箭羽、车前子、地龙、川牛膝、萆薢等。

《醉花窗医案》：介之罗王庄张冠英，得腿病，骨节痛楚，不可屈伸，且时作肿，卧床已半年矣。延医视之，或以为下痿，用虎潜丸补之；或以为瘫痪，用续命汤散之，皆不效。其内弟请余往治。余诊六脉缓大。告之曰：既非下痿，亦非瘫痪。所患乃寒湿下注，关节不灵，肿痛必在关节。病虽久，可治也。乃先进羌活胜湿汤加牛膝、防己以疏利之。三服后，杖而能起。又往视之，投以五苓理中汤，四服后肿痛全消。

空调病

陈吉平用香薷饮加味治疗120例空调病，年龄18~55岁，都有长时间使用空调或频繁进出空调房病史。急性起病，发热38℃，头痛身痛，乏力，鼻塞或流清涕或咳嗽吐痰，厌食，口渴，无汗或少汗，胸闷不舒，舌苔白腻，脉浮而数。用药：香薷15g，桔梗15g，扁豆花10g，厚朴12g，连翘12g，金银花12g，丝瓜络12g。加水400ml，先用武火煮沸，再用文火煎10min。每日1剂，分3次口服。随症加减：体温＞39℃加石膏清气退热，头身疼痛明显加葛根、羌活、独活舒筋止痛，咽喉肿痛明显加马勃、射干、山豆根解毒利咽，咳嗽吐痰胸闷加瓜蒌、杏仁宽胸理气化痰。总有效率为94.2%。

眩晕

高辉远治王男，40岁。反复眩晕，近一年来发病3次，5天前因生气出现目眩，恶心呕吐，转侧尤甚，伴左侧耳鸣，心悸寐差，口苦纳呆。某医院诊为梅尼埃病，第3、4颈椎骨质增生。舌质淡红，苔白腻，脉滑数。证属痰浊内阻，清阳不升，治用蒺藜定眩汤加减。用药：法夏10g，白术10g，天麻10g，茯苓10g，陈皮8g，枳实10g，竹茹10g，白蒺藜10g，菊花10g，荷叶10g，生龙牡各15g，炙甘草5g。服药6剂，眩晕口苦顿减，恶心呕吐消失。再以原方7剂得安。

陈景河治刘男，66岁。眩晕反复发作多年，每次发作即觉天旋地转，耳鸣欲吐，缓解后头亦不清爽，某医院诊为梅尼埃病。面色黑，头晕不敢动，动则欲吐，舌质微青，苔白根部厚腻，舌系带色灰滑，舌下络脉瘀怒，脉沉滑。辨证为中焦失于运化，脾为湿困，遇气逆化热，灼津成痰，痰浊阻塞窍络，清阳之气不能上升，浊阴之气不能下降，致清空之窍痰结血瘀而眩晕不已。治宜疏肝理气，健脾燥湿化痰，活血通络。用药：柴胡10g，白芍25g，陈皮10g，卷柏10g，竹茹20g，枳实10g，川芎10g，益母草20g。每日1剂，水煎服。服药3剂减轻，6剂眩晕大效，唯头不清爽，体弱乏力，原方加太子参15g，补虚助清阳之气上升，再服6剂。

《孙文垣医案》：丁文学长令姊，常患晕厥，吐痰碗许乃苏，一月三五发，后又口渴，五更倒饱，肠鸣腹疼，泄泻，小水短涩，咳嗽。余脉之，两寸濡弱，两关滑大，此中焦痰积所致也。先与二陈汤加苍术、山楂、麦芽以健脾祛湿为臣，以白芍药止痛为君，以滑石、泽泻引湿热从小便出为佐，黄芩为佐。十帖，二阴之痛俱止，改以六味地黄丸加黄柏、知母、牛膝，服之而安。

脑萎缩

笔者治许男，56岁。半年来发生过两次眩晕，三个月前脑部拍片提示小脑有轻微脑萎缩。头晕，耳鸣，神疲，四肢无力，易汗出，坐或走路不到20min头就会出汗，痰黏稠，小便清长，大便溏。无高血压和糖尿病史。苔白厚浊腻，舌质干，舌底静脉明显。痰浊瘀阻，先当芳化。用药：姜半夏9g，炒陈皮9g，茯苓25g，厚朴9g，炒枳实9g，苍术12g，胆南星12g，地龙9g，石菖蒲9g，泽泻15g，全蝎2g，天麻9g，黄芪30g。

笔者治冯女，72岁。脑萎缩，高血压，眩晕，高脂血症，高尿酸，颈椎病，颈动脉斑块，右锁骨下动脉斑块，右侧椎动脉斑块，肝内胆管结石，肩颈腰腿酸痛，手麻时有不灵活感觉，头晕，苔厚白腻，舌暗淡。拟温化痰湿，补肾活瘀。用药：炙麻黄6g，杏仁9g，桂枝6g，藿香9g，厚朴9g，姜半夏9g，茯苓20g，干姜9g，石菖蒲9g，淫羊藿12g，炒陈皮9g，沉香曲9g，葛根30g，赤芍12g，炒车前子（包煎）15g。

耳鸣

潘澄濂治李男，45岁。耳鸣、眩晕近2月，一个月前因繁劳突然加剧，耳鸣如雷，自觉房屋转动，站立不稳，旋即晕倒。某医院诊为内耳眩晕病。经西医治疗，证稍减轻，但耳鸣持续不息，间有加重，听力减退，头晕目眩，动则尤甚，胸闷脘痞，纳呆泛恶，苔薄滑腻，脉濡细。证属湿浊上僭，清阳阻遏，与清震汤加味。用药：苍术9g，升麻6g，干荷叶1个，茯苓9g，姜半夏6g，陈皮6g，防风6g，川芎4.5g，泽泻12g，石菖蒲6g，炙甘草4.5g。复诊述，服上方2剂，耳鸣即见明显减轻，吃完5剂，诸证均减，唯头晕时重，不耐思索，纳谷欠佳，苔薄根腻，脉濡。原方去防风、川芎，加砂仁、生白术，再服7剂，诸证悉除。

笔者治朱女，40岁。两天前，途中淋雨，上班时即感周身不舒，头痛体疲，睁眼无力，耳鸣喧扰，继而恶寒发热，耳鸣加剧，头重而胀，昏蒙不爽，肢体酸楚，胸闷恶心，口淡纳呆，苔薄白而腻，脉濡。外感湿邪，阳气郁滞，治宜宣疏表湿。用药：藿香叶6g，佩兰叶6g，薄荷叶6g，瓜蒌皮10g，石菖蒲10g，生薏苡仁12g，羌活6g，白芷6g，连翘10g。3剂，寒热除，耳鸣息，神振纳增，但周身酸软，困重少力。苔前半退尽，根腻，舌质淡，脉濡细。在表之湿邪得透，气机畅达，但困顿之脾阳未得苏复，拟芳香醒脾法调治。原方去薄荷叶、瓜蒌皮、羌活、白芷，加厚朴、茯苓、白豆蔻、豨莶草。

笔者治郭女，35岁。素体丰盛，头晕时痛，常伴耳间聒噪。近半月来，耳鸣时间增多，但见头重痛如裹，心悸不宁，胸塞烦闷，胃脘痞满，恶心呕吐，进食无味，喉间痰黏，口干，晨起口苦，大便不爽，白带量多，苔白腻，脉濡缓。证属脾虚湿盛，浊阴弥漫，治宜健脾化湿。用药：苍术10g，白术10g，茯苓10g，姜半夏10g，陈皮6g，胆南星6g，石菖蒲10g，党参10g，豨莶草12g，葛根6g，泽泻10g，姜竹茹10g。服上方10剂，耳鸣消失，以香砂六君丸善后。

支气管炎

刘渡舟治郑男，17岁。咳嗽月余，西医诊断为支气管炎。刻下咳声连绵，咯吐白色黏痰甚多，胸闷头重，身倦肢懒，伴有颐肿，耳中流出黄色

209

渗出物，舌红苔白腻，脉浮濡。询其致病之原，因升学考试，功课繁重，心中急躁，睡眠不佳，又患感冒而发病。观其舌苔白厚，脉又浮濡，脉证合参，辨为湿咳，三焦气郁化热。疏方：白蔻仁10g，藿香10g，茵陈15g，滑石15g，通草10g，菖蒲10g，黄芩8g，连翘10g，浙贝14g，射干10g，薄荷（后下）2g，桔梗10g，杏仁10g，前胡10g。服至7剂咳嗽明显减轻，胸闷体疲亦大有好转。现痰未全净，大便偏干，提示有湿浊化热之象，上方减前胡、桔梗，加淡竹叶10g，水红花子10g，利湿清热从三焦祛邪外出。

夏桂选治孙男，4岁。发热、咳喘，伴轻微腹泻3天。体温38.7℃，咳嗽喘憋，声如拽锯，腹泻每天2次，为黄色稀便，无腹痛，肛门红赤，舌红、苔黄腻，脉滑数。西医诊断：急性喘息性支气管炎。中医诊断：喘证，痰热壅肺证。治宜清热化痰，开肺平喘，以甘露消毒丹合麻杏苡甘汤加减。用药：白豆蔻5g，藿香（后下）8g，茵陈5g，滑石粉（包煎）10g，通草5g，蜜麻黄3g，苦杏仁5g，生薏苡仁10g，生甘草5g，姜厚朴5g，清半夏5g，茯苓10g，天竺黄5g，炒栀子5g，白果5g，地龙5g。3剂。水煎服。二诊：服药后热退、喘平、泻止，咳嗽明显减轻，咽稍红，舌淡红苔薄腻，脉浮滑。继以麻杏苡甘汤合曲麦二陈汤化痰止咳，健脾和胃善后。

肺炎

笔者治高男，64岁。西医诊断报告：肺中叶慢性炎症并支气管扩张。症见喉痒，咽干，烦热，尿短赤，苔浊腻，舌暗红，脉沉实。湿热内蕴，治在祛湿化浊，肃肺行滞。用药：瓜蒌皮9g，炒黄芩12g，竹沥半夏9g，厚朴9g，郁金9g，炒枳壳10g，丹参12g，泽泻12g，炒鸡内金15g，石菖蒲9g，山海螺30g，桔梗6g，地龙9g，葶苈子9g，北沙参9g，石斛12g，炙紫菀9g。

笔者治刘男，49岁。7年前曾病肺炎，而后多咳嗽，右胸闷，气短，喉间痰阻；头胀痛，腹中肠鸣。苔薄根腻，舌暗红，脉弦细数，关脉尤甚。要求膏方调补，拟益肺祛痰，和胃除湿，理肠通腑，俾痰湿涤除，气机条达，病症消弭，可收调补之功。膏方用药：西洋参、鲜铁皮石斛、瓜蒌皮、姜半夏、厚朴花、茯苓、薏苡仁、陈皮、西红花、泽泻、泽兰、牛膝、楮实子、炒杜仲、枳实、冬瓜仁、苏子、炒萝卜子、冬葵子、车前子、丝瓜络、合欢皮、枸杞子、三七粉、地龙、川贝粉、海浮石、益智仁、核桃肉、野生灵芝、龟甲胶、鳖甲胶等。

肺气肿

牟重临治徐女，59岁。慢性喘咳近20年，遇天寒或劳累则增剧，近年加重，伴见心悸，足肿。8天前因外感而发热气喘，咳吐痰涎质稠，渐加重，难以平卧，面肿色苍，神疲懒言，唇指青紫，心下痞闷，纳减肢凉，两足浮肿，按之没指，便结尿少，口渴欲饮，舌红苔薄腻，脉弦细数。X线检查提示肺气肿，右心影扩大。中医诊断：肺胀。气虚饮停，邪热壅肺，乃邪盛正衰之危重之候，治当标本两顾。用药：桂枝9g，防己9g，黄芩9g，葶苈子9g，半夏9g，生石膏24g，白朝鲜参6g，茯苓12g，车前子12g，陈皮6g，赤芍15g，甘草4.5g。5剂。二诊：热清，气喘、痰咳均减，上方去陈皮、芍药，加麦冬9g，五味子9g。

肺结节病

笔者治吴女，35岁。右肺磨玻璃结节，半年前手术治疗。左肺有实性小结节0.4mm。焦虑状态明显，遇紧张则胸闷呼吸不畅，睡前多自发抖动。并有荨麻疹、慢性胃炎伴轻度肠化、乳腺增生、尿路感染、颈椎病。苔白腻，舌暗，脉弦细。治法：肃肺化痰，健脾祛湿，行血活瘀。用药：瓜蒌皮9g，姜半夏9g，炒黄芩12g，薏苡仁30g，炒柴胡9g，炒枳壳12g，桃仁9g，赤芍12g，炒丹参15g，石菖蒲9g，郁金9g，肿节风30g，泽漆9g，山海螺30g，砂仁（后下）5g。

笔者治边女，53岁。两年前行右肺上叶恶性肿瘤手术，现左肺发现小结节，约0.8cm，右侧甲状腺结节，双乳囊性结节，左乳低回声结节，咽红，喉间有痰，苔白腻，脉弦细，拟养阴化痰，理气散结。用药：北沙参12g，生白芍15g，炒黄芩12g，姜半夏9g，炒柴胡9g，炒青皮12g，地龙9g，炒陈皮9g，制香附12g，三七粉（分冲）3g，浙贝12g，乳香6g，白及9g，炙鳖甲（先煎）24g，炒薏苡仁30g。14剂，水煎服。二诊：喉间有痰症状改善，胃纳好，要求丸药，方便服用。丸剂用药：瓜蒌皮、炒黄芩、姜半夏、炒柴胡、炒枳壳、地龙、鱼脑石、海蛤壳、青黛、重楼、地龙、沉香、陈皮、石斛、三七、浙贝、乳香、红花、白及。

流行性出血热

闫某，男，56岁。因流行性出血热收治于某传染病医院。检查期间，高热不退，要求服用中药治疗。发热5天，恶寒，有汗不畅，周身憋痛难忍，头痛如裂，口干，纳差，大便少，舌苔厚腻。用药：厚朴9g，炒槟榔15g，草果6g，柴胡12g，黄芩12g，滑石（包煎）18g，生甘草3g。2剂，水煎服。二诊：昨晚分2次服1剂，至半夜汗出热退，头身清爽，今日服完第2剂，患者唯觉乏力，纳食欠佳，余无不适。

失眠

哈荔田治贾女，28岁，已婚。产后逾月，夜难入寐，辗转反侧，心烦不宁，伴见日夕潮热，头晕口苦，心中烦悸，惕然易惊，泛恶欲呕，口苦痰多，神疲乏力，下肢微肿，舌质淡，边尖红，苔白腻。此脾虚不运，痰涎沃心，既往有癫病史，拟从心胆论治。用药：清半夏9g，茯苓1.5g，陈皮6g，淡竹茹12g，莲子心3g，黄芩12g，柏子仁、炒枣仁各12g，远志肉9g，夜交藤、麦冬各12g。服药3剂，已能入睡，可睡5h，但仍多梦易惊，倦软乏力，腹胀胫肿，纳少便溏，烦劳则有低热，脉沉滑无力。此痰热虽清，而脾虚未复，元气为伤，烦劳则低热者，乃劳则气耗，拟甘温益气法。用药：党参15g，炙黄芪、炒白术各9g，茯苓15g，冬瓜皮12g，广陈皮6g，朱寸冬9g，夜交藤、炒枣仁、柏子仁各12g，远志肉9g，炒神曲12g。连服6剂，诸症悉退，嘱服归脾丸善后。

笔者治陶男，66岁。长年入睡难，靠安眠药睡三四个小时，醒后难再入睡，再服安眠药两片入睡。有肺癌手术治疗史。苔滑腻，舌暗淡，脉弦细实，从痰湿论治。用药：石菖蒲12g，远志9g，炒酸枣仁30g，茯苓30g，姜半夏9g，干姜9g，肉桂3g，生晒参6g，炙甘草9g，炒黄连3g，大枣12g，泽泻15g，阳春砂5g，灵芝孢子粉4g。

笔者治徐女，41岁。曾因居住楼内音响吵闹，心里害怕，服用施诺斯后出现短暂性失意。胃纳差，胃胀欲吐，近三天几乎未睡，白天精神可。咽痛，口苦，盗汗，月经量少，苔薄腻，舌暗红，脉细数。治法祛湿化痰，益气养心。用药：炒陈皮10g，姜半夏10g，茯神20g，九节菖蒲10g，麦冬10g，生白芍15g，五味子9g，玄参12g，炒酸枣仁15g，煅龙齿（先煎）20g，煅龙骨

（先煎）30g，生晒参5g，瘪桃干20g，神曲10g，野生一级灵芝（先煎）15g。

嗜睡

张琪治石男，常年在野外勘探，恒落宿野外以致全身肿，头昏沉，四肢肿如绳缚，头皮以指压之有指痕，嗜睡，舌苔白腻，脉沉缓。病已10年，甚痛苦，有逐年加重趋势，此为湿郁肌表之证，为风水及水气一类，投以加味防己茯苓汤。用药：桂枝15g，茯苓15g，防己20g，黄芪25g，冬瓜皮30g，五加皮20g，秦艽15g，苍术15g，薏苡仁25g，附子10g，赤芍15g，益母草30g，木瓜15g，生姜10g，甘草10g。上方连服7剂，复诊浮肿消70%左右，全身轻松舒适，头昏已大减，守方不变，又服10余剂，四肢肿全消，自述为10年来未有之现象，嘱继服若干剂以巩固疗效。

刘兴山、刘林娜治某男，26岁。因口渴饮冷，2天后出现多睡。现每日睡眠16h以上，苦恼至极。诊见体型矮胖，形寒自汗，精神委顿，头蒙如裹，倦怠乏力，四肢沉重，纳谷不香，大便溏薄，静坐片刻即可入睡，呼之则醒，醒后复睡，脉沉，苔白腻。证属湿邪困脾，阳气痹阻，治以燥湿健脾，化浊醒神，以平胃散化裁。用药：苍术9g，厚朴6g，陈皮6g，生酸枣仁（打）20g，胆南星10g，石菖蒲10g，藿香9g，桂枝6g，淡附片（先煎）6g。上方12剂，诸症消失，继以香砂养胃丸，每次9g，每日2次，和养脾胃。

笔者治杨女，36岁，无生育史。春夏尤其无精打采，嗜睡，易疲劳，头晕，四肢无力，觉得疲惫之时面色立即变黄，严重时发白，须立即坐下或躺下休息；秋冬相对好些，手、脚、腰常年冰凉。有支气管炎史，咳嗽频，痰不多，吃辣食物咳嗽加重。慢性鼻炎，冬天吸进凉的空气感觉会冷到肺里。怕冷，稍微受点凉就感冒。慢性萎缩性胃炎伴中度肠化，吃冷喝凉会腹泻。苔白腻，舌淡胖，脉濡细。辨证脾阳不足，水湿内生，肺虚气弱，卫表不固。治法温补肺脾，温阳化湿，以升陷汤、参苓白术丸、玉屏风散合方出入。

顽固性自汗

房定亚治某男，38岁。3年来自汗，四处求诊，先后服用知柏地黄丸、玉屏风颗粒、当归六黄汤等。刻诊：白天多汗出，喝热水加重，汗有黏腻感，乏力，晨起有痰，大便发黏，小便黄。舌苔白腻微黄，脉濡滑略数。湿热内蕴，治以清热利湿化痰，予三仁汤合二陈汤。用药：杏仁10g，滑石10g，通草6g，白豆蔻6g，淡竹叶6g，厚朴10g，薏苡仁20g，清半夏9g，陈皮10g，茯苓12g。7剂，水煎服。二诊：自汗明显减轻，予14剂继服。

盗汗

邹贵林治刘男，40岁。两个月前因乘凉不慎而寐，醒时觉全身汗出，尤以头面胸背为多。自认为气候炎热，即用冷水淋浴后就寝，夜半醒时仍遍身汗出，此后每晚胸背皆汗出。先后服用六味地黄汤、当归六黄汤、生脉散等益气养阴之剂，并兼龙骨、牡蛎、浮小麦等固涩敛汗之品，盗汗反剧，汗出如浴。诊见头晕体倦，烦热，口干，小便黄，大便正常，面色略黄，舌质红，苔微黄腻，脉濡数。诊为湿热盗汗，拟六一散加味。用药：滑石30g，甘草5g，蝉蜕6g，茯苓15g，白术15g，生地15g，薏苡仁20g，白蔻仁6g。水煎服。连服3剂，诸证减轻，继服6剂。

某男，40岁。近一周来，无明显诱因每于天亮之前寐中汗出涔涔，醒后湿透，身微热，口苦易怒，两胁胀满，呕逆纳呆，小便短少，大便欠畅。苔黄腻，舌质偏红，脉弦滑。辨证属湿热郁遏少阳，治拟清热利湿，疏泄少阳，方用蒿芩清胆汤加减。用药：青蒿15g，山楂15g，滑石（包煎）15g，糯稻根15g，煅龙骨（先煎）25g，煅牡蛎（先煎）24g，黄芩10g，陈皮10g，枳壳10g，木香10g，竹茹9g，姜半夏9g，赤茯苓15g，麦芽30g，青黛（包煎）6g，黄连6g，甘草6g。7剂，水煎服。药后，盗汗已明显减轻，上方去煅龙骨、煅牡蛎，续进7剂，则盗汗止，余症悉平。

抑郁证

刘渡舟治刘女，34岁。头晕，胸闷，善太息，心烦，咳嗽，短气，情怀抑郁，默默寡欢。舌淡红，苔白腻，脉弦滑。弦脉主肝，滑脉主痰，此乃气郁夹痰之象，治在理气化痰。用药：柴胡10g，香附10g，青皮10g，白术12g，天麻10g，半夏12g，茯苓15g，陈皮10g，炙甘草6g，全瓜蒌9g，杏仁6g。3剂，心胸开朗，继服12剂，病告痊愈。

笔者治章女，62岁。退休12年。退休那年体检，行静脉造影诊断为癌症。患者整晚不能睡。后病理诊断不是癌症，但患者心理压力很大，入睡难，多恶梦，经常梦见故人。喉部里外都痛，吐酸，恶风寒，经常起鸡皮疙瘩，要喝热开水，晚上胸以上出汗，下肢凉。面色萎黄发暗，关节痛，皮肤瘙痒，换季时加重。苔浊腻，边有齿痕，脉弦细。诊断忧郁伤神。用药：藿香9g，厚朴花6g，姜半夏9g，茯神15g，炒苍术10g，焦山栀9g，砂仁（后下）3g，沉香曲6g，百合12g，石菖蒲9g，生白术15g，炒枳实12g，丹参12g，远志6g，川芎9g。14剂。上药服至第10天，胃中挤压感、时有疼痛症状消除，喉痛、腰痛愈，人舒服多了。胃口仍差，大便干结，喉间有痰，少腹胀，不时有游走性风疹、发痒，不时会紧张、手足抖、咬牙。苔白腻，舌淡，脉弦。拟前方砂仁易豆蔻6g，川芎易郁金15g，加徐长卿9g。

抑郁性精神病

刘男，17岁，学生。由父陪同就医，代述：精神异常6个月。半年前由于在校期间行为不检，常被同学讥笑，学校劝其休学。休学回家后精神抑郁，表情淡漠，寡言呆滞，或呆若木鸡，或傻笑自语，自责有罪，偶有高声大喊。予食即食，不予食亦不思食，大便溏薄，曾服异丙嗪等药，未效。诊见面色白无华，目光呆滞，反应迟钝，神疲乏力，舌淡、苔白腻，脉弦滑。诊断：抑郁性精神病。证属思虑太过，肝郁犯脾，脾失健运生痰浊，痰浊蒙蔽神明。予清开灵注射液30ml加10%葡萄糖注射液250ml，静脉滴注，每天1次；内服二陈汤加减。用药：制半夏10g，郁金10g，陈皮6g，柴胡6g，甘草6g，茯苓15g，白术15g，生姜3片，香附12g，石菖蒲9g。每天1剂，水煎服。4天后，精神抑郁呆滞好转。续上方3剂，诸症已除。改投归脾丸调治20天，随访两年未复发。

饮酒中伤

某女，27岁。因饮酒过量，急诊入院。曾呕吐数次，均为胃内容物。刻诊：面色潮红，污秽，口鼻酒气熏人，神志模糊，时有谵语，躁动不安，呼吸气粗，时有呕吐，舌胖质暗，脉弦滑。先用清水洗胃，继用藿香正气散急煎灌服，服完第二煎后神志清楚，诸症缓解。患者要求出院，带药1剂。次日家属告知，药后即痊愈上班。

《一瓢老人医案》：酒客湿胜热郁，胀闷、嗳气、无寐，得茶愈胀，先与三焦分消：白蔻仁、杏仁、厚朴、茯苓皮、绵茵陈、金石斛、半夏。脉沉迟，食入腹胀便溏，平昔饮酒中伤，留湿阻气，小便不爽，用香砂平胃散：香附、砂仁、制茅术、厚朴、陈皮、炙甘草。水泛丸。

《里中医案》：浦东施元廓，剧饮后忽发嘈杂，似痛非痛，似饥非饥。或曰痰因火动，治之以芩、连、花粉、知母、瓜蒌，剂盈百矣，而病犹是也。余为诊之，满指而缓且软，是脾家湿痰，非肺家燥痰也，贝母、瓜蒌何缘下乎？是虚气为孽，非实火为殃也，芩、连、花粉安敢用乎？为处六君子汤，加苍术以胜湿，加姜汁以行痰。越半月不复来招，余意其更医矣。比使者至，遗手启云：弟为酒误，酿此奇疴，他人历岁月无功，仁兄以一七立起，不十日而尽扫病。夫形景何幸如之，何感如之！业已改煎作丸，兹且朝夕服矣。以其神效，遂不敢易丝毫耳。

🔲 慢性浅表性胃炎

刘波治陈女，34岁。上腹部胀痛，伴有早饱、嗳气、恶心3年余，因长期未愈，精神紧张，竟致劳动力丧失，整天蜷卧在床。刻下纳差，畏寒，神疲困倦，舌苔白腻，脉濡细。胃镜提示浅表性胃炎。辨证：脾胃虚弱，运化失健，湿困脾胃，胃气上逆。治法：健脾燥湿，和胃降逆。方予平胃散加味。用药：苍术10g，白术10g，厚朴10g，陈皮6g，六神曲10g，沉香曲10g，茯苓30g，郁金10g，玫瑰花6g，佛手柑10g，炒谷芽30g，炒麦芽30g，生白芍15g，桂枝6g，姜半夏10g。每日1剂，水煎服。服药7剂后，上腹痞胀略有减轻，恶心嗳气好转，但仍畏寒，神疲困倦。用药：苍术20g，白术20g，厚朴10g，陈皮10g，六神曲10g，沉香曲10g，白茯苓30g，九节菖蒲15g，玫瑰花6g，佛手柑10g，桂枝10g，姜半夏10g，六一散（包煎）10g，藿香10g，佩兰10g。

孙蓓、顾庆华治李男，20岁。上腹痛反复发作1年余，胃镜诊断为胆汁反流性胃炎（重度），上腹痛明显，恶心呕吐清水痰涎，嗳气脘胀，纳食少进，大便质烂，舌质淡红，苔白腻而滑，脉细弦。辨证为寒湿中阻，胃失和降，治以温化寒湿，降逆和中。用药：炒柴胡10g，炒苍术10g，厚朴10g，姜半夏10g，茯苓15g，陈皮5g，炒白术10g，煨木香10g，炮姜10g，吴茱萸3g，小茴香8g，甘草3g。进服7剂，上腹痛明显好转，恶心呕吐已止，纳谷增加，原方加减治疗3个月，诸症消失，体重增加，复查胃镜示浅表性胃炎。

慢性萎缩性胃炎

吴男，42岁。胃脘痞闷反复发作1年余，病理诊断慢性萎缩性胃炎伴肠上皮化生。诊见胃脘痞闷，嗳气，纳谷不香，口苦口黏，大便质烂，舌质淡红，舌苔腻微黄，脉濡。证属湿热阻中，和化失司，治拟清化和中。用药：藿梗10g，厚朴10g，半夏10g，茯苓15g，杏仁10g，薏苡仁15g，白蔻仁5g，炒白术10g，煨木香10g，莪术10g，佛手5g，蒲公英20g。7剂，胃脘痞闷明显好转，守方加减30余剂，诸症消失，再以益气健脾和络剂1月余。

笔者治王男，55岁。慢性萎缩性胃炎伴糜烂，结肠多发息肉，肺结节。半年前曾用柴胡疏肝散加味，病情稳定。半月前吃了青菜面条后再吃奶油糖，夜间即胃胀，便溏。现胃纳差，脐腹胀，纳差，口中无味，大便先干后溏，解而不爽，擦之不净，苔白腻，舌淡胖，脉弦细。脾胃为寒湿所伤，气机为之壅阻，拟行气温中，燥湿除满，厚朴温中汤加味。用药：厚朴12g，炒陈皮9g，茯苓15g，干姜9g，草豆蔻9g，木香9g，沉香曲9g，鸡内金15g，制香附12g，乌药9g，炙甘草6g。

笔者治成女，53岁。病理报告示胃窦黏膜轻度慢性萎缩性炎伴轻度肠化，胃角黏膜中度慢性炎伴轻度肠化。冬日手脚冰冷，不怕热怕寒，下半身无汗，头面颈部汗多。吃生冷食物则胃部不适，多吐清水、白痰，咳嗽不利，大便溏薄，夜寐不安、多梦，睡觉流口水。苔黄滑腻，舌淡质胖。脾胃虚损，运化失常，气滞湿化，郁而热化，治拟行气祛湿，气行湿化，热无所附，自然消弭。用药：党参15g，姜半夏9g，炒黄芩12g，沉香曲9g，炒柴胡9g，制香附12g，白豆蔻9g，香茶菜25g，蛇舌草25g，藤梨根30g，厚朴12g，干姜9g，炒陈皮9g，莪术12g，炒薏苡仁30g，炙桂枝6g，灵芝30g。

呃逆

《余听鸿医案》：常熟慧日寺伤科刘震扬，始因湿温发疹，其人体丰湿重，医进以牛蒡、山栀、连翘等，已有十余日。邀余诊之，脉来涩滞不扬，舌薄白，神识如蒙，冷汗溱溱不断，身有红疹不多，溲少而赤，呃逆频频，症势甚危。余曰：肥人气滞，湿邪化热，弥漫胸中，如云如雾，充塞募原，神识昏蒙。况呃之一症，有虚实、痰气、湿血、寒热之分，不可专言是寒。

鄙见看来，上焦气机阻逆，断不可拘于丁香、柿蒂之法，先立一清轻芳香，先开上焦，佐以降逆泄热。进以苏梗、藿梗、通草、郁金、沉香屑、杏仁、茯苓、薏苡仁、佩兰、半夏、陈皮、姜竹茹。另研苏合香丸汁频频呷之。服后神气日清，诊七八次，皆进以芳香苦泄淡渗法，而热退呃平，乃愈。

噎膈

虞恒德治一人，年五十余，夏秋间得噎症，胃脘痛，食不下，或食下良久复出，大便燥结，人黑瘦甚，右关前脉弦滑而洪，关后略沉小，左三部俱沉弦，尺滞芤。此中气不足，木来侮土，上焦湿热郁结成痰；下焦血少，故大便燥结；阴火上冲吸门，故食不下。用四物以生血，四君以补气，二陈以祛痰，三合成剂，加姜炒黄连、枳实、瓜蒌仁。六君、四物合小陷胸汤，可法。少加砂仁，又间服润肠丸，或服丹溪坠痰丸，半年服前药百帖而痊愈。

《一瓢老人医案》：昔年嗜饮，湿聚痰壅，致清升浊降，痹阻食脘窄隘，咽窍不纳，饮留气凝。治在上焦，以饮有质，气无形也。生滑石、厚朴、竹沥（冲）、芦根、瓜蒌皮、姜汁（冲）。

《类证治裁》：陈，酒客中虚，气阻成噎，必有蒸湿酿痰。脉来迟弱，中脘阳衰，饮米粥亦拒，得热酒辄行，明系阳微欲结。法宜通阳则胸脘得展，湿痰得降，而运纳有权。潞党参、茯神、茯苓、砂仁、丁香、半夏（姜制）、陈皮、姜、枣煎。数服，粥饮不拒矣。后再加干姜（炮淡）、益智仁（生研），数服胸舒而纳食。

《上池医案》：操劳之体，五火易动，中年以后中气日虚，素来积有湿痰，痰涎黏腻，脘膈不开，得食而作噎，即此上膈蒙蔽之象，谷食入胃气一动，痰涎翕集，胃口窄狭，食不得下，而痰饮上泛矣。从来治法首先豁痰，香燥劫津，津液渐涸，大便坚结不易下，达者治上碍下矣，今拟俞氏法：川石斛、苏子、半夏、火麻仁、玉竹、茯苓、陈皮、枳壳（磨汁冲）、鲜竹茹（姜水拌）、枇杷叶（姜水拌）。

腹痛

《时病论》：云岫叶某之女，于长夏之令，忽发热便泻。前医用五苓散，略见中机，月事行来，加之归、芍，讵知其泻复甚，益加腹痛难禁，脉象右胜于左。此暑湿之邪，在乎气分，气机闭塞，不但邪不透化，抑且经被其阻。即以温化湿邪法加木香、香附、苏梗、延胡，连进三煎，经行泻止，身热亦退矣。程曦曰：湿在气分，本当畅气以透湿，经事当期，最宜顺气以行经，理气之方，一举两得矣。

《孙文垣医案》：吴小峰，年五十未有子，素有酒积作疼，晌午即泻，所下多稠黏之物。腹痛之疾，年已久矣。治当清洁中焦分湿热，兼养脾法。滑石90g，粉甘草、肉豆蔻各15g，白芍药（酒炒）45g，木香9g，红曲12g，神曲糊为丸，每早晚白汤送下6g，服未竟而积除，始举一子。

腹泻

张珍玉治丁男，32岁。五年前患慢性腹泻，每日2~3次，泄稀软便有白沫，便前肠鸣腹痛。面容清癯，但精神不减，饮食尚可，时有腹胀，脉弦细，舌淡苔薄白，以参苓白术汤加减治疗。用药：人参10g，炒白术9g，茯苓9g，炒山药9g，炒扁豆6g，炒白芍9g，柴胡6g，台乌药5g，焦山楂9g，甘草3g。水煎服，6剂。二诊：服药后便泄次数大减，腹痛肠鸣已止，仍稀软便，嘱继服前方，共服20余剂后便下如常。

罗山人治王厚宇一婢，年三十余，长夏患泄泻身凉，四肢厥冷，昼夜数次，皆完谷不化，清水如注，饮食下咽，即泄出不变，已经六七日。一医用药不效，谓肠直，症在不治。诸罗视之，六脉沉伏无力而涩，乃脾虚受湿，为肝木所乘，乃五泄之一，非怪症也。法当健脾疏风燥湿，升提其下陷之气。以五苓散加苍术、羌活、防风、炮姜、半夏、厚朴、芍药，一服十去七八。再以二陈加二术、砂仁、白芍、厚朴、曲蘗，调理数剂而安。

《类证治裁》：汤氏，初秋寒热吐泻，或以为感暑，用香薷饮，或以为霍乱，用藿香正气散，其家两置之。诊其脉濡而弱，烦热无汗，自利呕渴。予谓湿甚则濡泻，今湿郁生热，热蒸更为湿，故烦而呕渴也，宜猪苓汤去阿胶主之。猪苓6g，茯苓9g，泽泻2.4g，滑石1.8g，加半夏4.5g，薄荷梗2.4g，薏苡仁、煨姜各9g，灯心草1.8g。一服呕止泄稀，去滑石、煨姜、半夏，再加麦门冬、山栀、车前。二剂而安。

於，五泄无不由湿，寓居斥卤，水味咸浊，便泻三年不止。凡运脾利湿，温肾补土，及升提疏利固涩诸法，毫不一效。今夏诊右脉寸微关滑，乃湿中伏热，大小腑清浊不分，火性急速，水谷倾注无余，脾失输精，肺苦燥渴，气不化液，肾不司关，所下污液，自觉热甚，或痛泄，或不痛亦泄，日夕数行，口干溺少，时想凉润。略用守补，即嫌胀满，可知气坠全是腑症。若清浊分，则泄泻渐已。煎方：茯苓、猪苓、车前、山栀、神曲、薏苡仁、大腹皮、乌梅、黄连，午前服。丸方：益智仁（煨）、补骨脂、南烛子、诃子、茴香、茯苓、山药、陈皮、砂仁、半夏曲、杜仲、首乌、莲子。蒸饼为丸，晚服，至秋渐愈。

湿热痢

章真如治李男，41岁。中午在餐馆进餐，入暮即觉腹中不舒，恶心欲吐，全身不适，头昏疲乏，晚餐未进，即倒床而睡，自觉恶寒发热，继之则腹痛泄泻，一二次后欲解不出，里急后重，所排物皆脓冻，赤白相兼，时欲蹲厕，口干思饮，肛门灼热，小便短少，入夜辗转不宁。刻诊急性病面容，头昏痛，发热，肛门急胀，体温38.5℃，舌赤，苔黄腻，脉滑数。湿热痢，治宜清热导滞，调气行血。用药：生白芍15g，黄芩10g，黄连10g，大黄10g，槟榔10g，生甘草8g，金银花10g，白头翁10g，神曲10g，木香10g，葛根10g，枳壳10g。服2剂后寒热已解，腹痛、里急后重消失，脓血便已转粪质，约三四小时一次，能进少量稀粥，脉滑细，苔薄黄腻，仍以清热导滞。用药：葛根10g，黄芩10g，黄连6g，熟大黄8g，神曲10g，木香10g，枳壳10g，生甘草8g，马齿苋15g，白芍10g，薏苡仁30g，茯苓10g，再进2剂，诸症消失，大便正常，继以扶脾和胃调理。

张珍玉治某男，4岁。两天前因饮食不洁而致发热，腹痛，腹泻，大便脓血，诊见腹痛频作，大便脓血，日泻50余次，伴里急后重，身热，肛门灼热，小便短赤，面色红赤，舌红苔黄腻，脉数。诊为大肠湿热，气血凝滞，治以清热化湿，行气导滞，予以白头翁汤加减。用药：白头翁6g，黄连4g，木香5g，生白芍4g，白术4g，甘草3g。水煎服2剂，日1剂。二诊：发热退，里急后重大减，腹泻次数明显减少，日泻10余次，泻下量增多，脓血明显减少，能进少量流质饮食。继服上方2剂。三诊：腹痛止，腹泄缓，已能进食，大便日2~3次，泻下物为黄色稀便，脓血消失，面黄神倦，气短懒言，纳少乏力，舌淡红，苔薄黄，脉数弱。证为脾胃虚弱，气血不足，治以健脾益气，佐以行气燥湿。用药：大力参6g，炒白术5g，茯苓6g，炒白芍5g，当归4g，炒黄连4g，广木香4g，砂仁5g，甘草3g。

《续名医类案》：戊寅十一月，高蹩使公子患似痢非痢，红多白少，恶寒微热，脉滑而数。询知自夏秋以来，由川北随任之粤，久积暑湿感冒而发。用平胃加羌、防、苏、藿，一剂而寒热退，再剂加槟榔、木香而瘳。或问痢忌燥药，今用苍术而愈，何也。曰：常人痢疾，因暑令火热之气而得，燥药乃天时之所忌，是以不可擅用，今以积湿之病，发于隆冬外感，乃得力要药也。

便秘

章次公治某男，病湿温匝月，苔灰腻，脉濡数，扪其肌肤，不甚润泽而热。与人问答，有意识者半，不知所云者半，合目则谵语频作，不更衣10日许。邪气尚未肃清而正气虚，已是吃紧之极。软柴胡4g、制厚朴4.5g、生苍术4g、黄芩9g、全瓜蒌12g、杭白芍9g、生枳实9g、连皮槟榔9g、山楂肉12g、莱菔缨9g、六神丸30粒（分3次吞服）。另：人参须15g，浓煎代茶。午后服药，翌晨3时许得垢腻之大便甚畅，热减神清。此方加减，凡10日许而病瘳。

房定亚治某女，43岁。便秘3年，3~5天1行，常需服用通便药，近1月加重，服泻药效果不佳。刻诊大便头硬，黏腻难行，腹胀，食欲不佳，睡眠可。肥胖，舌胖苔白腻，脉沉滑，予三仁汤合枳术丸。用药：杏仁10g、滑石10g、白通草6g、白豆蔻6g、淡竹叶6g、厚朴10g、生薏苡仁20g、清半夏9g、生白术40g、枳实15g。7剂。二诊：服药后排出较多黑色黏腻大便，顿觉腹胀改善，排便较为顺畅，身体轻松，食欲改善。

笔者治施女，55岁。去年下半年喝冷饮多胃中不适，今年来多吃辣，五月初烦热，便秘，误食药丸全身冒火，一周后硬撑着排便，同时吃银耳、蜂蜜，每天解出硬便，后来先干后溏，现大便溏薄。苔白厚腻质干，舌暗，舌下静脉瘀紫明显，脉细关大。湿热结滞，气失流通，郁火内发，治在清化，理气行滞。用药：炒苍术12g、炒黄柏9g、牛膝9g、生白芍30g、炒陈皮9g、炒黄连5g、茯神15g、银柴胡9g、白薇9g、炒枳壳12g、石菖蒲9g、制香附12g、薄荷（后下）6克、厚朴花6g、丹皮9g、炒知母9g、北沙参12g、木通6g、甘中黄9g。二诊：进服7剂，诸症稍减，苔白舌中剥落明显，剥落处中间的白苔高起，拟参以养阴益胃。用药：炒苍术12g、炒黄柏9g、牛膝9g、生白芍30g、炒陈皮9g、炒黄连5g、茯神15g、银柴胡9g、白薇9g、生石膏（先煎）30克、炒知母9g、厚朴花6g、淡竹叶9g、薄荷（后下）6克、丹皮9g、北沙参12g、白及9g、灯心草2g、甘中黄9g。7剂。

肠易激综合征

刘波治潘男，28岁。腹痛即泻，泻后痛减4年余，腹泻多发生于早晨和中餐后，遇工作紧张或旅行前多有发生。腹软而无压痛，脉稍虚，舌淡胖，苔薄。肝郁脾虚，湿滞脾胃，治宜健脾燥湿，缓急止痛，方用平胃散加减。用药：苍术15g，马齿苋30g，厚朴10g，陈皮6g，甘草6g，生白芍20g，黄芩10g，广木香10g，防风10g，炒白术12g，六神曲10g，八月札10g，绿萼梅6g，佛手柑6g。每日1剂，水煎服。二诊：服药7剂，腹泻次数明显减少，腹痛减轻，药已中的，原方续服15剂。三诊：已无腹痛腹泻，但见乏力，大便溏，舌体胖，苔薄白，原方加白扁豆30g，续服15剂。

笔者治郑男，41岁。消瘦，食少腹胀，饮食稍有不慎就腹胀难忍，得矢气稍缓，以致胃中饥饿也不敢进食；大便溏薄，日两三行，时夹白色黏液，有腐臭，臭屁多，偶有便秘。某院诊为肠易激综合征。苔薄腻，质胖润，舌暗红，脉沉细实。拟化湿降浊，理气和中。用药：炒白术12g，茯苓15g，陈皮9g，姜半夏9g，豆蔻9g，蚕沙（包煎）9g，炒神曲15g，炒枳壳12g，煨木香9g，炒防风9g。7剂。二诊：服药三天即大便成形，日一行，曾有日两行，先干后溏，无黏液，进食多仍有胃胀，次日晨起口苦，面色好转。湿去气行，脾弱证显，治拟健脾理肠。生晒参9g，炒白术12g，陈皮9g，姜半夏9g，茯苓15g，砂仁5g，炒枳壳12g，广木香9g，莲子15g，炒神曲15g，炒麦芽20g，炙甘草6g。

肠伤寒

《温病纵横》中记录一病案，以薏苡淡竹叶散治疗肠伤寒而见白痦者。用药：淡竹叶9g，杏仁9g，藿香9g，佩兰9g，滑石（包煎）9g，通草3g，豆卷3g，荷叶1角，茯苓3g，神曲3g。3剂后痊愈出院。肠伤寒是由伤寒杆菌经消化道侵入而引起的急性传染病。典型病例以持续发热，全身中毒症状，相对缓脉，玫瑰疹，脾脏肿大与白细胞减少等为特征。

慢性结肠炎

张镜人治某女，35岁。慢性结肠炎病史5年，大便不实，甚或溏稀，便时伴腹痛，饮食油腻则大便次数明显增加，面色萎黄，纳后艰消，脘闷不舒，偶有嗳腐，疲乏倦怠，脉细弱，舌淡苔薄腻，证属脾胃气虚，清阳不升，运化失常，法当益气健脾，和胃安中。用药：参苓白术散加焦六曲10g、焦山楂10g。14剂。二诊：腹痛已止，大便亦结，胃纳略馨，脉舌如前，参苓白术散改用成药丸剂。

何炎燊治殷女，33岁。起病半年，初仅下腹脐左侧隐痛，大便溏滞不爽，服清热祛湿中药症减，不久又反复如前。诊断为非特异性结肠炎。左下腹隐痛拒按，大便日四五次，如稠糊状，量少，色深黄，夹有黄白色黏液，里急后重，肛内灼热疼痛，口苦纳差，舌苔黄腻，脉弦滑略数。病属湿热郁结，气机不畅。用药：柴胡15g，白芍15g，枳实12g，甘草5g，白头翁20g，秦皮20g，黄连10g，黄柏10g，焦栀子15g，神曲15g，香附10g，木棉花15g。以此方为基础，加减服用半月，大便每日两行，先排者成形如钢笔大小，后排者如粒状，黏液减少，里急后重亦减。后因外出中断服药，加以饮食失宜，病情反复，两三日一行，粪便坚实难出，夹有黏液及鲜血，腰尻重坠，肛门灼热痛，少腹拘痛。此脾气郁滞，肝气横克，内生积热。用药：柴胡15g，白芍15g，枳实15g，甘草5g，败酱草25g，冬瓜仁30g，莱菔子25g，草决明30g，焦栀子15g，麦芽30g，槟榔15g，黄连10g，神曲15g。此方服3剂，大便每日一行，仍坚如弹子，外裹黏液。服至第8剂，大便始变软如细条状，腹痛止，肛热消失，里急后重除。服至17剂，诸恙向安，唯大便仍细，先硬后软，脉弦转缓，舌苔退薄过半。此时积滞郁热已无，而脾虚未复，仿缪氏资生丸意，消补并行，每周服药一二剂，逾月而大便正常，体重增加。

笔者治季男，56岁。直结肠炎，大便日两三行，时有便血，进食不当即便意急迫，解而不爽，既恶热又恶寒，神疲乏力，睡眠差。苔白厚腻，舌多红点，脉弦细数。治法：健脾化湿，益肠泄浊。用药：炒党参15g，炒白术12g，茯苓20g，炒枳壳15g，秦皮9g，炒黄柏9g，炒金银花12g，红曲1包，炒防风9g，败酱草20g，马齿苋20g，灵芝30g。服药5剂，大便成形。

肠息肉

笔者治某男，62岁。膀胱癌手术治疗后4个月，病理报告：低级别非浸润型早期，肠息肉多发，肺大泡，高血压，颈动脉内膜增厚，慢性萎缩性胃炎。多夜尿，大便干结，苔薄腻，舌红多裂纹。拟清利湿热，养阴润燥。

用药：苍术12g，炒黄柏12g，炒黄芩12g，薏苡仁30g，浙贝12g，白花蛇舌草25g，香茶菜25g，半枝莲25g，合欢皮12g，肿节风25g，败酱草20g，地锦草20g，地榆20g，槐花10g，秦皮9g，金银花12g，猪苓12g，红曲6g，石斛（先煎）12g。

笔者治高男，54岁。体胖，身高174cm，体重73kg。降结肠腺瘤局灶癌变，已完整切除；乙状结肠腺瘤性息肉，中度不典型增生。胃胀，通常中午吃饭后渐渐加重，至晚上9点消除。左少腹时有疼痛，大便日两三行，多黏液，苔黄浊腻，舌红，脉弦细数。湿热内蕴，下注肠道，治在清泄。用药：炒黄连5g，吴茱萸5g，炒柴胡9g，炒枳壳12g，炒川楝子9g，藤梨根20g，薏苡仁30g，威灵仙12g，徐长卿12g，地锦草20g，苍术12g，白花蛇舌草15g，鸡内金15g，炒麦芽15g，野生灵芝15g。二诊：服上药至第8剂，腹胀明显减轻，降结肠部位时有一过性隐痛，大便成形，舌苔黄腻而厚。继以清肠泄浊，祛湿和胃。原方加用蒲黄炭6g，石斛12g。14剂。三诊：面黄改善，耳鸣减轻，大便恢复正常，时有痞满，晚餐后半小时腹胀，晨起喉咙有灰白色痰，左手小指和无名指麻，苔根薄黄腻前半薄，舌红。要求膏方固本，重在补益脾肺肾，健脾益胃助运化以补后天，化湿浊；益肺资肃降之力，肃清痰涎，通腑理肠；补肾养阴以滋本源，以加减健脾阳和膏合龟鹿二仙膏出入。

结肠腺瘤

笔者治陈男，44岁。慢性胃炎，睡眠差，三月前行横结肠腺瘤手术，时有腹痛，大便时干时溏，口苦，苔白腻，附有痰迹，舌暗淡，脉弦关大，拟健脾理肠，行气祛湿，拟化湿汤加减。用药：炒党参15g，炒白术12g，姜半夏9g，茯苓15g，生薏苡仁30g，炒薏苡仁30g，炒陈皮9g，白花蛇舌草20g，败酱草20g，藤梨根25g，苦参9g，木香9g，神曲15g。

笔者治陈女，63岁。有胆囊结石手术切除史，胃中胀满，持久性疼痛，十天左右发作一次，消瘦，大便溏，不成形。三年前因腹痛便血，检查发现结肠腺瘤，肠镜手术摘除，但每年均有复发，需要镜下摘除治疗。2013年8月12日初诊：消瘦（身高160cm，体重42kg），精神疲乏，懒于说话，走动乏力，胃纳可，腹中胀气，大便时干时溏，苔薄腻，舌红，脉细，治拟清热毒，化湿浊。用药：半枝莲20克，白花蛇舌草20克，猫爪草15克，红藤15克，败酱草15克，地丁草15克，黄芪15克，白术15克，生地15

克，生薏苡仁30克，生晒参9克，石斛12克，山药20克，炙升麻10克，防风10克，枳壳12克。本方出入，连服6个月后停药，腹泻、腹痛诸症得发稳定。2014年、2015年连续两年肠镜报告未见腺瘤。

结肠癌

徐建伟治余男，67岁。结肠癌，身体瘦弱，腹胀满，口中淡，不思饮，微恶寒，四肢凉，6日未见大便，有便意，小便少略黄。先用药物泻下未果，以甘露醇灌肠仍不效，腹部胀满不堪，几乎膨满欲死，呼吸欲绝。根据胀满、痛、虚寒等特点，用厚朴温中汤。服后即觉腹中膨胀及疼痛略感宽松，约半小时后腹中蠕动增强，雷鸣大作，顷刻大便泻下一大桶，腹中顿觉宽松，胀满停止，疼痛消失。此时倍感身轻体松，全身从未有过如此舒泰，精神振作。原方连服一个月，如常人。

黄疸

张琪治李女，60岁。慢性乙型肝炎、肝炎后肝硬化，神疲乏力，巩膜黄染，面色晦暗无光泽，体质消瘦，胃脘及腹胀满，恶心不欲食，大便溏日二三次，低热，体温37.8℃左右，小便深黄，舌质红，苔滑，脉象濡数。中医诊断：黄疸，辨证为肝胆气郁，湿热蕴结，湿盛于热，脾为湿热所困，运化受阻。治疗先以化湿利湿，清热解毒退黄。用药：苍术15g，砂仁15g，白豆蔻15g，石菖蒲15g，藿香15g，紫苏15g，大腹皮15g，陈皮15g，茵陈20g，五味子15g，板蓝根20g，蒲公英20g，金银花30g，川连10g，芦根30g，甘草15g。水煎服。二诊：服上方7剂，食纳好转，乏力稍轻，但仍腹胀满（有少量腹水），大便溏，日3~4次，小便少色黄，口干苦，低热不退，治以清热利湿温脾。用药：白术20g，茯苓20g，泽泻15g，猪苓15g，桂枝15g，炮姜10g，白蔻15g，砂仁15g，大腹皮15g，厚朴15g，茵陈25g，大青叶20g，板蓝根20g，蒲公英20g，金银花30g，虎杖20g，黄芪20g，川连10g。水煎服。三诊：共服28剂，腹胀大减，大便日2次，成形不溏，食欲好转，全身较前有力，面色及巩膜黄染亦明显减退，舌苔转薄，脉象缓，下午仍有低热，37.5℃左右。湿热中阻，脾胃升降失调，肝气郁而不疏，木郁土壅，宜疏肝健脾，清热利湿解毒。用药：柴胡20g，白芍20g，枳实15g，陈皮15g，青皮15g，黄芩15g，川连10g，砂仁15g，厚朴15g，泽泻

15g, 猪苓15g, 茵陈50g, 白花蛇舌草30g, 大青叶30g, 虎杖20g, 板蓝根20g, 五味子15g, 苍术15g, 甘草15g。水煎服。

《沈氏医案》：脾胃气虚，痰湿素积，入夏外感暑湿郁蒸，发热随起，咽痛，近入厥阴之络，两足酸楚，艰于举动，肤色及目俱黄，此属湿热。左脉略弦，右较大，重按见涩。恐其成痹，姑拟轻剂宣理。白术4.5g，枳壳4.5g，黄柏4.5g，羌活4.5g，威灵仙6g，忍冬藤15g，桑枝15g，当归6g，木瓜4.5g，茯苓9g，草薢4.5g，陈皮3g，川牛膝4.5g。

慢性胆囊炎

潘澄濂治王男，39岁。近半年来，先后住院4次，诊断为慢性胆囊炎急性发作。数月来时觉腹中隐痛，寒热往来，黄疸，口苦，恶心，胃纳减退，便秘，发病时出现白色粪便，小溲黄赤，舌苔中后微黄带浊，前半白腻，脉弦滑。辨证湿遏热伏，胆腑不净，邪气久稽，胃失降和，证属少阳阳明同病，立法化湿清热，舒胆和胃。用药：柴胡、黄芩、茵陈、黑山栀、升麻、玄明粉、郁金、枳壳、败酱草、厚朴、半夏、甘草。服上方30余剂后，基本控制发作，继以原方去厚朴、茵陈，加党参、当归等，连服100余剂，体重增加5kg，恢复工作。追踪观察3年，身体健康。

章真如治王女，39岁。曾因饮食不节，突发右上腹绞痛，呕吐黄水，B超检查提示胆总管炎、胆囊炎。右胁疼痛向肩背部放射，目黄，口苦纳差，腹胀便秘，小便深黄，右上腹压痛，精神不振，脉弦细数，舌赤苔黄腻。辨为肝郁气滞，腑气不通，湿热蕴结，治以疏肝利胆，清热利湿，方用疏肝利胆汤。用药：柴胡、枳壳、赤芍、木香、山栀、黄芩、郁金、厚朴、玄明粉、鸡内金各10g，甘草、制大黄各8g，黄连6g，茵陈20g。以上方加减，服药3个月，症状全部消失。B超复查胆总管炎、胆囊炎消失。

笔者治蒋男，32岁。肥胖，体重82kg，身高174cm，多喝酒、熬夜，易疲劳，曾有行走不稳，看电脑多两眼即不适，慢性胆囊炎、胆囊息肉，进食不当易腹泻，苔薄腻，舌红，脉弦细。要求服用膏方，拟健脾祛湿，养阴疏肝。膏方用药：生晒参、茯苓、焦白术、炒陈皮、炒柴胡、炒枳壳、郁金、车前子、石菖蒲、枸杞子、炒鸡金、西红花、三七花、薏苡仁、沉香曲、炒麦芽、鱼脑石、炒酸枣仁、炒防风、丹参、补骨脂、灵芝、鹿角胶、鳖甲胶、核桃肉等。

急性肝炎

高辉远治某男，40岁。近2周来发热，头痛如裹，体温37.6~38.2℃，腹胀胁痛，不思饮食，厌油腻，大便不成形，小便黄，舌红苔白腻微黄，脉细弦数。辨证为湿热阻于中焦，治以清湿热，调脾胃，疏肝胆，方用甘露消毒丹加减。用药：茵陈15g，黄芩、连翘、茯苓、滑石、栀子、白蔻仁、枳壳、大豆黄卷各10g，通草3g。药服14剂后体温正常，诸症减轻，食欲好转，苔仍白腻，脉转弦缓仍调肝脾，清湿热，改用藿朴夏苓汤加减。用药：厚朴、白术、茯苓、茵陈、泽泻、麦芽、猪苓各10g，半夏、白蔻仁各6g，生薏苡仁15g。共服18剂，后又服调理脾胃中药12剂，诸症消失，临床治愈。

潘澄濂治胡男，31岁。急性黄疸型传染性肝炎，面目遍身发黄如橘子色，狂躁不宁，喜怒躁骂无常，齿衄，口渴引饮，且欲呕恶，纳呆，大便已3日未解，小溲黄赤，舌苔黄燥，质红绛，脉象弦滑而数。湿热炽盛，肝胆郁结，腑气不通，营液耗灼，心神被扰，病起一周，证属急黄，治宜清热通腑，凉血解毒。方用：生大黄、黑山栀各12g，茵陈30g，黄柏、枳壳、郁金各9g，菖蒲6g，鲜生地18g，鲜白茅根30g。先煎鲜茅根，取汁代水，放入各药煎煮服用。2剂。二诊：大便解过3次，神志略定，黄疸未见加深，呕恶已止，腹尚平软，小便黄赤，舌苔略润，质仍红绛，脉象弦滑，再守原法加减，于前方减去菖蒲，加血余炭、地榆炭各9g。

王占玺治叶男，42岁。一周来口苦，恶心，纳差，身目发黄，尿黄，大便稍干，舌苔黄腻，脉象弦滑。肝大于肋弓下2cm，有压痛感。诊断：急性传染性肝炎，重型、黄疸型。此湿热发黄，遂与茵陈蒿汤加味。用药：茵陈45g，栀子10g，大黄10g，柴胡10g，黄芩10g，白芍12g，枳实6g，生姜10g，大枣4枚。每日煎服1剂。连续服用16剂，自觉症状消失，舌苔转滑腻，脉象弦滑，改用茵陈五苓散，服用20剂，胆红素降至正常，临床基本治愈。

慢性肝炎

潘澄濂治王女，32岁。肝区隐痛，关节痹痛，腰酸胀，神疲乏力，足附浮肿，脉濡细，苔白腻，舌质红边带紫斑。此属湿热成痹，治宜益气活血，宣痹通络。用药：川芎、防己各9g，薏苡仁、清炙芪、生地、丹参各15g，秦艽、白芍、黑山栀各12g，制香附、当归、炙升麻各10g，炙甘草3g。服上方每7天复诊，1个月后关节痹痛消失，改用柴胡疏肝散，或合一贯煎加减，连服半年，并重用炙升麻、炙黄芪、绞股蓝、猫人参。乙型肝炎血清抗原转阴，随访2年，均无复发。

张琪治杨男，50岁。戊型病毒性肝炎，面黄身黄，巩膜黄染，色泽晦暗不鲜明，全身倦怠，沉重难支，胸闷脘腹胀满，恶心不欲食，尿少色黄，口干苦，苔白腻，脉象弦缓。中医诊断：黄疸。辨证为湿热疫邪伤及肝脾，湿盛于热，脾为湿困。治法：清热解毒，利湿退黄，疏肝醒脾。用药：茵陈（后下）50g，白术20g，泽泻20g，猪苓20g，茯苓20g，桂枝15g，白蔻15g，砂仁15g，川连15g，柴胡20g，陈皮15g，厚朴15g，黄芩15g，紫苏15g，白花蛇舌草（后下）30g，板蓝根20g，虎杖20g，大青叶（后下）20g，甘草15g。水煎服。二诊：服上方7剂，身目黄俱减，尤以身黄消退明显，尿量增多，色黄，仍食纳不佳，大便溏日3次，舌苔见薄，脉弦缓，宜上方加温脾之药，茵陈50g，白术20g，茯苓20g，泽泻20g，猪苓20g，桂枝15g，砂仁15g，白豆蔻15g，干姜15g，紫苏15g，赤芍30g，柴胡20g，白花蛇舌草30g，大青叶20g，板蓝根20g，虎杖20g，败酱草30g，川连10g，石菖蒲15g。水煎服。

李茂林治谢男，43岁。乙肝病毒携带10年，刻诊面色萎黄，胃脘与腹部胀满难受，每至午后加重，食欲差，食不知味，口中黏腻不适，时而恶心欲吐，四肢软弱乏力，畏风，大便略稀不爽，每日两行，舌质淡不红，舌苔白腻，脉细无力。此湿滞中焦，阳气被遏，脾为湿困，法当芳香化湿，温中健脾，拟化湿汤加减。用药：白蔻仁10g，广藿香15g，苍术10g，厚朴15g，苏梗15g，谷芽20g，麦芽20g，茯苓20g，干姜6g。5剂，水煎服，每日3次。原方出入至六诊，食纳仍欠佳，舌苔薄白而腻，舌质偏淡，拟柴芍六君子汤加豆蔻仁、谷芽、麦芽善后。

肝硬化

潘澄濂治王男，35岁。面色萎黄，纳差，脘腹胀满，两腿酸软乏力，左眼外侧角现有蜘蛛痣一颗，小便黄赤，大便秘结不畅。肝肋下2cm质中，压痛，脾肋下触及，舌质红带紫，苔根微黄腻，前半薄，脉象弦滑。西医诊断为传染性肝炎、早期肝硬化。中医辨证系肝胆郁结，湿热相搏，血凝气滞，治宜柔肝舒胆，活血化瘀。用药：丹参、黑山栀各15g，当归、香附、黄芩、鸡内金、桃仁各9g，枳壳6g，郁金12g，茵陈18g，半枝莲30g。30剂后，胃纳略香，大便较畅，舌质仍紫，苔转薄腻，脉转弦缓，但仍觉乏力，肝区常有刺痛。继续服药3月余，自觉症状较治前明显改善，恢复半天工作。

张琪治冯某，肝炎后肝硬化腹水，症见腹胀满，尿少，大便稍溏薄，不欲食，脉沉弦，舌淡紫，苔腻。按脾虚气滞水蓄辨证，以加味茯苓导水汤，健脾行气利水。用药：白术25g，茯苓30g，猪苓20g，泽泻20g，广木香10g，木瓜15g，槟榔20g，砂仁10g，紫苏15g，陈皮15g，枳壳15g，党参20g，甘草10g。上方15剂，尿量增多，一昼夜2500~3000ml，腹水全消，腹胀满消除。后继以软肝消坚、益气血、健脾之剂调治5个月，肝功能全部恢复正常，脾回缩至正常，已上班工作多年。

何炎燊治郑男，24岁。肝硬化腹水，蜷卧床上，神智昏沉，身体消瘦，皮肤面色苍黑带黄，目黄牙宣鼻衄。腹胀气促，两胁痞闷不舒，心烦，口干苦，纳呆，大便溏滞最少，里急肛热，小便黄如茶色，短涩茎痛，脉滑大数，色质暗红，边瘀紫，苔黄燥，此乃湿热瘀结，经隧窒塞，血液被火迫而上溢，水气不行而外聚，急予逐邪凉血行水。用药：茵陈30g，栀子20g，大黄15g，黄柏20g，五灵脂15g，香附15g，沉香5g，黑丑15g，滑石30g，田基黄40g，白茅根40g。连进3剂，大泻黄秽粪水7次，小便量亦多，腹水消减大半，唯神差，口渴纳呆，委顿日甚。改用疏肝清热、益气行水之剂。柴胡15g，赤、白芍各15g，枳壳10g，茵陈25g，田基黄25g，太子参20g，茯苓（皮肉各半）30g，薏苡仁25g，萹蓄20g，大腹皮15g，车前子12g，滑石30g，郁金10g。上方服至7剂，小便量渐多，腹水日渐消退，加白术15g，以实脾制水。

脂肪肝

笔者治陆男，45岁。超重，重度脂肪肝，谷氨基转移酶高，乙肝。面色灰暗，眶下虚浮，易疲劳，易感冒，易汗出，苔薄腻，舌暗红，脉沉弦。拟祛湿化浊，补肾养肝。膏方用药：炒陈皮、姜半夏、苍术、柴胡、炒枳实、茯苓、薏苡仁、神曲、桃仁、西红花、车前子、杜仲、山楂、蒲黄炭、炒鸡金、牛膝、地龙、野生灵芝、西洋参、水红花子、鲜铁皮、枸杞子、女贞子、炒麦芽、乌药黄精颗粒、鳖甲胶、龟甲胶等。

笔者治傅女，44岁。近10年明显发胖，体重增12.5kg，两月经未至，中度脂肪肝，苔薄，舌淡红，脉沉弦。诉去年服用膏方一料，体重未增加，感冒未发，手足暖和（原手足不温），月经正常。查病案记录，治法祛痰消脂，养血活血。膏方用药：陈皮、姜半夏、苍术、白术、土茯苓、赤芍、鸡血藤、厚朴、薏苡仁、石菖蒲、丹皮、丹参、泽兰、桃仁、制首乌、灵芝、枸杞子、山楂、炒当归、川芎、西红花、炒鸡金、大枣、益母草、石斛、鳖甲胶、龟甲胶等。

高脂血症

张镜人治陈女，61岁。胸闷、胁痛伴高血脂二年余。于近两年来自感胸闷乏力，喜叹息，右胁胀痛不适，胃纳一般。形体较胖，体重65kg。苔薄腻，舌质略暗，脉细弦滑。诊断：高脂血症，冠心病。治法：除湿化痰，理气通络。用药：党参9g，丹参9g，白术9g，茯苓9g，炙甘草3g，制半夏6g，炒陈皮6g，广木香3g，生香附3g，炒枳壳9g，泽泻15g，玄明粉（冲）5g，炒六曲9g。14剂。二诊：药后胸闷见减，右胁胀痛亦轻，胃纳二便正常，脉细滑，苔薄腻，上法再进。上方加荷叶9g。14剂。随访：坚持服药4个月余，自觉症状消失，寐食均安。

刘波治赵男，46岁。形体肥胖，四肢困倦，大便溏薄，日二三次，舌苔白腻，脉濡。查甘油三酯及胆固醇均升高。水湿停留，湿困脾胃，运化失健，治法燥湿健脾，方予平胃散加味。用药：苍术12g，厚朴10g，陈皮6g，六一散（包煎）10g，茯苓30g，薏苡仁30g，藿香10g，佩兰10g，泽泻15g，绞股蓝15g，神曲10g，白豆蔻（后下）6g，姜半夏10g。水煎服。服药7剂，便溏腹泻好转，纳谷稍增，但苔仍白腻。原方苍术加至20g，续服15剂，苔转为薄净，四肢困倦好转，大便仍溏，复查甘油三酯及胆固醇较前好转。原方去绞股蓝、六一散，加白术15g，荷叶15g，续服15剂，大便已成形，日常工作活动精力充沛。

笔者治刘男，41岁。多饮酒，每天喝500ml白酒。体重100kg，身高178cm，食管炎，高尿酸，高血压，高脂血症。进食不当即胸次不适，牵及后背，口干口苦，苔白腻质干，舌红，脉沉细，拟祛湿理气，清胃泄热。用药：苍术10g，白术10g，茯苓15g，姜半夏9g，瓜蒌皮10g，炒黄芩12g，威灵仙15g，炒鸡金12g，地龙10g，川连3g，吴萸3g，野生灵芝（先煎）15g，白花蛇舌草15g，徐长卿15g，白及12g。二诊，服药后诸症明显减轻，仅见睡眠时食管不适，要求散剂调治。拟方：川连20g，吴萸20g，姜半夏30g，白及30g，地龙30g，西红花15g，石斛50g，九制何首乌50g，五灵脂30g，山参6g。上药研粉，装胶囊中，每日3次，用温开水送服。

肥胖

笔者治关男，41岁。肥胖，体重104kg，身高188cm，头晕，耳鸣，肩颈酸胀，大便溏，日两三行，苔白腻根厚，舌红，脉沉细实，拟健脾祛湿，补肾益精。膏方用药：生晒参、红参、茯苓、泽泻、车前子、焦白术、炒陈皮、炒防风、石菖蒲、枸杞子、炒柴胡、炒枳壳、炒鸡金、炒山楂、西红花、天麻、三七、炒薏苡仁、沉香曲、炒麦芽、鹿角霜、羌活、炒酸枣仁、鹿角胶、鳖甲胶等。

笔者治罗女，67岁。意大利人，在浙江海宁从事设计工作。诉头晕，眼花，严重影响工作和生活，晚上失眠、盗汗，白天心烦，思路迟钝，神思不爽，并见肩颈酸胀，腰腿酸痛，两膝疼痛，小腿肿胀，走动困重。肥胖明显，有高血压、高脂血症病史。舌质红苔薄，脉弦。治法祛湿化痰，行瘀通络。考虑回意大利需要，采用丸药剂型，一次3个月量。用药：麸炒苍术100g，炒黄柏100g，龙胆30g，铁皮石斛60g，葶苈子100g，牵牛子60g，西红花10g，地龙100g，血竭50g，九制何首乌150g，水蛭30g，蕲蛇50g。上药研粉装胶囊中，每日3次，每次3g。三个月后复诊：诉头晕、困重消除了很多，盗汗、多梦基本消失，脑子感到清爽，思路清晰，膝关节疼痛明显减轻，小腿肿胀消失，体重从92kg下降到85kg，血压从原来的150/100mmHg下降到130/90mmHg，甘油三酯从原来的大于300mg/dL下降为200mg/dL。

颈动脉斑块

笔者治单男，77岁。体检报告：双侧颈动脉斑块，甲状腺结节，两肺少许炎症，肺气肿，双肾囊肿，体重偏高，面色潮红，性事差，苔薄腻，舌暗红，脉沉弦。好写作，谋篇殚虑，精气耗损。复因年逾古稀，精气亏虚。正虚则邪胜，痰湿内生，而有瘀阻之证。要求膏方补益，立法化痰湿，行瘀阻，以冀疏利和通，用《局方》上丹补益五脏，以求耐老。膏方用药：柴胡、郁金、炒枳壳、炒黄芩、浙贝母、制香附、炒山楂、生地、生白芍、酒当归、酒川芎、生白术、茯苓、化橘红、炒水蛭、菟丝子、肉苁蓉、酒杜仲、巴戟天、枸杞子、蛇床子、五味子、远志、小茴香、锁阳、石斛、西红花、野山参、炒车前子、制首乌、菊花、炙紫菀、鳖甲胶、龟甲胶等。

笔者治刘男，52岁。超重，动脉粥样硬化，两侧额叶及侧脑室白质少量散在小缺血灶，右颈动脉内壁增厚伴粥样硬化，胆囊结晶，前列腺增大。头晕，耳鸣，睡眠差，多梦，苔黄腻，舌红，脉细实。治法祛湿降浊，滋肾活瘀。膏方用药：姜半夏、炒白术、天麻、葛根、炒黄芩、炒陈皮、胆南星、薏苡仁、赤芍、炒地龙、炒川芎、白蒺藜、石菖蒲、制黄精、益智仁、炒山药、红花、鳖甲胶、龟甲胶等。

糖尿病

张琪治张男，62岁。糖尿病2年余，血糖13mmol/L，居高不下，一般降糖药皆无显效，用胰岛素血糖降至8~9mmol/L，但症状无好转，求中医诊治。症见身体消瘦，口干渴饮水不多，小便短色黄，大便黏腻不爽，脘胀纳呆恶心，心悸眩晕，疲乏无力，口臭，牙龈肿，舌苔白腻，辨证为湿热蕴阻，脾阳不振，治以清化湿热。用药：石菖蒲15g，白蔻仁10g，黄连10g，黄芩10g，滑石15g，茵陈15g，苍术15g，白术15g，葛根15g，薏苡仁20g，升麻10g，天花粉10g，连翘15g。服14剂诸症大减，舌苔化。又于原方加太子参15g，黄芪20g，继服21剂，血糖降至6.7mmol/L，自述未曾见此现象，继续调治后停用胰岛素，查血糖在7~8mmol/L，病情稳定。

笔者治占男，42岁。舌苔发黄厚，每两天一定要刮一下，不然吃饭没味道。10年前发现高血糖，服药治疗中。运动控制血糖6mmol/L左右，运动停了一年，血糖又高到9mmol/L。目前空腹血糖7.6mmol/L。睡眠差，睡不沉稳，特别是出差时寐差梦多。苔根厚腻，舌暗质润。拟祛痰湿，行瘀滞。用药：姜半夏9g，炒陈皮9g，茯苓20g，茯神20g，苍术12g，胆南星9g，炒黄连5g，炒枳实9g，石菖蒲9g，远志9g，神曲15g，川芎9g，香附12g，姜竹茹12g，炒麦芽20g。

肾盂肾炎

邹云翔治藏女，29岁。高热39.7℃，恶寒，腰痛如折，尿频，尿急，尿痛，尿色如浓茶，头昏，面部微浮，恶心欲吐，不能饮食已3天，脉象细数，苔薄白腻。产后4个月，体虚，湿热下注。拟方从独活寄生汤意。用药：炒独活4.5g，桑寄生15g，十大功劳叶15g，川断肉12g，稽豆衣15g，滋肾丸（包煎）12g，白茅根60g，芦根60g，佛手片9g，法半夏9g，茯苓12g，车前子（包煎）12g。药后，翌日上午11时体温降至37℃，但下午又升至39.7℃，恶寒已解，尿频急痛稍有改善，恶心已止。至第三日，体温退至37℃以下，腰痛、尿痛已解，尿频急仍未尽除，微微有汗，纳谷不多，脉细，苔薄。气血不足之体，肾虚湿蕴下元，再拟原法出入。

笔者治徐男，56岁。半月前患急性肾盂肾炎，经西医治疗症减，腰酸疼痛，伴有下坠感，少腹微胀，尿短微痛，头晕目眩，耳间如水击作响，午后蒸热，耳鸣加剧，精神萎靡，头身困重，呕恶时作，食欲不振，腹泻，日二三行，苔浊腻，根黄厚，脉濡数。湿热内蕴，邪气弥漫三焦，宜渗下导湿。用药：茵陈12g，石菖蒲10g，乌药6g，薏苡仁15g，茯苓10g，猪苓12g，泽泻10g，滑石18g，车前草12g，连翘10g，苍术10g。服上方3剂，耳鸣顿息。服毕7剂检查，尿蛋白转阴，红细胞转微量，尿量增多，大便成形，日一行，但腰酸时痛，头晕神倦。原方去滑石、车前草、猪苓，加牛膝、川断、益智仁，连服两周，诸症俱除，尿检正常。

慢性肾炎

邹云翔治孙男，7岁。过敏性紫癜（肾炎型），浮肿面圆，腹大如鼓，腹壁静脉怒张，小溲量少，两下肢有瘀点和紫癜，脉细数，苔白。痰湿郁滞，气血不畅，从疏泄通络法治疗。用药：越鞠丸9g，全当归6g，白芍药9g，桃仁9g，红花9g，茯苓9g，南沙参6g，冬瓜子12g，川芎3g，法半夏6g，陈皮6g，佛手片9g。后因咳嗽，原方加三拗汤，咳止痰少。经治两个月，病情好转，浮肿消退，面色红润，腹部平软，形体正常，自觉无不适。

张镜人治某女，35岁。慢性肾小球肾炎病史5年，面色㿠白，两足浮肿，血压偏高，常在140~150/90~100mmHg左右，头晕腰酸，食欲不振，疲乏倦怠，小便量少。脉细，舌苔薄黄腻，证属脾肾两虚，湿热逗留，法当健脾益肾，化湿清热。用药：参苓白术散加连翘10g，忍冬藤30g，仙鹤草30g，贯众炭10g，莲须3g，芡实10g，薏苡仁根30g，石苇15g，大蓟根30g。水煎二汁，上、下午分服。14剂。二诊：水肿较退，小溲量较多，腰酸已减，纳食增进，精神亦振，脉濡细，舌苔腻渐化，前方去仙鹤草，14剂。

张琪治张女，52岁。感冒后发现尿浑浊，有泡沫，用抗生素及中药治疗1月余，周身酸重，腰酸腰痛，尿黄混浊，咽痛口干，舌质红，舌体胖苔白腻，脉滑。西医诊断：隐匿性肾小球肾炎；中医诊断：湿热毒邪蕴结下焦。用药：土茯苓50g，萆薢20g，白花蛇舌草30g，萹蓄20g，淡竹叶15g，薏苡仁20g，滑石20g，白茅根30g，益母草30g，山豆根20g，玄参15g，麦冬15g，甘草15g，水煎日2次服。服前方7剂，尿黄浊明显好转，周身觉轻松，唯仍腰酸，咽干。继以前方7剂，尿转淡黄色，咽痛口干均减轻，乏力、腰酸明显，脉沉，舌体胖苔薄白。辨证属湿热之邪已去，脾肾两虚症状明显，继以补脾肾，清热利湿之剂治疗月余，继以前法调治1个月而愈。

肾病综合征

潘澄濂创有徐长卿汤，功能利尿排毒，用于急、慢性肾炎等多种原因所致的肾功能衰竭。如治费男，30岁。由败血症所致急性肾功能衰竭入院，神识不清，瞳孔对光反射迟钝，颈项强直，身热38.9℃，大便7日不解，小便量少红赤，舌焦苔黑燥，脉滑数。辨证属热入营血，热深厥深，先以清热解毒、涤痰开窍之药，服1剂以醒其神，继服徐长卿汤：徐长卿15g，白茅根9g，木通6g，冬葵子30g，滑石60g，槟榔6g，瞿麦15g。共研细末，取15g，加清水煎煮后，取汁冲芒硝3g服下。共服6剂，病情即由危转安，尿常规正常，再以肾气丸调理而安。

张琪治付男，33岁。肾病综合征3年余，水肿屡消屡作，尿蛋白++，近2个月因感冒水肿加重，腹膨大，高度腹水，尿量一昼夜100ml左右，曾用药尿量稍增，但停药尿量仍少，五心烦热，恶心呕吐，口干舌燥，腹胀难忍，舌苔白腻，脉象弦滑。辨证为脾湿胃热，升降失常，湿热中阻，气滞水停，宜健脾清胃热，除湿利水分消法。用药：泽泻25g，猪苓20g，茯苓20g，白术20g，生晒参15g，干姜10g，黄芩10g，川连10g，槟榔20g，姜黄15g，砂仁15g，厚朴20g，枳实15g，半夏15g，知母15g，甘草10g，水煎日2次服。服上方7剂，24h尿量增加至3000ml，恶心呕吐消失，腹部宽松。守方继服7剂，24h尿量继续增至3500~4000ml，腹胀全消，食纳好转，经治半年仅尿蛋白±，余症悉除。

尿毒症

金寿山治某女，慢性肾炎多年，近症情加剧，一周来昏迷不醒，烦躁不堪，血压170~190/100~120mmHg。面色黧黑，痰如拽锯，吸粗，有尿味，口干齿槁，苔浊秽黏，舌质淡胖，边有深痕若裙边，脉弦硬大。辨证属正虚邪实，痰浊内蒙重症。急当涤痰开窍，扶正达邪。先灌服苏合香丸一粒，再灌服木防己汤。用药：川桂枝9g，木防己18g，石膏30g，吉林参9g，水煎服。服丸后，吐出白色稠痰碗许，神识似清。汤药服后，竟得平静入睡，血压下降，醒后即索粥食。

肾萎缩

笔者治董男，62岁。三年前右踝关节疼痛，近一年邮购服用痛风灵，检验报告：尿素氮11.6mmol/L，肌酐289μmol/L，尿酸578μmol/L，尿蛋白+++，隐血+，管型1.84。肾彩超提示肾萎缩。平时饮食多鱼、肉，动物内脏、豆制品。不抽烟喝酒。高血压116/80mmHg，在服缬沙坦、美托洛，满月脸，面潮红，苔薄腻，舌暗红，脉弦细。拟祛湿泄浊，解毒活瘀。用药：苍术12g，酒黄柏10g，土茯苓20g，虎杖15g，生大黄10g，黄芪20g，制南星10g，桃仁10g，牛膝10g，黄连5g，淫羊藿15g，对坐草30g，车前草20g，车前子15g，鸭跖草30g，山楂15g，砂仁5g，刘寄奴15g，地龙10g。

系统性红斑狼疮

房定亚治某男，29岁。三个月前开始出现面部颧部蝴蝶斑伴反复发热，诊断为系统性红斑狼疮、狼疮性肾炎。经激素类治疗体温正常。近2周病情反复，下午发热，体温38℃左右，乏力，纳呆，腹胀，大便黏滞不畅。舌胖苔白厚腻，脉濡。中医诊断为红蝴蝶疮，属湿热内蕴证，治以清热化湿，予三仁汤。用药：杏仁10g，滑石10g，白通草6g，白豆蔻6g，淡竹叶6g，厚朴10g，薏苡仁20g，清半夏9g。5剂，水煎服。二诊：症状明显改善，体温正常，乏力改善，食欲好转，大便较前通畅，舌苔白腻改善，脉略濡。症状明显缓解，但仍有湿热之象，前方继服7剂。

遗精

《沈氏医案》：东山夏姓，胃中湿痰，随火下注精房而遗滑，误以补肾涩精之药治之，以致湿痰纠结于胃，饮食少进，难以运化，脉息弦滑，右手关部尤甚。胃中有湿痰，肝家有郁火也。理宜豁痰清肝之药为治：半夏、陈皮、枳壳、瓜蒌仁、厚朴、香附、山栀，加生姜煎。

淋证

盛增秀治宋女，60岁。患者原有腰椎间盘突出、慢性泌尿系感染病史，自觉小便急迫，量少色黄，伴腰痛。脉象弦缓，舌苔薄黄。诊断为淋证，辨证属下焦湿热，治宜清利下焦湿热，佐以强腰止痛。白花蛇舌草20g，败酱草15g，桑寄生15g，大蓟12g，小蓟12g，瞿麦12g，萹蓄12g，杜仲12g，焦山栀9g，泽泻9g，猪苓9g，茯苓9g，黄柏9g，川断9g，川牛膝9g，陈皮6g，甘草梢5g。7剂。二诊：药后尿急显减，唯感手指微麻，治守原法化裁。

张子琳治刘女，26岁。小便淋涩，自幼即发，近来症状加重。尿频，小便黄赤，尿时少腹抽痛，口干，手足烦热，舌尖红，苔黄厚腻，脉细数。此为心经火盛，热积膀胱所致之热淋。治以清热利湿，佐以理气，方用清热通淋汤加减。用药：当归10g，白芍10g，炒栀子6g，甘草梢6g，茯苓10g，生地12g，滑石10g，瞿麦10g，萹蓄6g，淡竹叶6g，香附5g，乌药5g。水煎服。二诊：服上方2剂，小便淋涩已减轻，小腹抽痛亦缓，手足时烧时冷，口干，尿淡黄，恶心欲呕，脉沉弱。效不更方，上方加半夏6g，陈皮6g，水煎服。三诊：上方服4剂，淋涩已愈，有时少腹仍痛，口干，恶心，手烧，苔厚腻，脉沉弱而数。仍遵上法，加育阴清热之品。用药：白芍12g，当归10g，炒栀子6g，甘草5g，生地15g，竹茹6g，茯苓10g，半夏10g，陈皮6g，麦冬10g，香附6g，乌药5g，地骨皮12g。水煎服。

水肿

《曹沧洲医案》：风邪湿热，壅肺气阻，表热不达，气急，一身尽肿，脉数。桑叶9g，苦杏仁（去尖）12g，川楝子（炒）10.5g，车前子（绢包）9g，防风3g，猪苓10.5g，延胡索10.5g，炙鸡内金9g，防己9g，泽泻9g，两头尖（绢包）10.5g，大腹皮9g，陈麦柴12g，六月雪30g。

《邵氏医案》：湿热盘踞，脘闷腹痛，脉濡右弦，苔黄滑，肢体浮肿，姑宜分消利中。焦神曲12g，鸡内金9g，防己4.5g，郁金（生打）9g，香附

6g，沉香曲4.5g，厚朴4.5g，佛手花2.4g，大腹皮9g，豨莶草9g，通草4.5g。

《临证指南医案》：李，酒客中虚，粤地潮湿，长夏涉水，外受之湿下起，水谷不运，中焦之湿内聚，治法不以宣通经腑，致湿阻气分，郁而为热。自脾胃不主运通，水湿横渍于脉膜之间，二便不爽，湿热浊气，交扭混乱。前辈治中满，必曰分消，此分字明明谓分解之义。但乱药既多，不能去病，就是脾胃受伤于药，蔓延腿肢，肿极且痛。病深路远，药必从喉入胃，然后四布，病所未得药益，清阳先已受伤，此汤药难以进商也。议用丹溪小温中丸（苍术、川芎、香附、神曲、醋炒针砂）9g，专以疏利肠中，取其不致流散诸经，亦一理也。小温中丸八服。

泌尿系感染

顾庆华治王女，35岁。尿路感染病史5年余，每因劳累等诱发，本次发作10余日，经抗生素、三金片及中药八正散加减治疗，仍有小便色黄，频数不适，少腹坠胀，纳谷欠香，舌质淡红，舌苔腻黄，脉细。湿热下注，膀胱气化不利，治予清利湿热。用药：藿梗10g，厚朴10g，半夏10g，茯苓15g，杏仁10g，薏苡仁15g，白蔻仁（后下）5g，淡竹叶8g，通草3g，猪苓10g，车前子（包煎）15g，滑石（包煎）15g，生甘草3g。药进7剂，诸症明显好转，守方续进7剂，小便正常。时感腰膝痠软，复以益肾清利剂调治月余，随访1年，未见复发。

不孕

黄女，34岁。已婚7年未孕，1959年冬开始，自觉头昏、乏力，早晨脸肿，下午脚肿，月事不调。1965年春，病情发展严重。同年7月20日初诊：闭经半年，白带多。全身轻度浮肿，下肢较重。周身疼痛，畏寒，多梦，纳差，血压有时偏高。小便不利，大便先结后溏。舌质淡，体胖嫩，边有齿痕，苔白滑，中间厚腻，脉沉。此为邪入少阴，火衰水旺，肾阳虚衰，经水不调之不孕症。首以真武汤加减，温阳化气行水为治。用药：制附片（久煎）120g，茯苓30g，生姜30g，桂枝15g，炮姜30g，炙甘草15克。4剂。服上方后，全身浮肿显著消退，食欲增加，原方再服4剂。三诊：神疲、恶寒有好转，但仍血枯经闭，原方并当归补血汤加减主之。用药：制附片（久煎）60g，茯苓20g，白术15g，生姜30g，桂枝10g，黄芪30g，当归10g, 炙甘草10g, 炮姜30克。四诊：上方服至8剂时, 月经来潮, 色淡量少, 有瘀块, 小腹发凉隐痛, 仍有宫寒凝滞之象, 以温经汤加减主之。用药：吴茱萸6g, 当归10g, 川芎6g, 白芍10g, 血余炭20g, 炮姜20g, 炙甘草10g。2剂。五诊：小腹冷痛消失, 瘀血显著减少, 诸证明显好转。嘱其忌生冷, 戒房事半年。并书一方, 回家缓服调养。用药：制附片（久煎）60g, 肉桂（冲服）10g, 炮姜30g, 血余炭20g, 菟丝子20g, 肉苁蓉10g, 黄芪30g, 当归10g, 泡参15g, 炙甘草15g, 枸杞子20g, 巴戟天12g。1979年7月26日追访：前后共服药百余剂, 并遵嘱调养, 1967年怀孕, 现已有两个孩子。少阴真火虚衰, 肾阳不振, 又累及于脾, 故现龙飞水泛, 后天生化乏源, 日益气虚血枯, 寒凝胞宫, 经脉受阻, 月事不下。首投温阳化气行水之剂, 重用姜附, 镇纳群阴, 再以补血益气, 温经散寒为治。脾湿除, 气血调, 任脉通, 血海盛, 经期正, 连生二子。

痛风

高成芬治吴男, 61岁。于半月前突感双膝以下关节红肿疼痛, 活动有所受限, 双侧踝关节、右脚第一跖趾关节红肿、灼热, 口渴欲饮, 舌质淡红, 苔黄厚腻, 脉弦滑。血尿酸663μmol/L。诊断：急性痛风性关节炎。中医诊断：痹症。辨证：湿热痹阻经络。治法：清热利湿, 通络止痛。方用木防己汤加减。用药：木防己30g, 石膏30g, 滑石20g, 薏苡仁20g, 海桐皮20g, 桂枝10g, 杏仁10g, 通草10g, 姜黄15g。水煎服, 每日1剂, 分3次服, 7剂。二诊：疼痛减轻, 功能有所恢复, 继以原方加炙甘草15g, 7剂。两周后复查血尿酸395μmol/L。

笔者治李男, 82岁。痛风近20年, 始由右足跖指关节, 后多关节发病, 服用秋水仙碱有效, 但每发一次重一次, 现右跖指关节大如核桃, 左手指变形, 屈曲难以伸展。体瘦, 尿酸562μmol/L。高血压近20年, 在服降压药中。一周前左足踝关节痛, 苔薄腻, 舌红, 脉弦, 拟清湿热, 行瘀阻。用药：苍术10g, 炒黄柏10g, 川牛膝12g, 防己10g, 蚕沙（包煎）10克, 虎杖15g, 鬼箭羽15g, 地龙10g, 桃仁12g, 威灵仙15g, 胆南星10g, 红花6g, 炒蒲黄10g, 玄胡10g。

笔者治洪男, 56岁。多应酬, 喝酒多, 肥胖（体重90kg）, 尿酸810μmol/L, 痛风20年, 糖类抗原724, 双肾结石, 肾错构次构瘤, 腰椎间盘突出。今年2~3次痛风发作, 肘、膝多处痛风石, 苔浊腻, 舌淡红,脉弦数实。湿毒结聚，治在清化。苍术12g，炒黄柏10g，土茯苓30g，虎杖20g，山慈菇6g，鸡内金15g，炒车前子（包煎）15克，桂枝6g，桃仁12g，红花6g，茵陈20g，厚朴9g，蒲黄炭9g，威灵仙12g，金钱草30g，地龙9g，神曲15g。

坐骨神经痛

范中林治李男，46岁。1974年底，腰臀部痛引双下肢，左侧为甚，行动日益困难。某医院诊断为风湿性坐骨神经痛。经针灸、中西药治疗，其效不显。遂发展至下肢难以行动，生活不能自理。于1975年2月底诊治时，卧床不起，翻身需由他人协助，腰臀部及下肢麻痛沉重，左下肢尤甚，活动患肢则疼痛加重。恶风寒，头痛，小腹胀满，小便不利，双下肢凹陷性水肿。面黄无泽，舌质淡红，苔白滑厚腻，根部微黄。证属风寒湿痹，湿邪为胜。急当温阳化气行水，以五苓散加味主之。用药：猪苓10g，茯苓20g，泽泻10g，砂仁10g，白术15g，桂枝15g，肉桂10g，五加皮12g。3剂。服上方后，小便量增多，腹部及下肢肿胀减，但疼痛无明显改变。针对主证，以助阳胜湿，散风止痛之甘草附子汤加味主之。用药：炙甘草30g，制附片（久煎）120g，桂枝15g，生白术20g，生姜60g，茯苓30g。4剂。服上方后，全身关节疼痛减轻，扶杖可下地缓步而行。宜原法再少佐麻黄、细辛，以增强开闭、散寒、行水之力。用药：炙甘草30g，制附片（久煎）120g，生白术20g，桂枝15g，生姜60g，麻黄10g，细辛4g，茯苓20g。5剂。四诊：头痛，腰臀部及下肢疼痛大减，离杖能行，肢肿基本消失，尚有寒湿凝聚、经络受阻之象，继以活血通络、舒筋散瘀之品调理。用药：桂枝、木通、红藤、威灵仙、当归、川芎、猴骨、海马、松节、牛膝、木瓜、乳香、没药、苏木、细辛、羌活、独活、柴胡、前胡、血竭、伸筋草各10g，共为细末，水打丸。每晚睡前用白酒兑服3g。服药20余日后，病愈恢复工作。

吉耀召治某男，46岁。坐骨神经痛4年余，屡治不效，发病时腰臀部至大腿后侧，下小腿后外侧酸重疼痛或麻木不仁或抽筋拘急，步履艰难，少腹冷，有时冷气随矢气而出，得暖则舒，遇寒则剧，纳减便溏。舌苔白腻而润，脉沉细。治以疏风通络，健脾化湿，温通阳气。用药：桂枝、附子、苍术、白术、炮姜炭、茯苓、羌活、独活、陈皮、防风、海风藤，水煎服。配合外熨疗法，治疗近2个月，诸症消失。随访2年无复发。

腰痛

范中林治杨女，60岁。既往有风湿痛史，1974年8月初，身觉不适，畏寒，头昏，身痛。某日正弯腰时，忽感腰部剧烈疼痛，不能伸直，头上直冒冷汗，遂倒床不起。诊见腰痛如割，不能转侧，身觉阵阵畏寒发热，手脚麻木。面色青暗，唇乌，舌质微红，苔白滑腻，触双手背微凉，脉浮虚。此为太阳证，风湿相搏，卫阳已虚。法宜温经散寒，祛风除湿。以桂枝附子汤主之。用药：桂枝15g，制附片（久煎）60g，生姜30g，炙甘草10g，红枣30g。上方连服4剂，诸证悉减。再服4剂，基本痊愈。从此行走、劳动如常。1979年6月追访，谈及5年前病愈以后未再复发。

笔者治谢男，46岁。诉长年腰痛，读高中时黄梅天买煤饼，洗冷水澡，一天适逢雷阵雨，淋雨后出现腰痛，一直未根治。诊前4个月因天冷不活动，突发急性腰痛，弯腰不利，穿袜子都感困难，后来变为钝痛，酸胀发麻，一直不见好，遇阴雨天会有冷痛之感。苔白腻，舌暗淡质胖，脉弦。寒湿痹阻，病邪久羁，治在温阳化湿，散寒逐痹。用药：生麻黄9g，细辛3g，附子15g，干姜9g，苍术12g，茯苓20g，炒党参25g，炒黄芪25g，独活15g，酒当归9g，酒川芎9g，续断15g，秦艽9g，淫羊藿15g，炒杜仲15g，肉桂6g，川牛膝12g。

膝关节病

刘柏龄治赵女，46岁。左膝关节肿痛半月余，有轻度外伤史，自服滑膜炎冲剂和壮骨关节丸，不见效果。诊查：左膝关节肿胀，两膝眼饱满，局部轻度压痛，皮温略高，浮髌试验（＋），关节活动受限。X线检查示左膝关节间隙略增宽，胫骨髁间隆起变尖。舌红苔黄腻，脉滑数。诊断：左膝骨关节炎、滑膜炎。辨证：局部挫伤出血，积瘀与水湿（渗出滑液）稽留。瘀血阻滞经络，而致肿痛不已，功能受限。治法：活血化瘀，除湿消肿。用药：薏苡仁（包煎）30g，王不留行（包煎）20g，苍术20g，丹参15g，泽兰15g，穿山甲（炮）15g，赤芍15g，紫草15g，泽泻15g，黄柏15g，川牛膝15g，陈皮15g，日1剂，水煎服。1周。二诊：左膝肿胀渐消，活动进步，痛已减轻，脉濡数，舌红，苔薄白。按前方继服2周。左膝肿胀基本消退，已不甚痛，但走路多时仍有轻度疼痛。

笔者治马女，53岁。3年前行子宫切除术，轻度脂肪肝，双膝关节退行性变，左膝关节周围静脉曲张，腰酸，膝关节痛，静脉曲张，大便两天一行，口苦涩，苔根腻，舌暗红，脉弦细。湿浊阻络，治在化湿疏通。用药：苍术12g，炒黄柏9g，防己10g，牛膝10g，威灵仙12g，独活15g，黄芪20g，川芎9g，当归9g，炙龟甲（先煎）24g，九制何首乌12g，神曲9g，乌梢蛇9g，槐花10g，生地15g。14剂。二诊：服药以来，大便每天一次，有时两天一次，肌肉酸痛，肩关节、膝关节、腰背痛，晨起运动后减轻，口苦涩，苔白有腻痰，舌暗红，脉细。原方加羌活9g，生白芍15g。三诊：面色好转，口不干，胃纳佳，肩、膝肌肉仍有酸痛，站久腰酸，要求服用膏方，拟方重在健脾滋肾，养血舒筋。

张三锡治一人，体厚，自觉遍身沉重，难于转侧，两膝时痛肿，不红不硬，六脉濡弱，天阴更甚。作湿郁治，加减羌活胜湿汤，不十剂愈。

半月板损伤

笔者治肖男，26岁。左膝内侧半月板后角撕裂，邻近滑膜增厚，考虑炎症可能；膝关节外侧半月板前后角损伤；左膝关节腔内少量积液，挫伤或炎症可能。膝关节遇冷痛甚，甚则活动不利，苔白腻，舌暗红，脉弦细，拟祛湿泄浊，温经活瘀。用药：苍术12g，酒黄柏10g，桃仁10g，威灵仙12g，川牛膝12g，红花6g，虎杖15g，土茯苓20g，泽兰10g，车前子（包煎）15g，陈皮6g。

风湿痹病

张琪治王女，30岁。工作环境潮湿，手指关节疼痛，膝关节痛且肢体沉重不适两年，肢软无力，畏寒，舌质紫，苔白脉沉，辨证为寒湿痹阻，瘀血内停。用药：牛膝15g，地龙15g，羌活15g，秦艽15g，香附15g，当归20g，川芎15g，炙川乌10g，黄芪30g，桃仁15g，红花15g，麻黄10g，杜仲15g，独活15g，赤芍15g，甘草15g。10剂。手指关节及膝关节疼痛有所缓解，但仍畏寒，舌质紫，继以前方加桂枝10g。

章真如治某男，38岁。全身肌肉关节酸痛有5年之久，经常发作，气候变化则甚，今年初夏，气候异常，乍寒乍热，关节痛更剧，左脚踝关节红肿疼痛，扪之灼热，口苦口干，大便干结，皮肤枯燥，舌红，苔黄燥，脉细数。辨证：风寒湿痹，久治不愈，风寒化热，湿热蕴结，为肿为痛，加以阴虚体质，久服温燥之品，阴气更伤。治宜养阴通络，清热化湿。用药：生地15g，玄参15g，麦冬10g，桑枝20g，牛膝、苍术、黄柏各10g，忍冬藤15g，石膏40g，知母10g，海桐皮10g，当归10g。进10剂后下肢肿痛逐渐减轻至消失，无灼热感，口干口苦消失，大便能解，脉细数，苔转薄黄，改以养阴通络。

《沈氏医案》：湿邪入络则气不达，即寒湿亦化为热矣，素体多湿，兼受外感，脾弱不胜，下归于足。所谓风寒湿三气合为痹也，此为培土宣络为主。於术4.5g，桂枝1.2g，羌活4.5g，威灵仙6g，川膝4.5g，茯苓9g，忍冬藤15g，茅术4.5g，木瓜4.5g，当归6g，秦艽6g，半夏4.5g，陈皮3g，桑枝15g。

风湿性关节炎

范中林治柴男，13岁。1975年11月，在校义务劳动中遇雨，全身湿透，身觉不适。翌日感周身骨节烦疼，一月后，双膝关节逐渐肿大，骨节变形，膝关节周围出现硬结。1976年1月初，下肢屈伸不利，行动困难。经某院诊断为风湿性关节炎。由其父背来就诊，全身关节疼痛，尤以四肢为甚。双膝关节肿大，膝面有多处硬结，双手掌脱皮，双脚边缘红肿麻木。晚间自汗出，食欲不振。舌质较红，苔白微腻，脉浮紧数。此为太阳证历节病。法宜祛风解热，化湿散寒，以桂枝芍药知母汤加减主之。用药：桂枝12g，赤芍12g，知母12g，麻黄10g，生姜10g，白术15g，甘草6g，防风12g，薏苡仁20g。3剂。二诊：下肢渐能屈伸，诸证皆有好转。守原法加细辛再服2剂。三诊：膝关节及脚肿消，膝面硬结缩小、变软，全身关节仍有轻微疼痛，原方加减续服。用药：桂枝10g，赤芍12g，麻黄10g，生姜10g，白术12g，甘草3g，防风10g，茯苓12g，川芎10g，柴胡10g，前胡10g，羌活10g，独活10g，细辛3g。嘱服数剂，可停药，注意生活调养，忌食生冷和预防风寒。月余后，其父来告，小儿关节已不疼痛，双膝硬结消失，病已痊愈。

类风湿关节炎

笔者治朱男，39岁。诉3年前爬山时右膝关节疼痛，而后多有发作，甚则上下楼即痛。近一个月多次坐飞机，时间较长，出现项背胀痛，右膝肿痛。现两风池穴处胀痛，右手小指、腕关节外侧、左足底痛，右膝关节外侧压痛，腰椎、胸椎压痛明显，晨起腰脊僵硬，恶风寒，口臭，大便日两行，舌质淡，苔厚腻，脉弦数。西医诊：类风湿关节炎；中医：诊断痹证。治法：祛湿泄浊，清热行痹。用药：麸苍术12g，制草乌（先煎）6g，制马钱子0.3g，金雀根30g，海风藤20g，忍冬藤30g，羌活12g，独活20g，防风10g，防己12g，秦艽12g，威灵仙15g，土鳖虫5g，蜂房15g，淫羊藿15g，黄芪20g，青风藤15g，玄胡20g，车前子（包煎）10g。连服两周。二诊：胸、腰椎压痛消除，唯两肩酸胀，右小腿酸胀，但活动后能稍减，苔白腻，舌质淡，边有齿痕，脉濡。于上方中去辛燥之草乌，改用行气止痛之姜黄12g，并加薏苡仁30g，土茯苓30g，加强祛湿之力。28剂。三诊：关节疼痛已完全消除，但久坐、遇冷后小腿肌肉会有酸胀感，活动后减轻；胃纳可，口臭消除，大便稍溏，日一行，予散剂巩固。

笔者治颜女，50岁。左腕关节肿痛，局部热，按之痛，活动不利，类风湿因子114.5，苔白腻舌红，脉濡细数，拟清热祛湿，通络行痹。用药：金银花15g，连翘12g，忍冬藤30g，海风藤15g，苍术10g，炒黄柏10g，土茯苓20g，雷公藤（先煎）6g，薏苡仁30g，防己12g，蚕沙（包煎）10g，炙僵蚕10g，地龙10g，重楼10g，秦艽12g，蜈蚣2条，大枣10g，生白芍15g，滑石（包煎）10g。

结节性红斑

王女，40岁。5年前双小腿出现红斑结节，经药治愈，以后偶有复发。3天前感冒，双小腿伸侧出现红斑结节，肿胀、疼痛，关节不痛。伴大便干燥，自服西药未效。现两小腿轻度肿胀，其伸侧分布数十个大小不等的红色结节，皮温高，触痛，体温36.8℃，舌红，苔白腻，脉弦。血沉25mm/h，抗O 500单位。证属正气不足，卫外不固，风寒外袭，与湿热相搏，瘀阻脉络，治宜益气活血，清热除湿，化瘀通络。方用宣痹汤加蒲公英、紫花地丁、丹皮、苦参、玄参、木瓜、牛膝等。3剂，水煎服。二诊：患处疼痛症状减轻，结节略见消退，红色转淡，小腿肿消，大便正常，上方去苦参、紫花地丁，6剂。三诊：患处结节全部消退，疼痛消失，上方去蒲公英、紫花地丁续服3剂。

🔲 | 脚气

《南雅堂医案》: 湿从下受, 入于经络, 两足腿膝酸痛, 不能屈伸, 起卧转侧均苦不便, 此系脚气为病, 且少腹胀闷, 小便艰涩而痛, 舌苔白底绛, 脉濡, 微觉寒热, 防有气逆上冲之患, 拟用东垣防己饮加减主治。木防己6g, 木通6g, 生薏苡仁9g, 酒炒黄柏3g, 炒白术6g, 川草薢6g, 秦艽3g, 牛膝3g, 防风3g, 丝瓜络6g, 独活4.5g, 桑寄生4.5g, 当归尾4.5g, 威灵仙3g, 泽兰3g, 延胡索3g。

🔲 | 痿证

肖永林治潘女, 48岁。病半年余, 病状如感冒, 发热恶寒, 后恶寒渐解, 而发热加重, 大抵每日上午37.5~38℃, 下午39℃左右, 夜间可达40℃以上。口不渴而黏腻, 身重, 脘腹痞满, 饮食减少, 时有恶心, 小便黄赤短涩而热, 逐渐出现下肢麻木, 行动不便, 软弱无力, 而终至不仁不用。舌质红绛, 苔黄白而黏腻。此乃湿遏热伏, 湿热并重之证, 以化湿清热法治之, 用三仁汤合杏仁滑石汤加减: 杏仁15g, 白蔻仁15g, 薏苡仁50g, 陈皮15g, 半夏10g, 厚朴15g, 石菖蒲15g, 滑石15g, 淡竹叶5g, 通草5g, 黄芩10g, 黄连10g, 郁金10g, 水煎服。二诊: 服药3剂, 体温夜间降至39℃左右。三诊: 又服3剂, 体温又降, 脘腹痞满渐舒, 食欲有增, 考虑湿热成痿, 于上方加苍术25g, 黄柏15g, 牛膝15g。

《吴鞠通医案》: 杨氏, 二十六岁。乙酉正月初七日。前曾崩带, 后得痿痹, 病者自疑虚损。询病情寒时轻热时重, 正所谓经热则痹, 络热则痿者也。再行经有紫有黑, 经来时不唯腰腿大痛, 少腹亦痛, 经亦不调, 或多或寡, 日数亦然。此不但湿热, 且有瘀血。治湿热用汤药, 治瘀血用丸药, 左脉浮取弦, 沉取宽泛。右脉浮取弦, 沉取洪。汤药用诸痹汤取太阴法, 丸药用化癥回生丹。生石膏60g, 桂枝12g, 通草3g, 杏泥15g, 茯苓皮15g, 片姜黄9g, 防己12g, 晚蚕沙9g, 海桐皮9g, 薏苡仁15g。煮3杯, 三次服。

周期性瘫痪

范中林治刘男，45岁。1975年2月参加抗震救灾工作，当时气温–20℃，在雪地临时架设帐篷办公和食宿。2月17日深夜，起床接电话，衣着单薄，持续约20分钟，感下肢冷麻。翌日，遂不能站立。抗风湿治疗无效，第五日出现四肢瘫痪。某医院诊断为筋肌纤维质炎。此后三年，多次住院治疗，后由北京某医院确诊为周期性瘫痪。1979年4月13日，由专人陪伴来诊，步履困难。周期性下肢瘫痪每日发作，轻时蹲下后即不能起立，重则四肢皆瘫，发作时间约半小时到1小时，有时长达8小时以上。不服药也可暂行缓解，次日又突然发作。受凉或疲乏后较易引发。两腿肌肉游走疼痛，并有凉麻感，四肢关节及腰部亦时觉痛胀。头晕痛，口干，无汗。舌质稍红，根部薄黄苔，脉浮紧。辨证为太阳证风寒湿痹，外邪郁闭，阻滞经络，长期凝聚不解，法宜解表开闭，散寒除湿，以麻黄汤加减主之。用药：麻黄10g，杏仁12g，苏叶10g，防风10g，法半夏12g，甘草15g。4月13日至5月18日，每日一剂，基本以此方加减。发作程度逐渐减轻，时间缩短，能独立自由行动。二诊：近日来间隔二三日发作一次，未出现四肢瘫痪，仅下肢突然不能抬起，或蹲下不能站立，持续约2~3小时缓解。两腿肌肉串痛，凉麻较甚，只上半身出汗。邪中血脉，气血凝滞之象仍重，法宜活血通络，温经散寒，以当归四逆汤加味主之。用药：当归12g，桂枝10g，白芍10g，细辛3g，木通10g，炙甘草6g，大枣20g，生姜10g，苏叶10g，防风10g，牛膝10g，木瓜10g。5月22日至6月13日，以上方随证加减治之，发病间隔延长至5~7天，发作时间缩短，仅感四肢痿软无力，疼痛与凉麻亦减轻。改投桂枝附子汤，温其经脉，逐其风寒。用药：桂枝10g，制附片（久煎）20g，生姜20g，炙甘草10g，大枣30g，茯苓18g，白术15g。并服针砂丸荡涤湿邪，用药：针砂、硼砂、绿矾、白矾、神曲、麦芽、木通、广木香、甘草各30g，研末为丸，每日一次，每次约5g。服上方后，疼痛减，仅有轻度发病。又间以麻黄汤、桂枝汤加减，散寒开闭，通阳解肌，并收通经络、开痹阻之效。7月14日，下肢疼痛痿弱进一步减轻，可自行站立；发病时间缩短至1小时左右，以五通散加味，舒筋通络为治。用药：血通12g，木通10g，通草6g，桂枝10g，茯苓20g，法半夏20g，苏叶10g，防风10g，牛膝12g，木瓜12g，薏苡仁15g，甘草3g，伸筋草15g，五加皮15g，丝瓜络10g。上方加减连服27剂，30余日未犯病。其后，曾交替服用当归四逆汤、桂枝附子汤及五通散加减。共25日未发病。

小儿流涎

　　高改宏治李男，12岁。流涎数年，四季不断，上课亦流涎不止，拭纸无数。面色稍黄，不思纳食，口腔无溃疡破损，舌淡微腻，脉缓。用党参、山药、益智仁、五味子、石榴皮等益气健脾，收敛固摄，收效甚微。据证腹满，纳呆，苔白腻，脉濡缓，虑及脾胃虚弱，运化受阻，水津失布，水反为湿，谷反为滞，痰饮水湿停聚而致痰涎内生，治疗不单纯温补固涩，而在健脾运化水湿。选方平胃散加减，苦温燥湿，行气化滞，以恢复脾胃的运化。用药：苍术10g，厚朴6g，陈皮10g，茯苓10g，甘草6g，生姜3片，大枣3枚，炒麦芽10g，焦山楂10g，焦神曲10g。服药1周，症状明显改善。再进7剂，症状基本消失。原方巩固2周，随访1年未再发病。

　　某男，4岁2个月。其母代诉：孩子1岁多时，因患重病一次，此后大便不调，口水增多，流涎不止。诊时口水淋漓，嘴角及下颌嫩红有溃疡，食欲不振，大便不调，舌红，苔白腻，脉细滑。此属脾虚湿阻夹热，拟健脾祛湿，兼以清热。用藿香正气散加黄连，2剂痊愈。分析患儿因患重病，致脾胃损伤；运化失常，且小儿常饮食不慎，恣食生冷，致使湿滞脾胃，脾本喜燥恶湿，湿阻则脾气愈虚。脾在液为涎，脾虚不能摄津，故口角常流涎水。此时，欲健脾则当化湿，故投藿香正气散芳化湿浊，理气和中，湿去则脾健，能摄津则流涎自止。因湿郁化热，故加黄连清热燥湿。

多发性抽动症

　　史正刚治某男，10岁。一年前诊断为多发性抽动症，口服秦必利疗效不佳。刻诊挤眼，歪嘴，扭颈，紧张时加重，学习困难，烦躁，纳可，大便干，小便黄。舌红苔黄腻，脉弦数。中医辨证为肝风证，治以清心安神，疏肝活血，化痰息风。用药：郁金10g，石菖蒲10g，龙胆10g，夏枯草10g，伸筋草10g，天麻8g，天竺黄8g，远志8g，川牛膝8g，钩藤8g，僵蚕8g，制白附子8g，淡竹叶8g，葛根8g，焦山楂8g，全蝎5g，磁石15g，珍珠母（先煎）15g。6剂。每日1剂，水煎2次，分3次服。二诊：药后抽动症状明显减轻，偶有挤眼、歪嘴，舌红苔黄，脉弦。上方去龙胆、远志、葛根、伸筋草、珍珠母，加夜交藤10g，泽泻8g，石决明（先煎）15g，继服6剂。三诊：药后症状均减轻，舌红苔薄白，上药去石决明、磁石、淡竹叶、夏枯草、天竺黄，加黄芪12g，太子参10g，茯苓10g，白术10g，枳壳8g。12剂，症状消失。为巩固疗效，继服1个月，随访半年未复发。

疳积

贾金花治邹男，3岁。厌食，食欲不振，常服多酶片、山楂冲剂等。形体瘦小，头发稀少色黄无华，静多动少，属中医疳证，是因脾胃运化无力所致。用药：党参10g，薏苡仁10g，莲子10g，山药10g，白术10g，白茯苓10g，砂仁5g，桔梗3g，炙甘草2g。水煎服。服用5剂，食欲好转，后因喂药困难，遂给予参苓白术散冲剂，每次1包，每日2次，服药1月余，精神状态明显好转，食欲恢复正常，体重增加。

章真如治田女，5岁。近半年来食纳呆滞，食则恶心作吐，口干心烦，夜卧露睛，有时睡后惊叫，磨牙，手足心热，腹中胀满，间有腹泻，口鼻干燥，搓鼻搭眼，两肩上耸，面部花白斑隐隐可见，形体消瘦，舌淡，苔黄腻，脉沉细微数。辨证：饮食失节，脾胃受损，脾虚生湿，湿久化热，湿热内蕴，虫积乃生。治法：清热化湿，醒脾消积。用药：半夏6g，陈皮6g，茯苓6g，生甘草4g，竹茹6g，枳实6g，炒川连3g，槟榔6g，炒谷芽、炒麦芽各6g，鸡内金6g，苍术6g，白术6g，砂仁3g。3剂。服药后，夜卧较安，有食欲，按原方再进5剂。连服上方10余剂，腹胀消失，饮食增长，睡眠亦安，苔转薄白，原方去竹茹、黄连，加条参8g，山药8g，再进5剂，并嘱节制饮食。

龟背

湿热流注奇经八脉，入于督脉为龟背，入于任脉为鸡胸，注入膝膑为鹤膝。病在先天，发于后天。七节之旁，中有小心，脊骨高起，六脉滑数。乃湿热生痰，注于督脉，转为龟背危疴，当请专科调治。大熟地、鹿角胶、白芥子、油足肉桂、陈胆星、制半夏、威灵仙、牛膝、山萸肉、西牛黄、山药、透明乳香。

多囊卵巢综合征

笔者治李女，28岁。体重64kg，身高158cm，月经不调，经来腰痛，经期十数天，色淡，多家医院诊断为多囊卵巢综合征。苔痰腻，舌红，脉弦细。拟祛湿活瘀。用药：苍术12g，茯苓30g，桂枝9g，石菖蒲9g，黄芪30g，丹参15g，炒当归9g，厚朴9g，炒川芎10g，滑石（包煎）10g，桃仁12g，泽兰12g，泽泻12g，炒薏苡仁30g，炒椿根皮15g。14剂。考虑到两周后的春节假日，同时配用丸剂一料，用药：淫羊藿、菟丝子、苍术、茯苓、姜半夏、炒当归、炒川芎、桃仁、泽兰、鳖甲胶、西红花。45天量，每日3次，每次5g。

盆腔炎

哈荔田治徐女，30岁。带下3年，初觉绵绵浮溢，伴见少腹胀痛，泛恶纳呆，因工作繁忙，无暇顾及，始终未能加意治疗。近数月来神倦嗜卧，面白痰多，形体丰厚，带下黏秽，量多如注，似唾似痰，伴见食少脘闷，暖气不爽，小腹坠痛，大便不实。经来量少色深，夹有血块，舌质胖淡，苔白滑腻，脉象沉滑。证属肝郁脾虚，痰湿下注胞宫，拟燥湿化痰、疏肝调中。用药：清半夏9g，茯苓12g，广陈皮6g，炒白术9g，醋柴胡、淡竹茹、香附、粉甘草各6g，广术香3g，杭白芍12g。5剂，水煎服。另以蛇床子9g，吴萸、小茴香各3g，黄柏6g。5剂，布包、泡水、坐浴熏洗，每日3次。二诊：带下显减，精神有加，泛恶已除唯仍脘痞纳差，少腹胀痛拒按，拟理气活血、调胃和中之剂。处方：醋柴胡9g，香附6g，广木香3g，川楝子、赤芍药、刘寄奴各12g，玄胡4.5g，茯苓12g，炒枳壳、炒神曲各9g，佛手3g，粉甘草6g。5剂，隔日1剂，水煎服。外用药同前。

黄坚白治刘女，28岁。少腹隐痛两月余，伴白带多。两月前行人流术后，自觉少腹痛，腰痛，白带多，色黄，以往月经周期28天，5天净，量中等，色红，有血块，腹痛。刻诊腰痛，小腹隐痛，白带多，色黄，小便频，纳食睡眠尚好。舌红苔黄腻，脉沉小。西医诊断：盆腔炎。中医诊断：带下病，湿热下注证，治宜清热利湿。用药：藿香10g，佩兰10g，半夏10g，陈皮10g，川楝子10g，生地10g，苍白术各10g，黄柏6g，厚朴10g，茯苓10g，泽泻10g，车前子10g，枳壳6g。4剂。水煎服。二诊：服药后小腹痛减轻，但仍有隐痛，腹胀，腰酸，白带减少，夜间尿频。舌边尖红，苔黄腻，脉滑数。再拟前法继治。上方加生地榆10g。6剂。水煎服。

黄坚白治任女，29岁。盆腔炎，近一年自觉少腹隐痛，腰痛，白带多，色黄，近一周加重，伴有肛门坠痛，疼痛难忍，月经周期准，3天净，量中等，色暗红，痛经，小便黄，大便正常，纳食睡眠尚好。舌淡红苔黄腻，脉沉小滑。西医诊断：盆腔炎。中医诊断：带下病，湿热下注，气滞血瘀。治则：清热利湿，理气活血。用药：柴胡10g，当归10g，川芎6g，赤、白芍各10g，败酱草15g，蒲公英15g，陈皮10g，豆蔻仁6g，厚朴10g，延胡索10g，川楝子10g，车前子10g。冬葵子12g。6剂。水煎服。二诊：服药后腹仍痛，肛门下坠，舌淡红，苔薄黄，脉沉小，再拟前法化裁。用药：柴胡10g，当归10g，川芎6g，赤、白芍各10g，车前子10g，蒲公英15g，败酱草15g，延胡索10g，木香6g，枳壳6g，茯苓10g，川楝子10g，鸭跖草15g。6剂。水煎服。

阴道炎

哈荔田治鲁女，38岁。去岁患尿路感染，尿频、尿痛、尿浊，愈后带下量多，经后尤甚，色黄黏浊，臭秽难闻，愆延数月，伴见日晡烦热，脘腹痞闷，食不知味，腰脊酸楚，少腹胀痛，口苦咽干，小溲赤热，尿道灼痛。妇科诊为宫颈糜烂、阴道炎。刻诊脉来滑数，舌苔黄腻，周边薄白，舌质暗红。此系湿毒蕴热，注于下焦，郁滞气机，治以清化湿热。用药：盐黄柏6g，金银花12g，瞿麦9g，海金沙9g，车前子、滑石（三药同布包）各12g，香薷、川萆薢、冬葵子各9g，粉甘草6g，白檀香3g，木通4.5g，虎杖12g。3剂，水煎服。另用蒲公英12g，吴萸3g，黄柏、蛇床子各9g。3剂，布包、泡水、坐浴熏洗，每日3次。二诊：前方服后，带下显减，潮热未作，腰酸脘痞，少腹掣痛，诸症均不若前甚。带下尚多，色黄兼赤，少腹隐痛，小便赤短，尿道涩痛，此湿热蕴于血分，水腑不畅，再依前法化裁。用药：茯苓12g，淡竹叶、白檀香各4.5g，血余炭、车前子（包煎）、滑石各12g，瞿麦、萹蓄各9g，忍冬花、败酱草各12g，荜澄茄、甘草梢各6g。5剂，水煎服。外用药同前。

哈荔田治穆女，28岁，已婚。带下色青，黏稠腥秽，阴户肿痛，间或作痒，小溲短赤，足胫浮肿，口苦目眩。妇科诊为阴道炎。脉来沉弦，舌质红，苔黄腻。证属湿热蕴郁下焦，治宜分化湿热，通利膀胱。用药：龙胆、盐黄柏各6g，紫荆皮12g，冬葵子、车前子（二药同布包）、冬瓜皮、川萆薢、茯苓皮各12g，苍术、地肤子、炒芥穗各9g，软柴胡6g。3剂，水煎服。另以地肤子、蛇床子各9g，黄柏6g，蒲公英12g，3剂，布包、泡水、坐浴熏洗。每日2次。二诊：药后阴部肿痛较前为轻，带下量减，色转黄白，腥秽亦不若前甚，浮肿渐消，头晕、口苦皆除。舌苔薄腻略黄，脉来弦滑兼数。再拟清利湿热，凉血解毒。用药：苍术、地肤子各9g，茯苓、淡猪苓、冬瓜皮各12g，黄柏6g，金银花、蒲公英各12g，紫草9g，细生地15g，炒芥穗、粉甘草各6g，青橘叶6g。5剂，水煎服。外用药同前。

妊娠呕吐

哈荔田治张女，25岁。妊娠3月，恶闻食气，胸闷不舒，食入则吐，所吐皆为食物痰涎，倦怠乏力，卧床不欲动，动辄眩晕呕吐，口黏且苦，小便黄短，苔黄而腻，脉来弦滑。此系胎热上干，痰浊逆胃，拟予清热化痰、降逆止呕之法。用药：清半夏、茯苓各9g，姜竹茹12g，枇杷叶1.5g，炒枳壳、黄芩各9g，橘皮、苏梗各6g。2剂，水煎2次，取200ml分3次温服。4月6日二诊：前方服后，胸次豁然，起坐行动已不晕吐，略能进食。原方再进两剂，即唉馈如常。

矢道数明治某女，34岁。妊振4个月。曾妊娠2次，均因恶阻严重行人工流产术。此次妊娠恶阻2个月余，进食很少，吐物夹血，极度消瘦而衰，颜面苍白，腹软，脉弱。心下有停水，略膨满，便秘，脱肛，舌苔白。与二陈汤加味。用药：半夏、茯苓、陈皮、甘草、丁生姜、砂仁、连翘、黄芩。3剂。以1杯量，缓慢冷服。服1杯，再服1杯，初则欲吐未出，其后逐渐能进食，3日后剧吐基本消除。

妊娠综合征

哈荔田治刘女，28岁。妊娠3个月时，足胫开始浮肿，现已5个月，肿势益加，肢肿面浮，按之凹而不起，胁腹胀满，喘咳气促，食入则吐，小便短少，大便溏薄，腹围增大超过妊娠月份，妇产科诊为羊水过多。去岁曾在妊娠6个月，因患此症，调治失宜，导致流产。视其面浮色苍，舌淡苔厚腻，脉沉弦滑。此乃气机壅滞，脾肺气虚，水湿不行，湿与气结，拟理气化湿、健脾和中为治。用药：天仙藤、茯苓各18g，炒白术、白扁豆、淡猪苓、冬瓜皮、黄芪皮各12g，大腹皮、清半夏、枇杷叶各9g，香附4.5g，生姜皮2g，紫苏梗4.5g，佩兰6g。4剂，水煎服。二诊：浮肿渐退，小便略多，胁肋胀满轻减，呕吐恶心已止。唯咳嗽未已，面浮仍在，舌苔厚腻渐退，前法佐宣肺之品再进。用药：天仙藤18g，香附6g，茯苓、炒白术、白扁豆、淡猪苓、冬瓜皮、黄芪皮各12g，桑白皮、黄芩各4.5g，杏仁6g，紫苏梗4.5g，生姜皮2g。4剂，水煎服。

哈荔田治隋女，30岁。妊娠6个月余，肢面浮肿按之凹陷，腹部胀大，与日俱增，未及两旬，体重即增加6.5kg，腹围几近足月妊娠。伴见身体重困，胸脯胀满，呕恶不纳，心悸气促，动辄气喘，小便短少，妇产科诊断为急性羊水过多。舌苔薄白而腻，脉象沉滑，关上小滞。证系脾胃湿盛，胞中蓄水，拟健脾利湿，降逆和中。用药：茯苓、茯苓皮各15g，炒白术9g，福泽泻、淡猪苓、五加皮、赤小豆各18g，清半夏、大刀豆（打）各9g，广陈皮6g，全紫苏4.5g，天仙藤12g。二诊：药后肿势渐退，腹满喘促亦轻，腹围较前缩小，呕吐泛恶已止，腰酸腿软，心悸眠差，苔腻渐退，脉仍沉滑，依前法加益气安神之品。用药：茯苓、茯苓皮各15g，炒白术、淡猪苓、川草薢各9g，赤小豆18g，广陈皮6g，菟丝子、炒杜仲各9g，远志肉9g，夜交藤12g，紫苏4.5g。5剂，水煎服。

郁火

笔者治施女，55岁。一年前下半年喝冷饮多胃中不适，近月多吃辛辣食物，五月初烦热，便秘，误食药丸全身冒火，一周后硬撑着排便，同时吃银耳、蜂蜜，每天解出硬便，后来先干后溏，现大便溏薄。多烦热，口中喷火，舌中火热感，尿道口有灼热感，手足按墙上为舒。现右手足明显不适，灼热但体温正常，右足底干、脱皮。开始皮肤发黄，近两个月眼圈黑。经常多食易饥，睡眠可。苔白厚腻质干，舌暗，舌下静脉瘀紫明显，脉细关大。湿热结滞，气失畅行，郁火内发，治在清化湿热，养阴疏利。用药：炒苍术12g，炒黄柏9g，牛膝9g，生白芍30g，炒陈皮9g，炒黄连5g，茯神15g，银柴胡9g，白薇9g，炒枳壳12g，石菖蒲9g，制香附12g，薄荷（后下）6g，厚朴花6g，丹皮9g，炒知母9g，北沙参12g，木通6g，甘中黄9g。7剂。二诊：湿热结滞，气失流通，郁火内发，进服清化疏利之药，诸症稍减，苔白舌中剥落明显，剥落处中间的白苔高起。拟参以养阴益胃。

口疮

刘渡舟治陈男，38岁。反复性口腔溃疡，疮面红而疼痛，伴有消化不良，大便稀溏，舌质红而苔白腻，脉濡数。此乃湿热为患，但清热则湿不去，但祛湿则热愈炽，且有苦寒伤脾败胃，湿浊内生之虞，以平胃散与大黄黄连泻心汤接轨之法，化湿泄热同施。用药：苍术10g，厚朴16g，陈皮10g，炙甘草10g，大黄3g，黄连6g。服药7剂，口疮痊愈，胃开能食，大便正常。该患者后来又因饮食厚味多次复发，皆用此方，每服辄愈。

张珍玉治马男，36岁。口疮反复发作5年余，加重3天。证见口疮，多位于双颊内及舌体两侧，中间色白四周红，疼痛，余无不适，舌红苔少，舌体两侧口疮，中白周红，脉数。证属湿热蕴结。用药：金银花12g，连翘9g，薄荷6g，牛蒡子6g，板蓝根9g，蒲公英9g，炒川连6g，淡竹叶3g，苍术9g，甘草3g。水煎服3剂，日1剂。二诊，药后口疮疼痛明显减轻，双颊内侧口疮基本已愈，舌体两侧口疮变小，转红，舌尖部有口疮欲起之感，舌红少苔，脉弦数。上方去苍术，加郁金6g，丹皮6g，当归9g。水煎服，3剂。药后口疮愈。

寻常型痤疮

陈女，21岁。面部痤疮反复发作4年余，时愈时发，每因食肥甘、生冷而加剧，心情郁闷，颜面、额部散在性丘疹、粉刺，间有少许脓疮，伴面部油腻，胃脘饱闷不适，四肢欠温，倦怠乏力，舌苔白腻，脉弦。证属脾肾阳虚，肝郁脾湿，治宜补脾益肾、调肝化湿，方拟实脾散加减。用药：茯苓15g，薏苡仁15g，杏仁15g，木瓜15g，干姜8g，制附子8g，草果8g，厚朴10g，大腹皮10g，白芷12g，柴胡12g，夏枯草12g。每日1剂，水煎服，服药7剂，四肢已温，纳食好转。上方连服3周，面部痤疮消失，舌脉诸症亦见正常。2年后追访，诉面部偶有发疹，未见大碍，余皆无恙。

角膜炎

高建忠治刘男，66岁。双眼畏光、流泪两月余，诊断为病毒性结膜炎，双眼剥脱性角膜炎，口服及外用滴眼液，效果不理想。面色萎黄，形体偏瘦，伴有晨起咳嗽，鼻流清涕。苔黄白薄腻，舌质暗红，脉弦缓。以半夏泻心汤合枳术丸加减。7剂，诸症有好转，苔薄白，舌暗红，脉弦缓，用羌活胜湿汤加减。用药：羌活6g，独活6g，防风6g，川芎6g，蔓荆子6g，藁本6g，僵蚕9g，蝉蜕6g，赤芍9g，丹皮9g，地肤子12g，炒鸡内金12g，甘草3g，黄芩6g。

结节病

朱良春治李女，46岁。近年来，周身出现皮下结节，有时呈对称、串珠状，渐次增多至100多枚，推之可移，按之坚硬，皮色不变，无特殊疼痛，病理诊断为结节病。舌苔薄，脉缓，拟化痰软坚。用药：白芥子10g，生半夏6g，炙僵蚕、夏枯草、紫背天葵、海藻、昆布各12g，生牡蛎30g，生姜1片，红枣5枚。6剂。乏力，口干少津，脉细软，证属气阴两伤，上方加炙黄芪12g，党参、麦冬各10g。10剂。痰核稍有缩小，仍呈虚象，再加蜂房、土鳖虫、川石斛各10g，续服3剂。腿部结节缩小，质转软，未再增多。右肩关节酸痛，活动受限，曾诊为冻结肩，舌质带紫，脉细弦滑，此痰瘀凝聚，经脉痹阻所致，仍用前法，续服汤方20剂，辅以丸剂，连服4个月，全身结节消失。丸剂用药：白芥子、紫背天葵、僵蚕、蜂房、土鳖虫各120g，生黄芪、炮甲片、淫羊藿、当归、川石斛各100g，陈皮、生半夏、三棱各60g，甘草30g。共研极细末，另用海藻、昆布各240g，煎取浓汁，加蜂蜜为丸，如桐子大，早、晚食后各服8g。

朱良春治余男，46岁。因工作劳累，自觉疲惫乏力，体重下降，时有低热盗汗，胸痛干咳，周身淋巴结肿大，且出现皮下结节达70多枚，边缘清晰，无触痛。诊断为结节病。治予化痰消核，兼益气阴。用药：太子参、川百合、功劳叶、紫背天葵各12g，生牡蛎、萆草各20g，生半夏、白芥子、炙僵蚕各10g，甘草5g。先后共服30剂，痰核基本消失，仅数枚尚可触及，气阴尚未全复，乃于方中加制黄精15g，再服20剂。

朱良春治杨男，37岁。皮下结节3年，以手臂、前胸、后背为主，逐渐增大至蚕豆大小，且数量增多，按之柔软，平素两膝疼痛，易疲劳，纳可，二便正常，苔薄白，质淡衬紫，脉细滑，此痰核之候，治宜化痰消核。用药：生黄芪30g，潞党参、车前子各20g，山慈菇、紫背天葵、生白芍各15g，黄药子、全当归、桃仁、红花各10g，生半夏、凤凰衣、炮山甲、炙甘草各6g。20剂。消囊丸3瓶，每服4g，每日3次。二诊：药后结节变软，唯阵发性头昏（原有颈椎病史），原法加泽泻、葛根各20g，川芎10g，炙升柴各4g。20剂。消囊丸3瓶，每服4g，每日3次。

《孙文垣医案》：柱史严印老长媳，少司空沈镜老女也。患腹痛有小块蕾蕾然，腹觉冷甚，两寸关皆滑数，两尺皆沉微，此脾气弱而饮食不消。又当秋令湿淫之候，不利亦泻，宜预防。与白术、苍术、茯苓、甘草、白豆仁、木香、半夏、陈皮、泽泻煎服。其夜果泻一度，次早又泻一度，小腹仍疼不少减，且里急后重。盖其禀赋素虚，当补中兼消兼利。白芍药9g，桂心3g，甘草、人参、茯苓、泽泻、陈皮、白术各2.4g，升麻、葛根各1.8g。服后脉皆软弱不滑，蕴块亦消。改以人参、黄芪、白术、白芍药各6g，炙甘草、陈皮、泽泻、葛根、柴胡、茯苓各3g，调理而痊。

慢性口腔溃疡

石某，女，52岁。口腔溃疡反复发作2年不愈，劳累、生气后加重咽痛，大便干结，舌红，尖有疮数块，苔黄腻，脉沉弦细。用药：白豆蔻10g，藿香8g，茵陈25g，滑石3g，通草5g，石菖蒲15g，黄芩15g，连翘3g，川贝母1g，射干10g，薄荷1g，生草梢10g，淡竹叶10g，生地黄3g，栀子15g，石膏30g。水煎服。服2剂后口腔内痛止，5剂后痊愈，舌苔恢复正常。

扁平疣

笔者治诸暨孙女士，41岁。近三个月来，面部、手部、背部出现疣状物，高出皮肤，逐渐增多，有轻度瘙痒，某皮肤病医院诊断为扁平疣。曾服药兼外治，皮疹仍不断变大、增多。面色暗滞、多色斑，烦热，口苦口臭，大便不爽，带下，月经量少，夹有血块，苔厚浊腻，舌暗红，脉弦滑，从湿热蕴阻论治。用药：苍术、薏苡仁、炒山栀、地锦草、蒲公英、蚕沙、龙胆、漏芦、石斛、车前子等。二诊：上药连服12剂，扁平疣明显变小，未见新生皮疹，腻苔退去不少，拟前法出入，前方加炒黄芩、厚朴、苍术、生地。三诊：疣变小，色斑变淡，面色明亮。祛湿务尽，继以清化，参以养血活血。原方加鸡血藤、西红花、当归，用十倍药量，熬膏，分45天服用。

白痦

周二公子，年18岁，尚未娶室。于21日患外感夹湿证，愚投平胃散、荆、防、紫苏辈，病大瘥，唯乏力耳。彼去岁曾患吐血症，经余伯陶治愈，因慕余氏善调理，乃往求治，投石斛、白薇、杏、贝辈滋阴养肺之品，并谓身当发红疹白痦。药后二日，果如所言，胸部透出细粒白痦，而症势益重，自汗涔涔，寒热复起，胸闷泛恶，喉部作痛。迨至21日，改就朱子云，投人中黄、甘草等清火喉科套方，而又增不寐、足寒、晕厥不能起矣。于22日急足招愚，诊其脉滑舌黄，胸部疼痛，水食不进，余如前述，乃进辛苦香淡汤加杏仁、蔻仁、泽泻、贝母等。23日，足寒自汗大瘥，喉痛胸闷减轻，寒热罢，泛恶止，夜得安睡，精神大振，唯有时恶寒，身重肢酸，脉沉滑，舌薄黄而腻，投辛苦香淡汤加竹茹、淡竹叶、赤苓、泽泻等。药后鼾睡一宵，小溲畅行，胸闷大除，泄泻一次，食欲大振。乃宗原意出入，病日以起。至27日，病痊起床，二便畅行，食欲大振。其母是日有事他出，由其兄妹看护，年少无知，恣病者所需，致一日间进粥10碗，桃片糕15块，而病者尚津津有余味也，既而腹胀胸闷复起，腑行不畅，是食复也。予辛苦香淡汤去芩、连，加腹皮、神曲、麦芽以消导化滞。

疮痒

刘兴山、刘林娜等治某男，45岁。两年前夏季两手掌起脓疱疮，日渐加重，继而两足跗部亦起，此消彼起，溃流黄水，缠绵不愈，瘙痒无度，内服外用中西药物均无效。伴见脘腹胀满，纳呆恶心，四肢困重，舌质红，苔腻微黄，脉滑。证为脾胃湿热，氤氲成毒，治以燥湿健脾，清热解毒。用药：苍术15g，陈皮12g，厚朴10g，地肤子20g，白鲜皮30g，土茯苓30g，蒲公英30g，连翘15g，蚕沙15g，蝉蜕6g，硫黄1.5g，甘草6g，生姜3片，大枣5枚。服3剂后，脘腹得舒，脓水减少，亦无新生者。效不更方，原方继服25剂后痊愈。

笔者治杨男，19岁。面色暗黄，面多痘疮，唇口红，大便秘结，苔白腻，拟祛湿清郁热。用药：淡豆豉12g，栀子9g，地龙9g，桔梗6g，僵蚕9g，蝉蜕5g，制大黄9g，金银花15g，连翘12g，薄荷（后下）5g，生石膏（先煎）30g，炒黄连5g，芦根30g，玄明粉（冲服）3g，生甘草6g。

《临证指南医案》：黄，九岁。久泻兼发疮痍，是湿胜热郁，苦寒必佐风药，合乎东垣脾宜升胃宜降之旨。人参、川连、黄柏、广陈皮、炙甘草、生於术、羌活、防风、升麻、柴胡、神曲、麦芽。

脂溢性皮炎

王巍治某男，19岁。面部和胸背部散在性红色丘疹1年，反复发作，口中黏腻不爽，胃纳可，睡眠佳，喜食辛辣，小便色黄，大便黏腻不爽，舌质红，苔黄腻，脉弦滑。脂溢性皮炎，中医诊断：痤疮。辨证属肺胃湿热，治法清热解毒利湿，以王氏连朴饮合枇杷清肺饮加减。用药：黄连9g，厚朴12g，石菖蒲9g，法半夏9g，栀子9g，芦根12g，桑白皮9g，枇杷叶12g，黄柏9g，甘草6g，连翘9g，皂角刺9g。水煎服，每日1剂。服药7剂皮损变淡，继服7剂临床症状消失，皮疹完全消退。随访半年未复发。

皮疹

章次公治某男，病热一候，其热弛张无定，语言低沉。此与外感风寒者有别，乃温邪也。渴喜热饮，内有伏湿；手臂红点隐约，有入营之象。病之缠绵，为意中事。鸡苏散（包煎）9g，带叶佩兰9g，连翘12g，黄芩9g，青蒿9g，白薇12g，紫花地丁9g，甘露消毒丹（分3次吞服）9g。

刘渡舟治高男，20岁。周身泛起皮疹，色红成片，奇痒难忍，用手搔之，则画缕成痕而高出皮面，疏风清热之药尝之殆遍而不效。微恶风寒，小便短赤不利，舌苔白而略腻，切其脉浮弦。辨为风湿客表，阳气佛郁，而有郁热成疸之机。用药：麻黄9克，连翘9克，杏仁9克，桑白皮9克，赤小豆30克，生姜12克，炙甘草3克，大枣7枚。仅服两剂，微见汗出而愈。

笔者治沈女，39岁。面部出现红疹，而后多面部红斑成片，面部潮红，瘙痒，多烦热，大便干涩，苔浊腻，舌暗红，脉濡数。拟祛风清郁热，祛湿利气机。用药：防风10g，金银花10g，连翘10g，苍术15g，黄柏10g，薏苡仁30g，生地30g，炙僵蚕10g，淡豆豉10g，鲜铁皮石斛12g，丹皮10g，白鲜皮15g，土茯苓20g，野生何首乌12g，枳壳20g，淡竹叶10g。

毛囊炎

马建国治靳男，53岁。项部、发际处起数个豆粒大红色毛囊丘疹，顶部有脓点附着，疼痛或痒痛3个月。素有饮酒嗜好，并常食辛辣肥甘之物，小便色黄，大便不干，舌质红，苔黄腻，脉濡数。毛囊炎，证属湿热蕴结，循经上蒸，郁结化毒，治以清泄湿热，解毒散结，方用八正散加减。用药：萹蓄10g，瞿麦10g，车前子10g，滑石10g，栀子10g，木通5g，黄柏10g，赤芍10g，金银花20g，蒲公英30g，紫花地丁30g，连翘10g，灯心草3g，甘草6g。水煎服。服上药6剂，丘疹消退大半，疼痛症状减轻，小便正常，余症皆轻。上方略作加减，继服4剂，皮疹全部消退。

湿疹

蒲辅周治赵男，50岁。下肢皮肤湿疹14年，每年秋后发作一次，发则痒甚，每次发作逐渐向上蔓延，目前颈部亦起湿疹，其形似癣，成片，搔后皮肤破溃流黄水。食欲及小便正常，大便经常干燥，平时喜饮酒，嗜厚味。脉缓，左关微弦，舌质正常，苔薄白微腻。湿热兼风，蕴藏皮下，久则化燥，皮溃风乘，症属风湿，治宜祛风除湿。用药：升麻15g，粉葛根15g，赤芍15g，生甘草9g，白芷12g，羌活9g，藁本9g，苦参30g，白蒺藜15g，白附子15g，姜制天麻15g，胡麻仁30g，僵蚕15g，蝉蜕15g，全蝎9g，蛇蜕（微煅存性）15g。共为细末，每次饭后服6g，白开水送下。同时配合中药外洗，内外并施，治疗两月有余，终得痊愈。

盛增秀治许女，79岁。近周来颈部臂部发疹，分布密集，瘙痒异常，甚则出黄水，每逢暑天发作增剧。脉象弦缓，舌苔黄腻，质红中裂。证属湿热内蕴，暑毒外袭，内外合邪，故皮疹由是而作。治宜解热毒，利湿热为主，兼以祛暑止痒。黄连6g，黄芩12g，焦山栀10g，黄柏9g，白鲜皮12g，地肤子12g，绿豆衣10g，徐长卿5g，苦参12g，滑石12g，茵陈18g，赤小豆15g，薏苡仁15g，生甘草6g，蒲公英20g，牡丹皮10g，赤芍9g。7剂。二诊：药后皮疹基本消退，瘙痒若失，舌苔变薄，乃湿热邪毒渐化之象，脉象弦缓。再拟原法以巩固疗效。

盛增秀治茹女，26岁。近月来脸上发皮疹，呈水疱状，瘙痒异常，疹色偏红，面孔灼热感。脉象濡缓，舌苔厚腻。小便黄，食欲不振。四诊合参，证属湿热邪毒为患，兼之风邪上客。治宜清热利湿，解毒消疹，佐以祛风。用药：黄连6g，焦山栀9g，黄芩9g，白鲜皮12g，地肤子12g，泽泻9g，滑石12g，茵陈15g，徐长卿5g，蝉蜕9g，僵蚕9g，黄柏9g，蒲公英20g，金银花15g，生甘草6g，7剂。二诊：药后症状减轻，舌苔变薄，乃湿热渐有化机，再拟原法。

荨麻疹

黄崇一治沈女，8岁。素无风疹发作，10天前腹痛，经治而病除。近感寒而咳喘，并起疹块，始如点状，色红，继而满布全身，瘙痒甚剧，抓之更甚，呈云状，身感灼热，通宵不能寐，脉细，舌苔白。体温37℃，其他无特殊症状。用药：麻黄连翘赤小豆汤加僵蚕、荆芥炭。服一剂后，病减大半，当夜即能熟睡。服药2剂荨麻疹消失。

钱男，54岁。每次吃肉类食物会出现腹痛，皮肤泛起淡红色疹块，病已反复3年余，经检查后诊为慢性荨麻疹。刻下疹色淡红，皮肤搔痕可见，形寒肢冷，大便溏薄，舌淡苔薄白，脉沉迟。证属正虚邪实，脾肾阳虚。治宜温补脾肾，行气除湿。方选实脾散加减。用药：制附片8g，干姜8g，木瓜15g，茯苓20g，白术20g，大腹皮30g，蝉蜕12g，地龙9g，厚朴10g，黄芪20g，浮萍草9g，当归15g，红花9g。服5剂诸症减轻，再进7剂而愈，随访1年未再复发。

笔者治林女，38岁。平素易皮肤过敏，荨麻疹三五天，瘙痒，经量少，苔浊腻，舌淡红质胖，拟化湿宣透郁热。用药：苍术12g，厚朴9g，藿香9g，土茯苓20g，麻黄6g，连翘12g，淡豆豉12g，焦山栀9g，赤小豆30g，丹皮9g，白薇10g，蝉蜕5g，滑石（包煎）10g，生黄芪30g，徐长卿9g，地肤子9g，红枣12g。

过敏性紫癜

吴雪华治张女，37岁。四肢胸腹密布紫癜，下肢尤甚，高出皮肤，呈对称性，伴全身浮肿，恶心，腹痛，频繁呕吐，排黑色稀便，素感眩晕，乏力，嗜睡，脉沉弱。卫气虚弱，扰于胃肠，内动营阴，血液妄行，拟羌活胜湿汤加味。用药：羌活15g，独活12g，川芎10g，蔓荆子12g，防风10g，藁本10g，荆芥10g，半夏12g，白芍10g，黄芪25g。

余姝娅治区女，8岁。两周前食用肥肠粉后，双下肢皮肤出现散在瘀点、瘀斑，两侧对称，高于皮肤表面，斑疹颜色黯红，活动后发作，瘙痒，纳差，无腹痛、黑便、关节痛及血尿，舌质红，苔黄厚腻，脉滑数。过敏性紫癜，证属邪热内盛，胃热发斑，予三石汤加味。用药：石膏30g，寒水石30g，滑石30g，通草10g，藿香20g，白豆蔻10g，苦参15g，防风10g，隔山消20g，地肤子20g。水煎服，日服一剂，每日3次。连服3周，皮肤瘀斑、瘀点基本消退，无新的瘀斑、瘀点出现。续服1周，瘀斑、瘀点全部消退，随访4周无复发。

丹毒

章真如治刘男，50岁。3天前开始有微恶寒发热，继则左腿突然红肿，自膝以下至踝红肿疼痛，扪之有灼热感，口干，便结，尿赤。据云3年前曾同样发作一次，当时诊断为丹毒，旋即治愈，最近因走路太多，突然发病。脉沉数，舌红，苔黄腻。辨证：湿热下注，火毒内发。治法：清热化湿，泻火解毒。处方：牛膝、黄柏、苍术、金银花、紫花地丁、连翘、黄芩、板蓝根、生大黄、丹皮各10g，玄参15g，赤小豆30g，进3剂。外用如意金黄散，醋调外敷。二诊：肿消大半，余症减轻，仍以原方再进3剂而愈。

牛皮癣

李时学治某女，40岁。全身皮肤增厚变硬，粗糙脱屑，尤以颈、面、四肢等暴露部位为甚，瘙痒不已，抓破后见少许黄水和血珠，历经10余年，经多方治疗罔效。舌淡红，苔白腻，脉濡缓。证属风湿郁滞，肌肤失养，治拟祛风除湿，解毒止痒，方用羌活胜湿汤加味。用药：羌活12g，独活12g，蔓荆子12g，防风12g，秦艽12g，蝉蜕12g，川芎10g，藁本10g，白鲜皮15g，地肤子15g，生甘草6g。8剂，水煎服，每日1剂。二诊：皮肤变软，稍见润泽，瘙痒大减。上方去藁本、蔓荆子，加当归15g，生地15g，白芍15g，以养血润燥，4剂后诸症悉除。

脱发

笔者治余女，11岁。一年前起多脱发，发质干，脱落后陆续新长，头皮痒，头臭，口臭，大便不爽，苔白厚腻，舌红，拟祛湿行滞，清宣郁热。用药：茯苓30g，苍术12g，藿香6g，升麻6g，荆芥9g，赤小豆30g，侧柏叶15g，柏子仁10g，白鲜皮12g，茵陈15g，桃仁9g，红花6g，龙胆3g，炒黄芩12g，焦山栀9g。配合外洗，用药：红花6g，川芎6g，当归6g，赤芍6g，升麻6g，藿香6g，侧柏叶15g，白鲜皮9g，茵陈9g，龙胆3g，黄芪15g，荆芥6g，荷叶6g。

阴茎囊肿

《临证指南医案》：某，秋暑秽浊，气从吸入，寒热如疟，上咳痰，下洞泄，三焦蔓延，小水短赤。议芳香辟秽，分利渗湿。藿香、厚朴、陈皮、茯苓块、甘草、猪苓、泽泻、木瓜、滑石、檀香汁。又，进药稍缓，所言秽浊，非臆说矣。其阴茎囊肿，是湿热甚而下坠入腑，议河间法。厚朴、杏仁、滑石、寒水石、石膏、猪苓、泽泻、丝瓜叶。